肺癌综合诊治理论与实践

FEI'AI ZONGHE ZHENZHI LILUN YU SHIJIAN

叶磊光　主编

中国纺织出版社有限公司

图书在版编目（CIP）数据

肺癌综合诊治理论与实践 / 叶磊光主编. -- 北京：
中国纺织出版社有限公司, 2020.12
ISBN 978-7-5180-8235-3

Ⅰ.①肺… Ⅱ.①叶… Ⅲ.①肺癌—诊疗 Ⅳ.
①R734.2

中国版本图书馆CIP数据核字（2020）第232413号

责任编辑：傅保娣　　责任校对：高　涵　　责任印制：王艳丽

中国纺织出版社有限公司出版发行
地址：北京市朝阳区百子湾东里A407号楼　邮政编码：100124
销售电话：010—67004422　传真：010—87155801
http://www.c-textilep.com
中国纺织出版社天猫旗舰店
官方微博http://weibo.com/2119887771
三河市宏盛印务有限公司印刷　各地新华书店经销
2020年12月第1版第1次印刷
开本：710×1000　1/16　印张：18.25
字数：351千字　定价：88.00元

编 委 会

主 编

叶磊光　哈尔滨医科大学附属肿瘤医院

杨朝阳　哈尔滨医科大学附属肿瘤医院

杨　芳　哈尔滨医科大学附属肿瘤医院

副主编

杨　阳　哈尔滨医科大学附属肿瘤医院

滕　杨　哈尔滨医科大学附属第四医院

主编简介

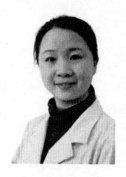

叶磊光，医学博士，副主任医师，硕士研究生导师。现任职于哈尔滨医科大学附属肿瘤医院，擅长胸部肿瘤（肺癌、胸膜间皮瘤）的早期诊断，分子靶向治疗、化疗、免疫治疗等综合规范化治疗。科研方向为肺癌多药耐药的机制研究。近 5 年发表期刊论文数篇，其中以第一作者发表 SCI 收录论文 6 篇，主持省级课题 3 项。

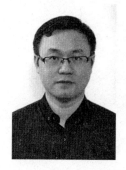

杨朝阳，副主任医师，现任职于哈尔滨医科大学附属肿瘤医院。中国医药教育协会肺部肿瘤专业委员会黑龙江分会青年委员会委员兼秘书，中国抗癌协会肿瘤营养与支持治疗专业委员会肿瘤免疫营养学组委员，黑龙江省抗癌协会肺癌专业委员会委员，黑龙江省医师学会肺癌专业委员会委员，黑龙江省医师协会肺癌青委会委员，黑龙江省医学会肿瘤营养代谢与治疗分会青委会副组长，黑龙江省抗癌协会姑息治疗专业委员会委员，黑龙江省抗癌协会癌症康复与姑息治疗专委会青年委员会委员，《肿瘤代谢与营养电子杂志》第一届编委会委员。曾发表相关学术论文数篇。

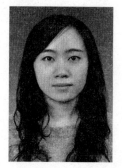

杨芳，中国医药教育协会肺部肿瘤专业委员会委员。现任职于哈尔滨医科大学附属肿瘤医院。主要从事肺癌的诊断与治疗。在国内核心期刊发表论文 2 篇，以第一作者发表 SCI 收录论文 2 篇，主持哈尔滨医科大学创新基金课题和哈尔滨医科大学附属肿瘤医院海燕基金课题各 1 项，参与国家自然科学基金面上课题 3 项。

前　言

　　在我国,肺癌无论是发病率还是死亡率均高居各大恶性肿瘤首位,是最常见的恶性肿瘤,也是研究最多并最受关注的恶性肿瘤之一。近年来,随着肺癌临床和基础深入研究,肺癌领域的研究也得到了长足的发展和进步。本书以肺癌的诊疗为主线,较为系统、全面地对肺癌的流行病学、病因病理、辅助检查、诊断、鉴别诊断和各种临床常用治疗方法等方面的知识进行了详细的阐述。整体体现了肺癌诊疗的新技术、新方法,既突出立足临床,考虑临床医务人员的实际需求,又能体现肺癌治疗的新成果,理论和实际相结合。全书内容新颖全面,吸纳了近年来有关肺癌的新理论及新技术,不失为一本覆盖面广、实践性强的参考书籍。

　　本书由长期从事肺癌诊疗工作的哈尔滨医科大学附属肿瘤医院和哈尔滨医科大学附属第四医院的医生编写完成,由叶磊光、杨朝阳、杨芳担任主编,杨阳、滕杨担任副主编。编写分工如下:叶磊光编写了第一章和第三章的内容并负责全书的统筹工作;杨朝阳编写了第四章和第五章的内容并负责全书的审定工作;杨芳编写了第二章和第六章的内容;杨阳编写了第七章和第九章的第二、三节内容;滕杨编写了第八章和第九章的第一节内容。

　　虽然在编写过程中编者精益求精,对稿件进行了多次认真的修改,但由于编写经验不足,加之时间有限,书中难免存在不足之处,敬请广大读者提出宝贵的修改建议,以期再版时修正完善。

编者

2020 年 11 月

目　录

第一章　肺的解剖与生理概述

第一节　肺的解剖特点

肺在胸腔内,位于膈肌的上方,纵隔的两侧。肺的表面覆盖脏层胸膜,透过胸膜可见许多呈多角形的小区,称为肺小叶。正常肺呈浅红色,质柔软呈海绵状,富有弹性。成人的肺重约为自身体重的 1/50,男性平均为 1000～1300g,女性平均为 800～1000g。健康成年男性两肺的空气容量为 5000～6500mL,女性小于男性。

一、肺的形态

1.肺的外形

两肺外形不同,右肺宽而短,左肺狭而长。肺外形呈圆锥形,包括一尖、一底、三面、三缘。肺尖圆钝,经胸廓上口突入颈部根部,在锁骨中内 1/3 交界处向上伸至锁骨上方达 2.5cm。肺底坐落在膈肌之上,受膈肌压迫肺底呈半月形凹陷。肋面与胸廓的外侧壁及前壁、后壁相毗邻。纵隔面即内侧面,与纵隔相邻,在该面的中央部位为椭圆形凹陷,称为肺门。膈面即肺底,与膈相毗邻。前缘为肋面与纵隔面在前方的移行处,前缘角锐利,左肺前缘下部有心切迹,切迹下方有一突起称为左肺小舌。后缘为肋面与纵隔面在后方的移行处,位于脊柱两侧的肺沟中。下缘为膈面与肋面、纵隔面的移行处,其位置随呼吸运动而显著变化。

(1)肺尖:肺尖钝圆,与胸膜顶紧密相贴。肺尖在锁骨内侧 1/3 段后方突向上 2～3cm,经胸廓上口深入颈根部。有的达第 1 肋软骨上 3～4cm,但一般不超过第 1 肋骨顶的高处。在颈根部,肺尖与上纵隔各结构的毗邻关系密切。右肺尖内侧面前后有头臂静脉、气管和食管,左肺尖内侧面有左颈总动脉、左锁骨下动脉、气管和食管。

(2)肺底:肺底又称膈面,位于膈肌顶部上方,由于膈肌的压迫,肺底呈半月形的凹陷,由于肝右叶的位置较高,故右肺的膈面比左肺膈面的凹陷更明显。右肺肺底隔膈肌与肝右叶的上面相邻,左肺肺底隔膈肌与肝左叶的上面、胃底和脾相邻。

(3)肋面:肋面为三个面中最大者,突起,与胸廓的前后和外侧壁相接触。由于肋骨的影响,形成与肋骨数目相等、方向一致的斜行浅沟,称为肋骨压迹。最上方、最显著的一个,由第 1 肋骨压迫而成,称为第 1 肋骨压迹。

(4)纵隔面:纵隔面大部分与纵隔相接触,分前、后两部分。前部与纵隔相接触,故称纵隔部,占内侧面前方的大部分;后部与胸椎体相接触,故称脊柱部,占内侧面的小部分。两肺的纵隔部与心相邻处较为凹陷,形成心压迹,由于心脏偏向左侧,所以左肺的凹陷更明显。肺门在肺的纵隔部,心压迹的后方,是支气管和肺血管等出入肺的门户,临床上称为第一肺门,另外将肺叶支气管、动脉、静脉、淋巴管、神经出入肺叶之处称为第二肺门。肺根为出入肺门各结构的总称,包括主支气管、肺动脉、肺静脉、支气管动静脉、神经、淋巴管及淋巴结等,由疏松结缔组织连接,胸膜包绕组成。两侧肺根的长度均为 10mm 左右。左、右肺根主要由主支气管、肺动脉和肺静脉组成,因为肺的分叶、血管和主支气管的行程不同,它们在肺根内的位置由上而下,两侧不同,左侧依次是肺动脉、左主支气管及下肺静脉,右侧依次是上叶支气管、肺动脉、右主支气管及下肺静脉。由前向后,两侧排列相同,依次是上肺静脉、肺动脉及主支气管。

(5)肺的 3 个缘:为前缘、后缘和下缘。

1)前缘:此缘最锐薄,凸向前方,与心包相接,为肋面与内侧面在前方的分界线。右肺的前缘近于垂直位,左肺前缘的上部正对第 1 肋骨压迹处有一个心前切迹。左肺前缘的下部有一个明显的缺口,称为左肺心切迹,左肺心切迹下方,有一向前内方的突起,称为左肺小舌,也称舌叶,为左肺上叶向前下方的突出部。在左肺心切迹的上方,往往有一小的豁口,称为第一心切迹,它是左肺舌叶的上界。

2)后缘:钝圆,位于脊柱两侧的肺沟内,是肋面与内侧面在后方的分界线。

3)下缘:为肋面与膈面和膈面与内侧面的分界线。肋面与膈面的分界线位置最低,较锐利,呈开口向内的铁蹄形,位于胸壁与膈肌之间的间隙内,膈面与内侧面的分界线钝圆。下缘的位置随呼吸运动而明显变化。

2.肺的分叶

肺借叶间裂分叶,左肺的叶间裂为斜裂,由后上斜向前下,将左肺分为上、下两叶。右肺的叶间裂包括斜裂和水平裂,它们将右肺分为上、中、下三叶。肺的表面有毗邻器官压迫形成的压迹或沟。如两肺门前下方均有心压迹;右肺门后方有食管压迹,上方是奇静脉沟;左肺门上方毗邻主动脉弓,后方有胸主动脉。

(1)左肺的分叶:左肺被斜裂分成上、下两叶。左肺斜裂较右肺稍近于垂直位,起于肺门的后上方,经过肺的各面而终止于肺门的前下方。

1)左肺上叶:位于叶间裂的前上方,较下叶稍小,包括肺尖、肺前缘、肋面的前上部,膈面的一小部分及内侧面前上方的大部分。左上叶额外裂的大部分位于第一心切迹处。左肺上叶可分 5 个面,即肋面、前内侧面、后内侧面、斜裂面和膈面。各面的名称标志了它们所邻近或对的部位。

2)左肺下叶：呈锥体形，位于叶间裂的后下方，较上叶为大，包括肺底的绝大部分，肋面的大部分，内侧面的一部分及后缘的大部分。左肺下叶可分为 4 个面，即前面、肋面、椎旁面和膈面。前面的大部分与左肺上叶相接触，称为叶间区；其余部分与心包相接触，称为心区。肋面可分为后、后外侧及外侧 3 个部分。肋面以叶间线与前面分界，一钝圆的肋椎旁面与椎旁面相分隔。椎旁面与脊椎和胸主动脉相接，借肺根和肺韧带与前面分界。膈面凹陷，与膈肌穹窿的上面邻近。

(2)右肺的分叶：右肺位于气管、食管、心脏及大血管的右侧，居胸腔右侧，由于心脏和膈肌的影响，右肺较短而粗大，右肺大于左肺。除同左肺一样，有斜裂外，右肺还有水平裂，把右肺分为上、中、下三叶。右肺斜裂经过的位置与左肺相似，右肺水平裂，在肋面起于斜裂，约与第 4 肋骨的经过一致，水平向前内方，至第 4 肋软骨的胸骨端与肺前缘交叉，然后转向内侧面向后止于肺门前方。

1)右肺上叶：位于斜裂的前上方，右肺水平裂的上方，包括肺尖、肺前缘的上方大部分、肋面和内侧面的上部。上叶可分为 5 个面，即肋面、前内侧面、后内侧面、斜裂面和水平裂面。前缘将肋面与前内侧面分开；裂间缘介于水平裂面与斜裂面之间；下外缘将肋面与水平裂面及斜裂面分开；后缘钝圆，介于肋面和后内侧面之间。

2)右肺中叶：为一锥形叶，较小，其底为肋面，锥尖朝向肺门。右肺的中叶和上叶与左肺的上叶类似。中叶包括肋面和内侧面的前下部、前缘的下部及肺底的一部分。中叶分为 5 个面，即水平裂面、内侧面、斜裂面、膈面和肋面。各面名称标志了它们所邻近或对向的部位。中叶各面的大小变化很大，如膈面大的可以占右肺全膈面的 1/3；膈面小的仅占全膈面的 1/12。肋面和上面等的大小也有很大变化。中叶与上、下叶之间常有肺实质融合现象。

3)右肺下叶：与左肺下叶相似。呈锥体形，尖向上，底向下呈凹陷形。下叶位于叶间裂的后下方，包括肺底的绝大部分、肋面的大部分、纵隔面的后下部及后缘的大部分。右肺下叶有个 4 个面，即前面、肋面、椎旁面和膈面。前面有裂间嵴，嵴以上部分与上叶相接，称为上叶面；嵴以下部分与中叶相接，称为中叶面；肋面与胸壁相接；膈面与膈肌相邻，为下叶的底面。分隔各面的缘有，外侧缘为前面与肋面的分界线；肋椎旁缘钝圆而不明显，为肋面与椎旁面的分界线；下缘为膈面与其他3 个面的分界线；前面与内侧面借肺门和肺韧带分隔。

二、胎儿肺与成人肺的区别

胎儿和未曾呼吸过的新生儿肺内不含空气，比重较大(1.045～1.056)，可沉于水底。呼吸后因肺内含空气，比重较小(0.345～0.746)，能浮出水面。这在法医鉴定上很有价值，可以帮助确认新生儿是在母体内已经死亡还是出生后死亡。

三、支气管树

在肺门处,左、右主支气管分出2级支气管,进入肺叶,称为肺叶支气管。左肺上有上叶和下叶支气管;右肺上有上叶、中叶和下叶支气管。肺叶支气管进入肺叶后,陆续再分出下一级支气管,即肺段支气管。全部各级支气管在肺叶内如此反复分支成树状,称为支气管树。

四、支气管肺段

左、右支气管经肺门入肺。左支气管分两支,右支气管分三支。分别进入肺叶,称为肺叶支气管(第二级支气管)。在肺叶内再分支称为肺段支气管(第三级支气管)。每一支肺段支气管及其所属的肺组织称为支气管肺段,简称肺段,是每一肺段支气管及其分支分布区域的全部肺组织的总称。支气管肺段呈圆锥形,尖端朝向肺门,底朝向肺的表面,构成肺的形态学和功能学的独立单位。通常左、右肺内各有10个肺段。有时左肺可出现共于肺段支气管,如后段和尖段。前底段与内侧底段支气管形成共干,则此时左肺只有8个支气管肺段。

每一肺段均有一肺段支气管分布,当肺段支气管阻塞时,此段的空气出入将受阻,说明了肺段结构和功能的独立性。因此,临床上也常以肺段为单位进行肺段切除。在肺段内,肺动脉的分支与肺段支气管的分支伴行,但肺静脉的属支却在肺段之间走行,接受相邻两肺段的静脉血。因此,这些段间的静脉又可作为肺叶分段的标志。相邻两肺段之间除表面包有肺胸膜外,还被少量疏松结缔组织相分隔。如果病变仅限于一个肺段内,需做肺切除时,可将肺段支气管和肺动脉结扎切断后,一般很易从肺段之间分开,再切开接连的肺胸膜,即可切除肺段。

(叶磊光)

第二节　肺的组织学结构特点

肺是机体与外界进行气体交换的器官。支气管、肺血管、淋巴管和神经由肺内侧面的肺门进入肺。脏胸膜(浆膜)覆盖在肺表面,并且在肺门处反折与壁胸膜相连续。肺组织分为实质和间质两部分。肺实质指肺内各级支气管直至终端的肺泡;间质指肺内结缔组织、血管、淋巴管和神经等。主支气管由肺门进入肺内,形成一系列分支管道,形状像一棵倒置的树,称为支气管树。支气管树一般分为24级,人肺支气管的分支和分级见表1-1。其中,从叶支气管到终末支气管,称为肺导气部;从呼吸细支气管开始,以下各段均出现肺泡,称为肺呼吸部。每个细支气管连同它的分支和肺泡构成一个肺小叶。每叶肺有50~80个肺小叶。肺小叶呈锥形,尖端向肺门,底向肺表面,肺小叶之间有结缔组织间隔,在肺表面可见肺小叶底部轮廓,直径 1.0～2.5cm。肺小叶是肺的结构单位,也是肺病理变化的基础,仅累及若干肺小叶的炎症称为小叶性肺炎。

表 1-1　人肺内支气管分支和分级

分支级别	名称	直径(mm)
0	气管	18
1	支气管	12
2	叶支气管	8
3	段支气管	6
4	亚段支气管	5
5～10	小支气管	4
11～13	细支气管	1
14～16	终末细支气管	1～0.5
17～19	呼吸细支气管	0.5
20～22	肺泡管	0.5～0.4
23	肺泡囊	
24	肺泡	0.2

一、肺导气部

肺导气部包括叶支气管、小支气管、细支气管和终末细支气管。从叶支气管到终末细支气管,管径逐渐变细,管壁逐渐变薄,管壁的结构也逐渐发生规律性的变化。

1.叶支气管至小支气管

从叶支气管至小支气管,管壁结构与气管及肺外支气管相似,由黏膜、黏膜下层和外膜三层构成。但是,随着管径变细,管壁变薄,三层结构的分界变得不明显。黏膜上皮也是假复层纤毛柱状上皮,由纤毛细胞(占61％)、杯状细胞(占6％)、基细胞(占32％)和小颗粒细胞构成。但是,上皮变薄,上皮内杯状细胞数量逐渐减少,上皮的基膜反而更明显;固有层变薄,弹性纤维相对比较发达,紧贴在基膜下方;黏膜下层疏松结缔组织内含有的腺泡逐渐减少;支气管从肺门入肺后,外膜内的软骨环变成不规则的软骨片,软骨片也逐渐减少,其间出现环形、斜形或螺旋形排列的平滑肌层。

2.细支气管

细支气管的内径约为1mm。其上皮由假复层纤毛柱状上皮逐渐变为单层纤毛柱状上皮,上皮内杯状细胞的数量很少或消失;管壁内腺体和软骨片的数量也很少或消失;平滑肌的数量逐渐增多。

3.终末细支气管

终末细支气管的内径为 0.5mm。其上皮为单层柱状或立方上皮,上皮内的杯状细胞完全消失;管壁内的腺体和软骨片也消失;上皮外有完整的环形平滑肌。细支气管和终末细支气管管壁上平滑肌的收缩和舒张受自主神经支配,从而改变细支气管和终末细支气管的管径大小,起到调节气流量的作用。

细支气管和终末细支气管上皮内有两种细胞,即纤毛细胞和无纤毛细胞。无纤毛细胞除了少量基细胞、刷细胞和小颗粒细胞外,大多数为克拉拉细胞,也称细支气管细胞;此外,还有神经上皮小体。

克拉拉细胞在小支气管已经出现,在细支气管和终末细支气管较多。细胞是高柱状的,游离面呈圆顶状凸向管腔,胞质染色浅。电镜下,顶部胞质内有许多致密的分泌颗粒,圆形或椭圆形;胞质内有内质网和糖原等细胞器。细胞的功能尚不明确,据推测可能有 3 种功能:①细胞分泌稀薄的分泌物,覆盖在细支气管等处的腔面,参与构成上皮表面的黏液层。细胞的分泌物主要是蛋白质和水解酶,能分解黏液,防止其堆积于管腔,影响气流的通行;分泌物可能还具有降低表面张力的作用,但与 Ⅱ 型肺泡细胞分泌的表面活性物质有所不同。②细胞内含有细胞色素 P450 氧化酶系,可对许多药物和外来毒性物质进行生物转化,使其减毒或易于排泄,并能激发某些脂溶性和水溶性化合物的代谢。③当细支气管上皮受损时,克拉拉细胞能够分裂增殖,形成纤毛细胞。

K 细胞,又称嗜铬和(或)嗜银细胞或 Feyrter 细胞,具有特殊的分泌功能,属于神经内分泌细胞。K 细胞主要分布在肺的细支气管上皮内,胞质内有密集的致密核心小泡。新生儿的 K 细胞数量较少,胞质内含有降钙素(CT)免疫反应阳性颗粒;正常成人肺内较难看到 K 细胞。目前发现,某些肺癌细胞起源于神经内分泌细胞,患者常伴有高降钙素血症。组织病理学研究认为,K 细胞可以发展为肺小细胞癌和肺支气管癌。

在人类肺的发育过程中,神经内分泌细胞呈离心型分化,即从支气管逐渐向周围分支发展变化。在胚胎第 5～12 周,肺内支气管呈单层柱状或单层立方上皮,上皮内神经内分泌细胞主要为 P_1 型;在胚胎第 16 周支气管树完全形成时,肺内的神经内分泌细胞有 3 型,即 P_1 型、P_2 型和 P_3 型;在胚胎第 18～25 周,肺内细支气管末端部分均有神经内分泌细胞存在,细胞的位置通常是在靠近基膜下方的毛细血管或平滑肌。

肺神经内分泌细胞的数量随胚胎生长数量逐渐增多,在胎儿第 20 周时,数量达到最大值,而且细胞也已经发育成熟并出现分泌活动。胎儿出生后 1 个月,细胞数量开始下降,成人时维持在最低水平。在胎肺,神经内分泌细胞分泌的5-羟色胺(5-HT)可维持肺内动脉的紧张性;除此之外,它还有旁分泌的作用,能够调节周围上皮细胞的分化和分泌作用。

肺神经内分泌细胞主要分布于支气管分支的上皮(72%)、细支气管上皮(24%,尤其是细支气管末端的上皮)及肺泡管上皮(4%)。正常情况下,肺内神经内分泌细胞的分布不随年龄增长而改变。经常接触烟雾者,肺内神经内分泌细胞数量增多;产前经常接触尼古丁或烟雾者,其子代肺内神经内分泌细胞数量增加;新生儿的小支气管发育异常或巨噬细胞浸润,也可以引起肺内神经内分泌细胞数量增加。

神经上皮小体是分布在呼吸道上皮内的神经内分泌细胞群,主要分布在支气管远端的各级分支内。在HE染色切片上,神经上皮小体细胞呈卵圆形,胞质着色浅,与周围的上皮细胞明显不同。

二、肺呼吸部

肺呼吸部包括呼吸性细支气管、肺泡管、肺泡囊及终端的肺泡。呼吸性细支气管是由终末细支气管分支形成的,每个终末细支气管分支形成2支或3支以上的呼吸性细支气管。每支呼吸性细支气管又分为2～3支肺泡管,肺泡管的末端与肺泡囊和肺泡相连。

1.呼吸细支气管

呼吸细支气管管壁结构不完整,管壁上有少量肺泡的开口。管壁上皮由单层纤毛柱状上皮逐渐移行为单层柱状或立方上皮,上皮内没有杯状细胞,上皮外有分散的平滑肌、薄层的弹性纤维和胶原纤维。人肺呼吸细支气管近端的上皮有两种类型。一种是支气管型上皮,由纤毛细胞、柱状细胞和基细胞构成,这种类型的上皮靠近肺动脉分支处,与终末细支气管相连续;另一种是肺泡型上皮,以立方形和扁平形细胞为主,其中立方形细胞是Ⅱ型肺泡细胞的前身。有学者根据上述两种类型上皮的分布差异,将呼吸细支气管的肺泡型上皮部分称为肺泡小管,下接肺泡管、肺泡囊和肺泡。

2.肺泡管

肺泡管是由呼吸支气管分支形成的,每支呼吸支气管分支形成2～11个肺泡管。肺泡管管壁上有大量肺泡开口,故其自身的管壁结构很少,仅在相邻肺泡开口之间存在。在切片上看,呈现为相邻肺泡开口之间的结节状膨大。结节状膨大表面是单层扁平或单层立方上皮,上皮下有弹性纤维、网状纤维和少量的平滑肌。肌纤维环绕在肺泡开口处,收缩时管腔明显缩小。

3.肺泡囊

肺泡管分支形成肺泡囊,一支肺泡管分支形成2～3个肺泡囊。管壁结构和肺泡管相似,是多个肺泡共同开口的一个区域。与肺泡管不同的是,肺泡开口处没有结节状膨大,仅有少量的结缔组织。

4.肺泡

肺泡是气道的终端部分。肺泡是半球形的小囊,直径约 0.2mm。肺泡开口于呼吸性细支气管、肺泡管或肺泡囊,是肺进行气体交换的部位。成人肺有 3 亿～4 亿个肺泡。吸气时表面积可达 $140m^2$。肺不同部位的肺泡大小不完全相同,通常肺上部的肺泡较大,下部的肺泡较小。肺泡壁很薄,由表面的肺泡上皮和深部的结缔组织构成。肺泡上皮由两种细胞构成,即Ⅰ型肺泡细胞和Ⅱ型肺泡细胞。

(1)Ⅰ型肺泡细胞:细胞形状是扁平的,形态不规则,细胞除含核部位略厚外,其余部分菲薄,只有 $0.2\mu m$,故光镜下很难辨认。电镜下,核周胞质内含有少量线粒体、高尔基复合体和内质网;周边部的胞质内细胞器很少,有少量微丝和微管;靠近细胞膜部位有较多的吞饮小泡,吞饮小泡的内容物是空气中的微小尘埃,这些物质将被转运到肺间质中。Ⅰ型肺泡细胞覆盖肺泡表面积的 95% 以上,是肺与血液进行气体交换的结构组成部分。细胞游离面覆盖糖蛋白,基底部附着在基膜上,相邻Ⅰ型肺泡细胞之间及Ⅰ型肺泡细胞与Ⅱ型肺泡细胞形成紧密连接,可以防止组织液向肺泡渗入。Ⅰ型肺泡细胞是高度分化的细胞,没有自我增殖能力,损伤后由Ⅱ型肺泡细胞增殖补充,通常在几天内完成修复过程。

(2)Ⅱ型肺泡细胞:Ⅱ型肺泡细胞散在分布于Ⅰ型肺泡细胞之间,约覆盖肺泡表面积的 5%。细胞呈立方形或圆形,表面凸向肺泡腔,细胞核圆形,体积较大;胞质染色较浅。电镜下看,细胞游离面有发达的微绒毛;胞质内有较多的粗面内质网、高尔基复合体、线粒体及溶酶体,核上区有较多高电子密度的分泌颗粒,因为颗粒含同心圆或平行排列的板层状结构,故称为板层小体。板层小体的颗粒内容物主要为磷脂。Ⅱ型肺泡细胞通常以胞吐的方式释放颗粒内容物,分泌物在肺泡上皮细胞表面铺展开形成一层薄膜,称为表面活性物质(PS)。

PS 的主要成分是二棕榈酰卵磷脂。PS 的主要功能是降低肺泡表面张力,稳定肺泡大小。呼气时,肺泡缩小,PS 密度增加,降低了表面张力,可防止肺泡塌陷;吸气时,肺泡扩大,PS 密度降低,肺泡回缩力增加,可防止肺泡过度膨胀。正常情况下,PS 是不断更新的。当肺循环发生障碍时,PS 分泌减少,肺泡表面张力增加,引起肺不张。肺循环恢复正常后,Ⅱ型肺泡细胞可逐渐再合成 PS 并释放到肺泡上皮表面。一般胎儿发育到 30 周,Ⅱ型肺泡细胞开始分泌 PS,而不满 30 周出生的早产儿缺乏 PS,肺泡表面张力增加,血氧不足,肺泡毛细血管通透性增加,血液中的血浆蛋白和液体渗出,在肺泡表面形成一层透明膜样物质,使肺泡难以扩张和进行气体交换,导致进行性呼吸困难,称为新生儿透明膜病,也称新生儿呼吸窘迫症(IRDS)。在妊娠晚期羊水中 PS 的含量可以反映胎肺成熟的程度,如果羊水中

PS含量较少或缺乏,胎儿出生后易患新生儿呼吸窘迫症。

三、肺泡隔

肺泡隔是指相邻肺泡间的薄层结缔组织及丰富的毛细血管。

毛细血管为连续性的,其内皮细胞厚度为 $0.1\sim0.2\mu m$,较Ⅰ型肺泡细胞略厚,游离面有薄层糖衣,基底面有基膜、外膜细胞和肌成纤维细胞等。细胞器大多位于核周,线粒体、粗面内质网、高尔基复合体及吞饮小泡常见,其中吞饮小泡为内皮细胞结构特征之一,胞内大分子物质主要以此种方式转运。内皮细胞之间虽有紧密连接,但仍有一定通透性,如 HR:P 和血红蛋白等可通过细胞间隙,静脉端毛细血管通透性更大。

毛细血管紧贴肺泡上皮,两层基膜大部分部位融合,厚度为 $0.1\sim0.2\mu m$;有些部位有间隙,间隙中含弹性纤维、胶原纤维、网状纤维及基质,还有成纤维细胞、浆细胞、巨噬细胞及少量的肥大细胞。吸气后的回缩力主要与弹性纤维有关,老年人弹性纤维退化,弹性消失,故易发肺气肿,吸烟可加速退化进程。

气-血屏障是指肺泡内气体与血液内气体之间进行交换所通过的结构,主要由肺泡表面活性物质层、Ⅰ型肺泡细胞、基膜、薄层结缔组织、毛细血管基膜与内皮构成。其总厚度为 $0.2\sim0.5\mu m$,气体弥散的速度与气-血屏障的厚度成反比。气-血屏障的损伤不仅会妨碍气体交换,而且还会因毛细血管通透性改变引起肺水肿或形成透明膜,导致呼吸困难。第19周的胎儿肺可辨认气-血屏障结构,第 $20\sim22$ 周较厚,之后逐渐变薄,至第27周时明显较薄,肺气体交换功能基本建立。

四、肺泡孔

肺泡孔是指相邻肺泡之间气体流通的小孔。小孔呈圆形或卵圆形,直径 $10\sim15\mu m$,少量弹性纤维及网状纤维环绕其周围,为相邻肺泡之间气体沟通均衡的通道。该结构存在有利有弊,若有某支气管阻塞,气体可由肺泡孔建立侧支通气;但若有某部位感染,炎症也可由肺泡孔扩散蔓延。

除上述肺泡孔外,导气部细支气管的远端与邻近肺泡之间也有管道相通,直径 $20\sim30\mu m$,称为支气管-肺泡交通支或称 Lambert 管道。相邻细支气管之间亦存在孔道相通,直径 $120\mu m$,也有侧支通气作用。

五、肺巨噬细胞

肺巨噬细胞(PM)来源于骨髓干细胞,单核细胞进入肺间质,分化为巨噬细胞,分布广泛,数量约 10^7 个。根据其存在部位可分为肺泡巨噬细胞(AM)、间质巨噬细胞(IM)、胸膜巨噬细胞和支气管壁巨噬细胞。

肺巨噬细胞体积较大，直径 $20\sim40\mu m$，胞体形态不规则，胞核为卵圆形或肾形，胞质丰富。细胞膜形成明显的突起和微皱褶，胞质含线粒体、内质网和高尔基复合体，还有大量吞饮小泡、溶酶体、空泡、多泡体及中间丝、微丝和微管。肺巨噬细胞吞噬灰尘颗粒之后即称尘细胞，于肺泡隔和各级支气管附近常见。心力衰竭的患者，由于肺循环淤血导致肺泡隔毛细血管充血渗出，肺巨噬细胞吞噬红细胞，并将其所含血红蛋白转化为棕黄色含铁血红素颗粒，此时的肺巨噬细胞通常被称为心力衰竭细胞。若此种细胞随痰液咳出，则形成铁锈色痰。

肺巨噬细胞的寿命为 $1\sim5$ 周，有着活跃的吞噬功能，发现细菌、尘埃或细胞碎片等抗原时，细胞会伸出伪足包围并形成吞噬体。吞噬体和初级溶酶体合成次级溶酶体，分泌多种水解酶分解消化所吞噬的异物。肺巨噬细胞属于机体的单核吞噬细胞系统(MPS)，是机体防御系统的重要组成部分，具有强大的清除细菌、病毒、异物、衰老细胞及肿瘤细胞的功能。在某些条件也下可产生病理损害，如肺巨噬细胞过度集聚并活化，可释放活性氧、中性蛋白酶类、血纤维蛋白溶解原激活因子、IL-1、弹性酶和胶原酶等生物活性物质，这些物质与免疫系统、凝血系统和纤维蛋白溶解系统相互作用，损伤肺组织，引发肺气肿及间质纤维化等疾病。

六、肺的血管

肺内有两套血管系统：一为肺循环血管，是肺进行气体交换的功能性血管；二为支气管循环血管，是肺组织的营养血管。

1.肺循环

肺动脉经肺门入肺，分支和各级支气管分支伴行，末端在肺泡隔形成毛细血管网。肺动脉前 6 级分支为弹性动脉，腔大壁薄，其余分支较多，管径至 1mm 时变为肌性动脉。前毛细血管无明显括约肌，且管壁较体循环同等级血管薄。毛细血管网总面积约为 $35m^2$，有利于肺泡气体与血液气体的迅速交换。肺毛细血管网的血容量约占肺血容量的 50%。肺静脉由呼吸性细支气管、肺泡管、肺泡囊、肺泡及肺胸膜处的毛细血管汇成，小静脉走行于肺小叶之间的结缔组织，引流周围肺小叶的血液，并不与小动脉伴行，较大静脉才与动脉伴行，并终止于肺门处汇合为肺静脉。

2.支气管循环

支气管动脉起于胸主动脉和锁骨下动脉，位置及数目均有较大个体差异，为肌性动脉，管壁肌层较厚，管径较肺动脉小。动脉由肺门支气管后入肺，分支供应从支气管至呼吸性细支气管管壁及肺动脉、肺静脉、结缔组织、肺门部淋巴结和胸膜等部位。支气管动脉分支穿入支气管分支管壁的外膜，深入平滑肌形成毛细血管网，并向黏膜层发出分支，亦形成毛细血管网。毛细血管为有孔型，通透性大，便于大分子物质转运。每条支气管动脉的分支均可供应 1 个以上的肺小叶，或者说每个肺小叶都可以接受 1 条以上小动脉的血液供应。此种血供特点可以保证当一条支气管动脉分支阻塞时,可以由其他分支供血。但也有研究认为,支气管动脉和肺动脉的分支规律地分布在同一个肺泡壁上,即肺泡一侧接受肺动脉分支供血,对侧接受支气管动脉分支供血。支气管循环内的静脉血一部分汇入肺静脉,另一部分汇入支气管静脉。除此之外,肺组织内还有支气管动脉与肺动脉的交通支(正常状态下关闭)。

七、肺的神经

肺内有内脏神经和感觉神经。神经纤维于肺门形成肺丛,并伴随血管入肺,沿其走行可见神经细胞。内脏神经和感觉神经分布在各级支气管管壁的腺体、平滑肌及血管。内脏神经为副交感神经,属于胆碱能神经,其兴奋可引起腺体分泌,导致各级支气管管壁平滑肌松弛及血管扩张。感觉神经为交感神经,属于肾上腺素能神经,其兴奋可抑制腺体分泌,导致各级支气管管壁平滑肌收缩及血管收缩。神经末梢可分布于肺泡隔内、肺泡管的管壁和 II 型肺泡上皮细胞。

肺组织内除胆碱能神经和肾上腺素能神经外,还有非肾上腺素能非胆碱能(NANC)神经。NANC 神经末梢可释放具有双向作用的肽类神经递质,即可诱导支气管收缩和舒张,分别称为兴奋性(eNANC)神经和抑制性(iNANC)神经。大多数学者认为 iNANC 神经支配是人体唯一的神经源性支气管舒张途径。另外,或许是 iNANC 神经介质之一的血管活性肠肽(VIP)可抑制乙酰胆碱的释放。呼吸道 iNANC 神经对支气管的扩张作用可能主要通过一氧化氮(NO)实现,在 NANC 神经内有 NO 合成酶(NOS)存在,因此可以推断 NO 可能是 NANC 神经内的重要神经递质。神经肽、SP 和降钙素基因相关肽(CbRP)可介导 eNANC 神经反应。

八、肺的淋巴回流

肺的淋巴管有深浅两组。浅组在胸膜下,向肺门集中,汇集成胸膜下集合管。深组淋巴管在肺组织内,分为小叶间淋巴管和小叶内淋巴管,汇入支气管、肺动脉和肺静脉周围的淋巴管丛,在肺实质内走向肺门。肺的深浅淋巴管之间有广泛的交通。

肺的淋巴结群有位于肺段支气管及其分叉处的肺淋巴结;位于肺叶支气管上的肺叶支气管淋巴结;位于肺门的肺门淋巴结或支气管肺淋巴结;位于主支气管周围的支气管淋巴结;位于气管与主支气管交角处的气管支气管上淋巴结;位于气管权角内的气管叉淋巴结即气管支气管下淋巴结;位于气管周围的气管淋巴结,以及位于肺韧带处的肺韧带淋巴结;位于主动脉弓前上壁的主动脉弓淋巴结;位于主动脉弓前下壁的动脉韧带淋巴结。两肺下叶部分合并注入肺韧带淋巴结,后者的输出管向下导入腰淋巴结,为肺癌向腹部转移的途径。左、右气管支气管上淋巴结的输出管注入气管旁淋巴结,再经支气管纵隔淋巴干注入胸导管和右淋巴导管。气管淋巴的输出管可向上与锁骨上三角内斜角肌淋巴结相交通,为肺癌转移的途径之一。

九、肺的年龄变化

肺的组织学形态结构会随年龄增长发生一定变化,60 岁之后更为明显,主要表现为支气管软骨钙化、弹性减弱、管壁变硬、口径增粗等。老年肺的肺泡管、肺泡囊、肺泡腔扩大,管壁弹性退化、毛细血管减少和肺泡孔增多。30 岁的肺泡表面积约为 75m^2,此后每 10 年递减 4%;20 岁时肺组织与肺泡腔容积之比为 11%,80 岁时减少至 7%。老年肺的胶原蛋白和弹性蛋白增多,同时胶原纤维亦增多,常于肺泡隔中的毛细血管与肺泡上皮细胞之间出现胶原层和弹性板,弹性蛋白铰链增多,降低弹性纤维伸缩性,并减少其分支。肺弹性回缩力下降还与糖胺聚糖、透明质酸和软骨素等减少有关。老年肺的功能改变主要表现在肺活量减小、气体弥散功能减弱、通气反应能力下降及氧饱和度降低。

(叶磊光)

第三节　呼吸生理

呼吸是指生物机体从周围环境摄取细胞代谢所需的氧(O_2),并将体内代谢产物二氧化碳(CO_2)排出体外的过程。氧的摄入不足或 CO_2 排出障碍,均会导致机体内环境稳定的破坏,轻者造成组织损伤,重则引起机体死亡。因此,呼吸是维持生命活动的重要生理过程。呼吸功能的实现与血液循环系统的功能状态密不可分。在肺内,毛细血管内的血液与从周围环境摄入的肺泡气进行气体交换,摄取 O_2,排出 CO_2,使静脉血变为动脉血,这一过程称为外呼吸。在体循环的毛细血管内,则进行着组织细胞与血液之间的气体交换:血液向组织细胞释放氧,吸收 CO_2,使动脉血变为静脉血,这种组织细胞将代谢底物氧化产生能量和 CO_2 的过程被称为内呼吸。

一、呼吸道和肺泡的结构和功能

1.呼吸道

呼吸道为气体出入肺的通道,是一个复杂的管道系统。鼻、咽、喉和气管称为上呼吸道;支气管以下为下呼吸道。支气管系统呈树状,不断分支,直径 1mm 以下者称细支气管,直径 0.5mm 以下者为终末细支气管,其壁上有肺泡开口,称为呼吸性细支气管,后者又分支为肺泡管和肺泡囊。

呼吸道的口径对气流阻力有显著影响。终末细支气管以上的各级支气管壁均有平滑肌。平滑肌收缩使细支气管口径缩小,气流的阻力增加。迷走神经通过 M 型胆碱能受体使支气管平滑肌收缩,而交感神经则通过 β 肾上腺素能受体使支气管平滑肌舒张,从而起到调节气道阻力的作用。

2.肺泡

肺泡为半球形囊状结构,其内壁由上皮细胞(主要为Ⅰ型和Ⅱ型细胞)构成,平均直径约0.1mm。人体两肺的肺泡总数为 7 亿～8 亿,肺泡壁总面积相当于本人体表面积的 20～50 倍。因此,正常人的气体交换能力有较大的储备。肺内发生气体交换的部位称为"呼吸膜"或肺泡毛细血管膜,是由肺泡上皮细胞、肺泡与毛细血管之间的结缔组织、毛细血管壁的基底膜以及内皮细胞组成,其总厚度不到 $1\mu m$。在肺泡隔毛细血管间隙中,有直径 $10～159\mu m$ 的小孔(Kohn 孔),故某一肺泡中的气体有可能通过小孔进入相邻的肺泡,这一现象称为侧支呼吸。侧支呼吸的存在有使部分细支气管堵塞的肺泡免于萎陷的重要意义。

在肺泡的内壁覆盖有一层极薄的液体,它与肺泡内气体形成的气-液交界面会产生表面张力。表面张力的存在倾向于使肺泡表面积不断缩小。因此,肺泡表面张力和肺的弹性纤维都产生使肺组织回缩的力量。

Ⅱ型肺泡上皮能分泌一种表面活性物质,其化学成分为二棕榈酰卵磷脂。该活性物质涂布于肺泡及呼吸道内壁,其生理作用是对抗气-液界面所产生的表面张力。当肺泡膨胀良好时,活性物质在液体表面形成极薄的一层,其对抗表面张力的作用较弱;当肺泡容积缩小时,其内壁表面积亦相应缩小,使位于表面的活性物质的厚度增加,对抗表面张力的作用因而增强。当两个大小不等的肺泡经侧孔或细支气管相连时,根据 Laplace 定律,直径较小的肺泡产生的回缩力较大,因而更倾向于完全萎陷,较大的肺泡则过度膨胀。肺泡表面活性物质的存在,可以保持互相交通的大小肺泡容积稳定,防止小肺泡萎陷。通过对抗肺泡内气-液界面的表面张力,表面活性物质可使肺的顺应性增加,从而减少呼吸做功。另外,肺泡表面张力是一种向心性力,有使毛细血管内液体向肺间质和肺泡内转移的作用。所以如果肺泡表面活性物质缺乏,则患者有产生肺水肿的倾向。

在正常情况下,肺泡表面活性物质不断由Ⅱ型肺泡上皮细胞分泌,又不断被分解代谢,其总量保持动态平衡。肺组织缺氧缺血(如休克时)和体外循环手术,都会使肺泡表面活性物质减少,患者易出现肺不张。

二、肺容量及其组成

肺容量是机体外呼吸的空间,是通气和气体交换的物质基础,肺容量变化产生了通气,因此,对肺容量各组成部分的测定,是反映机体呼吸功能的最基本资料。肺容量包括以下几个指标。

1.潮气量(VT)

VT是指每次呼吸动作吸入或呼出的气量,它受机体代谢率、运动量、情绪等因素的影响。静息状态时成年人潮气容积约为500mL。

2.深吸气量(IC)

IC指平静呼气后能吸入的最大气量,是最大通气量的主要组成部分,也是潮气容积和补呼气容积的和。受吸气肌肌力、肺和胸壁弹性、气道阻力等影响。

3.补呼气量(ERV)

ERV指平静呼气后能再呼出的最大气量。体位和膈位置对补呼气容积影响较大。

4.功能残气量(FRC)

FRC指平静呼气后肺内存留的气量,是残气容积和补呼气容积的和。当肺处于FRC时,呼吸肌放松,肺与胸壁的弹性回力相平衡。这部分气量起着稳定肺泡气分压力的作用。当FRC降低时,肺泡内氧和二氧化碳的浓度在呼气和吸气期将出现较大的波动,特别是在呼气时,肺泡内若无足够的残余气继续与肺循环血流进行气体交换,未经氧合的还原血将直接回入体循环,产生相当于右-左静动脉分流的效应。FRC过于增加时,吸入的新鲜气将被肺泡内残余气所稀释,肺泡气氧分压降低,二氧化碳分压增高。因此,FRC是反映机体通气状态的一项重要的指标。

5.残气量(RV)

RV是深呼气后肺内剩余的气量,也就是在肺总量状态呼出肺活量后的气量。临床上为排除体表面积对RV绝对值的影响,以残气量占肺总量(RV/TLC)百分数作为肺泡内气体滞留的一项指标。

6.肺活量(VC)

VC是最大吸气后能呼出的最大气量,它包括深吸气量和补呼气量,是反映呼吸器官病理变化及呼吸肌力量强弱的重要指标。VC与体表面积、性别、年龄、胸部结构及呼吸肌强度有关。又因职业、平时体力锻炼的影响,个体差异较大。

7.肺总量(TLC)

TLC是最大深吸气后肺内含气的总量。肺气肿的患者(属阻塞性通气障碍)的TLC增加;而胸膜肥厚、胸腔积液患者(属限制性通气障碍)的TLC减少。

三、呼吸动力学

1.通气的产生

自主呼吸的动力来自呼吸肌的收缩。肺处于由胸壁和膈构成的密闭胸腔中。

胸壁为半骨性结构,倾向于保持一定的形状和容积,而肺的弹性回缩力使之趋向于向内缩小,由此形成胸膜腔内负压。呼吸肌通过改变胸腔容积使肺扩大或缩小,从而产生通气。胸廓和肺均为弹性组织,在功能残气位时,胸廓的弹性复位力(倾向于向外扩张)和肺组织的弹性回缩力达到平衡。此时周围大气、气道和肺泡内压力也达到平衡。吸气时,膈和肋间外肌收缩,使胸廓容积增大,肺内压力低于大气压,空气顺压力阶差进入气道和肺组织。随吸气动作的进行,胸廓向外扩张力逐渐减少,而肺的弹性回缩力相应增加,当吸气达到肺总量的 67% 时,胸廓弹性力也转为向内收缩,因此呼吸肌收缩产生的部分能量以势能的形式储存于胸廓和肺组织。平静呼气时,呼吸肌松弛,胸廓及肺借弹性回缩力恢复原先形状,胸腔容积缩小,使肺内压高于大气压,肺内部分气体经气道排出体外。因此,吸气动作为一主动耗能过程,而呼气为一被动过程,不需额外做功。但当患者有呼气性呼吸困难时,则需要呼气肌做功。

在正常情况下,呼吸肌的耗氧量仅占全身耗氧量的 4%～5%,但当患者有重度呼吸困难时,呼吸肌的耗氧量可占全身耗氧量的 40% 以上。因此,严重的呼吸困难可显著增加心脏的负担。

2.与通气有关的胸部压力变化

呼吸运动时,胸膜腔、肺泡以及气道内发生一系列压力变化,成为促进或影响通气的动力因素。呼吸器官所受的压力有以下数种。

(1)胸膜腔内压:在正常功能残气位时为 $-0.49kPa(-5cmH_2O)$,吸气时该负压增加,呼气时减少,平静吸气末为 $-0.78～-0.98kPa(-8～-10cmH_2O)$,平静呼气末为 $0.29～0.49kPa(3～5cmH_2O)$;用力吸气时可达 $-2.94kPa(-30cmH_2O)$,用力呼气时可达 $4.90kPa(50cmH_2O)$。胸腔内负压的变化有利于腔静脉内的血液回流。用呼吸机进行正压通气时,胸膜腔内由负压变为正压,可减少静脉血的回流。因重力作用,直立位时胸膜腔内负压从肺尖到肺底逐渐减少,其垂直变化梯度为 $19.6～24.5kPa/cm^2(0.2～0.25cmH_2O/cm^2)$。

(2)肺泡内压:等于胸膜腔内压(负压,为保持肺扩张状态的力量)和肺组织弹性回缩力(向内,是使肺趋于萎缩的力量)之差。呼吸肌的收缩运动最终要通过引起肺泡内压的相应变化才能产生通气。平静吸气时肺泡内压约为 $-0.19kPa$ $(-2cmH_2O)$,平静呼气时约为 $0.29kPa(3cmH_2O)$;深吸气和深呼气时则可分别达到 $±23.92kPa(±40cmH_2O)$。肺泡内压也同时作用于肺泡周围的毛细血管,而引起局部血流改变。肺泡内压升高,可使右心室的后负荷显著增加。

(3)气道内压:吸气末和呼气末,肺泡和气道各处压力与周围大气压相等。吸气时,从口、鼻腔到肺泡的压力递减,呼气时则递增。在呼吸运动中,气道内任意两点之间的压力差,决定了气流的方向和流速。

(4)跨胸压:相当于肺泡内与周围大气之间的压力差,是扩张或压缩胸廓的总压力。

(5)跨肺压:为肺泡内和胸膜腔内之间的压力差,是扩张或收缩肺的压力。跨肺压的大小主要取决于:①肺的顺应性:肺顺应性下降,跨肺压增大。②胸廓和肺相对容积的大小:肺叶切除后,肺的容积变小,跨肺压增大。

(6)跨胸壁压:为胸膜腔内压与周围大气之间的压力差,其大小取决于肺的顺应性和肺组织的弹性回缩力。

(7)跨气道压:为气道内与胸膜腔内压力之差,是使气道扩张或压缩的压力。在小气道,由于没有软骨支持,气道压大于胸膜腔内压时气道保持开放;反之则气道被压闭。

3.肺的顺应性和呼吸阻力

经气道向肺内施加一定的压力,可以引起肺脏容积扩大。这种顺应压力方向的可扩张性,称为肺的顺应性。在气道压力保持不变的条件下,肺的顺应性越大,肺的容积变化就越大。

胸廓和肺都是弹性器官。弹性物体在外力作用下发生变形后,都有恢复原先形状的倾向。因此,肺和胸廓的顺应性与它们的弹性回缩力是两个相反的概念。肺和胸廓的弹性回缩力越大,其顺应性就越小。

顺应性可以表达为随每单位压力的变化而产生的容积的变化。

肺的顺应性常数约为 $0.02L/0.098kPa(1cmH_2O)$,即每 $0.98kPa(10cmH_2O)$ 的压力,可以使成人肺容量增加 200mL。由此可见,在正常情况下肺的弹性回缩力是很小的。胸廓的顺应性与肺的顺应性接近,所以两者总的顺应性为 $0.01L/0.098kPa$。影响肺顺应性的主要因素包括:①肺的容量状态:同一肺,低容量状态的顺应性比高容量状态时高;肺容量大的个体,其肺顺应性亦高;成年人肺的顺应性较儿童高。②呼吸相:在相同跨肺压下,呼气相的肺顺应性较吸气相大。③肺组织弹性回缩力大者,其顺应性低。④肺泡表面张力和肺泡表面活性物质:肺泡表面张力增高或肺泡表面活性物质的量减少,肺的顺应性降低;反之则增高。

4.反映肺通气的指标

常用的反映肺通气的指标如下。

(1)每分通气量(MV,V_E):是潮气容积和呼吸频率的乘积。静息状态下每分通气量为 6~10L。因性别、体表面积而异。当体力劳动或激烈运动时呼吸频率和潮气容积均相应增加可达 100L/min。由于通气功能有极大的储备力,除非有严重的通气障碍,一般静息通气量不会显示异常。

(2)最大自主通气(MVV):又称最大通气量(MBC)、单位时间内最大的呼吸量。它是在单位时间内以最快速度和最大幅度所能呼出或吸入的气量。它是一项能反映肺通气动态功能的指标。进行 MVV 测定时,测试者在一定时间内(一般为15 秒)进行很剧烈的呼吸运动,在身体虚弱或严重心肺疾病的患者不宜进行。现也可由最大呼气流量-容积曲线推算求得。

(3)用力呼气量(FEV):当受试者深吸气至肺总量位,用力呼气时所描绘的曲线称为用力呼气曲线。据此曲线可获得第 1 秒用力呼气量(FEV_1)、第 1 秒用力呼气量与用力肺活量百分比(FEV_1/FVC)和最大呼气中期流速(MMFR)等多种数据。低于正常人预计值的最可能的原因有肺弹性组织的丧失(如肺气肿)和支气管狭窄、气流阻力增加(如哮喘、慢性支气管炎)。此项呼吸功能可由简单的肺量计测得,也是一种常用的动态通气功能检查方法。

(4)流量-容积曲线:受试者在静息状态呼吸数次后用力吸气至肺总量位,立即以最大努力最快速度呼气达残气位所描记的曲线,即最大呼气流速-容量曲线(MEFV)。正常人的 MEFV 显示峰速高耸,流速随容量缓慢下降,从峰巅至零几乎呈直线。下气道阻塞患者,其流速达峰值后陡降,线形向下凹陷,其后段流速曲线常与横轴接近平行。上气道狭窄患者,其呼气流速经一较短暂的上升后,保持较平坦的呼气流速,到达最大流速后下降。限制性通气障碍患者,其呼气流速的绝对值多较正常人为低,但由于肺活量减少,故其曲线呈高峰陡直。

(5)肺泡通气量(VA):在每分通气量中,有一部分气量是在没有气体交换的区域中往返的,只有分布在呼吸支气管及其以下区域的气量才能进行 O_2 和 CO_2 的交换,它们才是有效通气量,也就是肺泡通气量(V_A)。它决定了血中 CO_2 分压的水平。

(6)无效腔通气量(V_D):分布在生理无效腔中的通气量就是无效腔通气量。生理无效腔为解剖无效腔和肺泡无效腔之和。$V_D = V_E + V_A$。解剖无效腔是指自口腔、鼻咽、气道等无气体交换功能的空间,与年龄、性别、身高、体重等因素有关,约相当于 2.2mL/kg 体重。肺泡无效腔指肺泡通气良好,而血液灌注不足的肺组织容积。正常情况下肺泡无效腔很小,可以忽略不计。但在某些病理情况下,则可显著增加,引起通气/血流比值失调。

四、肺的通气/血流比值及其生理意义

肺的良好氧合效果不但取决于良好的通气,还有赖于肺泡通气量和肺泡周围毛细血管灌注血流量的平衡,因为只有有适当血流灌注的肺泡通气,才是有效的通气。一般认为肺泡通气/血流(V/Q)比值为 0.8 时,肺泡周围毛细血管内的静脉血即可获得充分的气体交换。

当 V/Q>0.8 时,并不能进一步提高氧合效果,多余的呼吸做功等于进行了无效腔通气;当 V/Q<0.8 时,则有一部分静脉血不能充分氧合,相当于产生了肺内

右向左分流(又称为分流效应)。然而即使正常人,其肺内通气和血流的分布也不尽理想。为研究肺的通气和血流分布,一般将直立位的肺划分为 3 个区:Ⅰ 区为肺尖部,Ⅱ 区为肺中部,Ⅲ 区为肺底部。在正常情况下,自上而下 3 个区的血流量分别为 0.6L/min、2.0L/min 和 3.4L/min(成年人)。肺底部肺泡在功能残气位时虽然容积较小,但在吸气相的绝大部分时间处于压力-容积曲线的陡峭部分,因此吸入的潮气量优先分布于肺底部肺泡,从而减轻了该部肺组织的分流效应。

对肺内气体分布研究发现,当呼气进行到一定程度时,肺低垂部位(直立位时相当于肺底部)小气道即发生闭合,这时肺内残存的气量,称为闭合容量。闭合容量大者,说明存在肺泡排空障碍。正常年轻人的闭合气量(CV)低于 FRC,但 CV 随年龄的增长而增加,到 50 岁时,在平静呼吸情况下 CV 已高于 FRC(意味着部分小气道在到达呼气终末前即已关闭)。这可使老年患者肺的通气/血流分布更加不平衡,从而引起不同程度的低氧血症,并使其术后并发症发生率明显增加。

五、气体交换和运输

气体分子在肺泡气和血液之间的交换,以及在血液与组织细胞之间的交换,都是通过物理弥散方式实现的,弥散的动力是不同部分间的气体分压差。与肺内气体交换有关的 4 个重要因素是:①肺泡的通气量及其分布。②肺泡"呼吸膜"的质和量。③肺血流量及其分布。④弥散气体分子的化学性质(分子量小、在肺泡膜间质中溶解度高的物质,易于通过细胞膜而弥散,CO_2 的弥散速度为 O_2 的 20 倍)。

1. 氧的交换和运输

一个健康的成年人,每分钟需从周围环境摄取 240mL 氧,并排出约 200mL 的 CO_2,其呼吸商为:200/240≈0.83。存在于血液中的氧主要有两种形式:物理溶解、与血红蛋白结合。红细胞中的血红蛋白是运输 O_2 和 CO_2 的载体,同时还对血液酸碱度的变化起缓冲作用。血红蛋白可与氧形成疏松的结合,称为氧合作用。氧合作用为可逆反应,可以表示为:$Hb+O_2 \leftrightarrow HbO_2$。

当周围环境中氧分压升高时,血红蛋白与氧的结合增加,从周围摄取氧;当周围环境中氧分压降低时,血红蛋白则与氧解离,释放出氧。在正常情况下,进入肺动脉的混合静脉血氧分压为 5.33kPa(40mmHg),红细胞中 75% 的血红蛋白以 HbO_2 的形式存在(血氧饱和度为 75%)。肺泡中的氧分压为 13.3kPa(100mmHg),而离开肺泡毛细血管的动脉血氧分压为 12kPa(90mmHg),红细胞中 97% 的血红蛋白转化为氧合血红蛋白(血氧饱和度为 97%)。动脉血进入周围组织毛细血管后,组织和淋巴中的氧分压仅为 4kPa(30mmHg),而组织细胞中的氧分压则在 1.33kPa(10mmHg)以下。血浆中的溶解氧沿氧分压阶差向组织中弥散,氧合血红蛋白也不断分解,将氧释放入血浆。在正常的组织毛细血管流程中,

可有 $1/4 \sim 1/3$ 的氧合血红蛋白脱氧,使氧分压从毛细血管动脉端的 12kPa(90mmHg),降至静脉端的 5.33kPa(40mmHg)。因此,血红蛋白的摄氧和释氧都需以血浆作为中介,并取决于血浆中物理溶解氧分压的高低,而血浆中的氧分压则取决于肺泡气和组织液中的氧分压。

血红蛋白与氧的结合,受 CO_2、pH 和温度等多种因素的影响。血液 CO_2 分压升高或 pH 降低,血红蛋白对氧的亲和力降低,氧解离曲线右移,有利于氧合血红蛋白离解;反之,血液中 CO_2 分压降低或 pH 升高,则血红蛋白对氧的亲和力增加,氧解离曲线左移,有利于氧合血红蛋白生成。由于这个效应,当氧合血红蛋白到达体循环毛细血管丛时,由组织进入血液的 CO_2 使 PCO_2 升高,促进氧合血红蛋白解离,有助于向组织供氧;而在肺部,血中 PCO_2 降低,可以促进血红蛋白的氧合。温度降低血红蛋白与氧的亲和力增加,氧解离曲线左移;温度升高则氧解离曲线右移。从这个意义上说,在体外循环手术中以温血停搏液作为氧载体对心肌供氧,较应用冷血停搏液对心肌保护更为有利。

贫血和缺氧可刺激红细胞产生较多的 2,3-二磷酸甘油(2,3-DPG)。2,3-DPG 与去氧血红蛋白结合,血红蛋白对氧的亲和力降低,可使血红蛋白在同等氧分压下解离更多的氧供应组织。

2.二氧化碳的交换和运输

组织细胞新陈代谢所产生的 CO_2,溶解于组织液中,使组织液中的 PCO_2 升高;CO_2 透过毛细血管壁进入血浆,可引起如下的化学反应。

(1)物理溶解:CO_2 在血浆和红细胞内都可以物理溶解的形式存在,不过这种形式的 CO_2 在运输总量中所占比例很小。进入血浆溶解的 CO_2,有极少部分与水结合形成碳酸,后者又解离为氢离子(H^+)和碳酸氢根离子(HCO_3^-)。

(2)形成 HCO_3^-:红细胞中含有大量的碳酸酐酶,故 CO_2 分子进入红细胞后迅速与水结合形成碳酸,并离解为 H^+ 和 HCO_3^-,此反应迅速,因此有大量的 CO_2 分子形成 HCO_3^-。由于红细胞膜只对负离子有通透性,故 HCO_3^- 可透出红细胞进入血浆,使静脉血血浆中的 HCO_3^- 浓度比动脉血显著增加。

HCO_3^- 作为负离子大量透出红细胞,使红细胞内呈正电荷,故需从血浆中吸引大量的 Cl^- 进入红细胞,以保持电的平衡。此过程被称为氯转移。

碳酸酐酶的存在和氯转移过程,是 CO_2 运输的重要条件。如果红细胞中的碳酸酐酶被药物抑制,则上述反应将大为减慢,CO_2 的运输也不能顺利进行。

(3)碳酸血红蛋白的形成:CO_2 能与血红蛋白的氨基直接结合,形成碳酸血红蛋白(又称氨基甲酸血红蛋白,$HHbCO_2$)。还原血红蛋白与 CO_2 结合形成 $HHbCO_2$ 的能力比氧合血红蛋白大,而氧合血红蛋白的酸性较强,结合 K^+ 的能力较还原血红蛋白为大。所以在体循环毛细血管中氧合血红蛋白将 O_2 解离后就可多结合一些 CO_2；而在肺循环毛细血管中，还原血红蛋白被氧合，同时解离一部分 CO_2，排出体外。

六、呼吸运动的调节

呼吸系统的基本功能是通过和外界环境的气体交换摄取机体代谢需要的 O_2 和排出代谢产生的 CO_2。而呼吸肌的节律性的舒缩活动是肺通气能够正常进行的原动力，呼吸肌的节律性收缩、舒张活动受呼吸中枢控制。另外，机体处于不同功能状态时，呼吸的幅度、频率和方式存在明显差异。如安静时采取平静呼吸，但运动、劳动时，呼吸运动的深度和频率可随体内代谢活动增强而发生相应的变化，出现加深加快的用力呼吸，使肺通气量增加，利于机体摄取更多 O_2，排出更多 CO_2。此外，机体的说话、唱歌、吞咽和咳嗽等活动也需要呼吸系统发生相应的配合才能完成。

(一)呼吸中枢与呼吸节律的形成

人类对呼吸节律性控制的中枢及其功能的探索也经历了漫长的阶段。早在古希腊时期，Galen 就观察到角斗士或动物在高位脊髓颈段受到损伤时，呼吸运动立刻停止。1923 年，英国生理学家 Lumsden 采用横切猫脑干的实验来观察不同的平面横切脑干后动物呼吸运动的变化。实验分为保留迷走神经联系完整和切断迷走神经两组，研究发现在中脑和脑桥之间横断脑干，无论是否切断了迷走神经，动物的呼吸节律无明显变化。如果在脑桥的上、中部之间横断，呼吸将变深变慢；脑桥的上、中部之间横断的同时，如果再切断双侧颈迷走神经，动物出现吸气时程明显延长，仅偶尔出现短暂的呼气的长吸式呼吸。根据这一结果提出脑桥上部有促进吸气转换为呼气运动的中枢结构，称为呼吸调整中枢；脑桥下部有使吸气延长的长吸中枢。在脑桥和延髓之间横断，则不论迷走神经联系是否完整，动物表现为不规则的喘息样呼吸。在延髓和脊髓之间横断，则呼吸运动停止。结果表明，脊髓本身不能产生节律性呼吸运动，呼吸节律产生的控制中枢位于低位脑干。

1.呼吸中枢

中枢神经系统内参与调节节律性呼吸运动的神经元集中的部位称为呼吸中枢。呼吸中枢分布广泛，从大脑皮质、间脑、脑桥、延髓和脊髓等部位的神经元群都参与了节律性呼吸运动的调节，但各个部分作用存在差异。

(1)脊髓：支配呼吸肌的运动神经元起源于脊髓，支配膈肌的运动神经元的胞体位于第 3～5 颈段脊髓前角；支配肋间肌和腹肌等的运动神经元胞体位于胸段脊髓前角。虽然脊髓本身不能产生呼吸节律，但是，高位呼吸中枢的调节指令要通过脊髓下传到呼吸肌，脊髓的呼吸运动神经元是联系高位呼吸中枢和呼吸肌的中继站。因此,临床上的脊髓灰质炎、运动神经脱髓鞘、肉毒杆菌毒素中毒或重症肌无力等,病变累及支配呼吸肌的脊髓前角,传出运动神经元或者神经-骨骼肌接头兴奋传递均可以使呼吸运动减弱,肺通气量减少。

(2)低位脑干:低位脑干指脑桥和延髓。根据 Lumsden 横断猫脑干的实验结果和随后的进一步研究,在 20 世纪 20～50 年代逐渐形成了三级呼吸中枢学说,即延髓的喘息中枢参与形成最基本的呼吸节律,脑桥上部有促进吸气转换为呼气运动的呼吸调整中枢,脑桥下部有使吸气延长的长吸中枢。后来的研究结论也支持延髓存在呼吸节律基本中枢和脑桥上部有呼吸调整中枢,但未能证实脑桥下部存在易化吸气活动的长吸中枢。

20 世纪 60 年代至 80 年代,随着微电极技术在呼吸中枢研究中的应用,证明在中枢神经系统内一些与呼吸周期相关的节律性自发放电的神经元,称为呼吸神经元,包括吸气神经元、呼气神经元、跨时相的吸气-呼气神经元和呼气吸气神经元。研究结果证实,呼吸神经元主要集中分布于低位脑干左右对称的三个区域:①延髓背侧呼吸组(DRG):该区域位于延髓的背内侧,相当于孤束核腹外侧部,以吸气神经元为主,其作用是兴奋支配膈肌的脊髓运动神经元。②延髓腹侧呼吸组(VRG)和包钦格复合体(BötC):该区域位于延髓腹外侧,从尾端到头端相当于后疑核、疑核和面神经后核以及它们的邻近区域,含有吸气神经元、呼气神经元等多种类型的呼吸神经元,使吸气幅度增大,产生主动呼气。20 世纪 90 年代初,学者们对新生大鼠研究发现疑核头段腹外侧被称为前包钦格复合体(pre-BötC)的结构,可能与哺乳动物呼吸节律起源有关。③脑桥呼吸组(PRG):位于脑桥头端背侧,包括臂旁内侧核(NPBM)及与其相邻的 Kölliker-Fuse(KF)核,两者合称为 PBKF 核,主要含呼气神经元,其作用是限制吸气,促使吸气向呼气转换。

临床上脑损伤、脑膜炎的患者,如果病变已累及延髓呼吸中枢,出现一种称为比奥呼吸的病理性的周期性呼吸。比奥呼吸表现为一次或多次强呼吸后,出现长时间呼吸停止,之后再次出现数次强呼吸,其周期变动较大,短则仅 10 秒,长则可达 1 分钟。比奥呼吸的出现提示患者病情危急。

(3)脑桥以上的高位呼吸中枢:呼吸运动还受脑桥以上的大脑皮质、边缘系统、下丘脑等中枢部位的影响。特别是大脑皮质可通过皮层脊髓束和皮质脑干束下行分别到达脊髓和低位脑干实现呼吸神经元活动的随意控制,如呼吸运动配合说话、唱歌、哭笑、咳嗽、吞咽等活动需要。大脑皮质的随意呼吸控制系统的作用也使人为一定程度的随意屏气或加深加快呼吸能够实现。

由此可见,呼吸运动存在随意(大脑皮质)和不随意(低位脑干)的双重调节系统,其下行通路不完全一致。临床上发现不随意的呼吸调节系统受损时,如低位脑干病变或其下行通路被阻断后,患者的自主节律性呼吸运动出现异常甚至停止,仍可以通过大脑皮质的随意呼吸系统下行控制呼吸,但是一旦大脑皮质的功能由兴奋转入抑制,就会导致随意呼吸运动停止,所以这种患者仍然需要依靠人工呼吸机来保证肺通气正常进行。反之,对于大脑皮质受损的"植物人",患者可以进行自主呼吸,但不能完成对呼吸运动的随意调控,出现自主呼吸和随意呼吸分离的现象。

2.呼吸节律的形成

虽然 20 世纪 50 年代就已经证实产生呼吸节律的基本中枢位于延髓。但是关于正常呼吸节律的形成机制并未完全阐明,目前主要有两种学说,即实验证据主要来自新生动物的起步细胞学说和来自成年动物实验结果的神经元网络学说。起步细胞学说认为,延髓内具有起步样活动的神经元,如 pre-BötC 的呼吸节律起步神经元起到类似于窦房结起搏细胞的作用来控制整个呼吸的节律。关于呼吸节律形成的神经元网络学说,目前比较公认的是中枢吸气活动发生器(CIAG)和吸气切断机制(IOS)学说。该模型认为延髓内的一些起着中枢吸气活动发生器的神经元的活动引起延髓吸气神经元放电活动逐渐增加,进而兴奋脊髓吸气运动神经元,出现吸气。中枢吸气活动发生器的神经元在兴奋吸气运动神经元的同时,也增强脑桥 PBKF 神经元和延髓具有吸气切断样作用的神经元的活动,脑桥 PBKF 神经元和肺牵张感受器反射的传入信息(迷走神经传入)也能兴奋吸气切断机制的神经元,进而抑制中枢吸气活动发生器神经元的活动,抑制吸气,促进吸气转入呼气。

关于呼吸节律的产生机制,在动物发育的不同阶段存在差异;在新生期起步细胞的活动占主导作用,而随着动物的生长发育,呼吸神经元网络之间的相互作用对于完整机体正常节律性呼吸活动的方式和频率的维持具有重要意义。

(二)呼吸的反射性调节

不随意节律性呼吸控制的基本中枢主要位于低位脑干,但呼吸运动的深度和频率可随体内代谢活动增强而发生相应的变化。位于呼吸器官以及血液循环等器官系统的感受器的传入冲动对于呼吸频率和幅度的反射性调节具有重要作用。

1.化学感受性呼吸反射

在呼吸运动的神经反射性调节中最重要的就是化学因素刺激化学感受器引起的化学感受性反射。这里的化学因素是指动脉血液、组织液或脑脊液中的 O_2、CO_2 和 H^+,通过化学感受器反射对呼吸的调节反应,使机体内 O_2、CO_2 和 H^+ 水平保持相对恒定,呼吸的化学感受性反射是维持内环境稳态的重要负反馈调节之一。

(1)化学感受器:参与呼吸运动调节的化学感受器的适宜刺激是 O_2、CO_2 和 H^+ 等,根据化学感受器所在部位的不同,分为外周化学感受器和中枢化学感受器。

1)外周化学感受器:颈动脉体和主动脉体就是调节呼吸运动的外周化学感受器。20 世纪 30 年代,比利时生理学家 Heymans 因发现颈动脉体和主动脉体化学感受器在呼吸调节中的作用,获得了 1938 年诺贝尔生理学或医学奖。颈动脉体感受器的传入神经是窦神经(汇入舌咽神经),主动脉体感受器的传入神经是主动脉神经(汇入迷走神经)。当动脉血 PO_2 降低,PCO_2 或 H^+ 浓度升高时,刺激颈动脉体和主动脉体化学感受器,信息经传入神经到达延髓孤束核,反射性引起呼吸加深加快的变化。化学感受器的传入冲动也参与血液循环功能的调节。其中颈动脉体在呼吸运动的调节反应中更为重要,而主动脉体主要参与循环功能调节。

由于颈动脉体的解剖位置便于研究,所以对外周化学感受器的认识主要来自颈动脉体。颈动脉体含有 I 型细胞(球细胞)和 II 型细胞(鞘细胞)。其中起感受器作用的是 I 型细胞,内含 DA、ACh、ATP 等多种神经递质,近年来还发现 I 型细胞内还存在 NO、CO 和 H_2S 等气体信号分子。II 型细胞数量较少,细胞内没有神经递质囊泡,可能起支持作用。I 型细胞与窦神经的传入纤维末梢分支形成形成了单向突触、交互突触、缝隙连接等突触连接。当 O_2、CO_2 和 H^+ 等化学因素刺激 I 型细胞时,通过一定途径使细胞内 Ca^{2+} 浓度升高,触发递质释放,引起传入神经纤维兴奋。另外,在 I 型细胞与传入神经之间的交互突触构成的反馈环路,传出神经也分布到颈动脉体,通过释放递质调节化学感受器的敏感性。

研究还发现,颈动脉体和主动脉体的血液供应非常丰富,按 100g 组织计算,其血流量约为 2000mL/min,而每 100g 脑组织血流量约为 54mL/min,心脏功能活动加强时,每 100g 心肌的血流量也只有 300～400mL/mm。因此,外周化学感受器这种血液供应的特点不是为了满足细胞代谢 O_2 的需要,其丰富的血流使颈动脉体的动、静脉之间氧分压差几乎为零,使化学感受器始终处于动脉血液的环境之中,这与化学感受器的感受功能有关。

颈动脉体的灌流实验表明,当灌流液的 PO_2 降低、PCO_2 升高或 H^+ 浓度升高时,传入神经窦神经放电频率增加,呼吸运动加深加快。研究还发现,如果减少颈动脉体灌流量,但保持灌流液的 PO_2 在 100mmHg 不变,由于流经颈动脉体的血流量下降,颈动脉体从单位体积血液中摄取的 O_2 量相对增加,其细胞外液的 PO_2 下降,兴奋颈动脉体。外周化学感受器所感受的刺激是其所处环境 PO_2 的下降,而不是动脉血 O_2 含量的降低。因此,临床上严重贫血或 CO 中毒的患者,血液 O_2 含量明显降低,机体已经出现缺氧,但血液 PO_2 并未改变,只要流经化学感受器的血流量不减少,化学感受器所处的环境 PO_2 没有降低,不会出现兴奋外周化学感受器引起的呼吸运动增强的反应。

外周化学感受器除了感受血液 PO_2 降低之外,血液中 PCO_2 升高和 H^+ 浓度升高也能刺激外周化学感受器。由于 CO_2 的脂溶性特点,CO_2 容易扩散进入外周化学感受器细胞,使细胞内 H^+ 浓度升高,刺激感受器,进而使呼吸加深加快;而血液中的 H^+ 则不易进入细胞。因此 CO_2 对外周化学感受器的刺激作用出现快,反

应也比 H^+ 强。上述三种因素对化学感受器的刺激作用有相互增强的现象,两种因素同时存在时比单一因素的作用强。当临床上发生循环或呼吸功能衰竭时,常常同时出现血液 PCO_2 升高和 PO_2 降低,由于这种协同作用使呼吸加深加快的代偿性反应更强。

2)中枢化学感受器:动物研究还发现,即使摘除外周化学感受器或切断其传入神经后,吸入 CO_2 仍能使呼吸加深加快;最初认为这是 CO_2 直接刺激呼吸中枢所致。20 世纪 60 年代,Mitchell 等通过研究发现在猫的延髓腹外侧表面局部,用酸性人工脑脊液、尼古丁或 ACh 处理后能刺激呼吸。为了区分外周化学感受器,这些区域被称为中枢化学感受器。

中枢化学感受器位于延髓腹外侧浅表部位,左右对称,分为头、中、尾三个区。头端和尾端区具有化学感受性;中间区可能是头端区和尾端区传入冲动向脑干呼吸中枢投射的中继站。除延髓腹外侧浅表区之外,斜方体后核、孤束核、蓝斑、下丘脑等部位也有化学敏感神经元。近年的研究发现,化学感受器细胞上可能表达了一种酸敏感离子通道(ASICs),ASICs 属于非电压门控的质子激活的 Na^+ 通道,其对细胞周围 H^+ 浓度升高敏感,提示 ASICs 的表达可能参与了呼吸运动调节,但其机制有待进一步探讨。

中枢化学感受器的生理性刺激是脑脊液和局部细胞外液中的 H^+,而不是 CO_2。因为实验中如果保持中枢化学感受器局部细胞外液 pH 不变,再用含高浓度 CO_2 的人工脑脊液灌流脑室,动物不会出现呼吸运动增强的变化。然而,血液中的 CO_2 能迅速通过血脑屏障,在脑脊液或局部组织液中,CO_2 和 H_2O 结合,生成 H_2CO_3,再离解出 H^+,使中枢化学感受器周围细胞外液中的 H^+ 浓度升高,进而刺激中枢化学感受器,兴奋呼吸中枢,促进呼吸运动,使肺通气量增加。但是,上述通过 CO_2 生成 H^+ 的反应需要碳酸酐酶的催化,脑脊液中碳酸酐酶含量很少,所以 CO_2 刺激中枢化学感受器引起的通气反应有一定的时间延迟。血液中的 H^+ 不易透过血脑屏障,故血液 pH 的变化要通过血液中 CO_2 升高,才能发挥效应,因此血液中 H^+ 浓度升高对中枢化学感受器的刺激作用较弱且缓慢。

研究还发现,体内 CO_2 持续增多的最初几小时内,呼吸明显加深加快,但是在随后的 1~2 天内,呼吸兴奋反应逐渐减弱,即血液中的 CO_2 对呼吸运动的快速调节作用明显,而长时刺激作用减弱,这是因为中枢化学感受器对 CO_2 的长期作用发生了适应现象。适应的发生可能与下列因素有关:体内 CO_2 水平升高,可以使肾脏分泌 H^+ 和重吸收 HCO_3^- 等增加,调节了血液酸碱平衡。另外,血液中的 HCO_3^- 也可缓慢通过血-脑脊液屏障使脑脊液和局部细胞外液 H^+ 浓度降低,减弱了 CO_2 对中枢化学感受器的刺激作用。中枢化学感受器与外周化学感受器不同,不感受低 O_2 的刺激,对 H^+(CO_2)的变化敏感性比外周化学感受器高,但血液中

的 CO_2 需要通过血-脑脊液屏障,生成 H_2CO_3,再离解出 H^+ 刺激化学感受器,所以中枢化学感受器的反应潜伏期较长。中枢化学感受器的功能可能是通过调节肺通气使脑脊液的 H^+ 浓度和中枢神经系统周围环境的 pH 相对稳定。而外周化学感受器对 PO_2 降低敏感,在机体缺氧时维持呼吸运动,改善缺氧具有重要作用。

(2) CO_2、H^+ 和低 O_2 对呼吸运动的调节作用及其机制:分述如下。

1) CO_2:早期对麻醉动物或人的研究表明,当动脉血液 PCO_2 明显降低时会出现呼吸暂停。机体因为随意过度通气排出大量 CO_2,使动脉血液 PCO_2 降低,进而抑制呼吸运动。反之,在一定范围内,血液 PCO_2 升高,可对呼吸运动产生刺激作用,但血液 PCO_2 过高,超过一定限度,又将抑制中枢神经系统包括呼吸中枢的活动。吸入气 CO_2 浓度达到 4% 时,呼吸运动将出现加深加快;吸入气 CO_2 浓度超过 7% 时,将引起呼吸困难、头痛、头昏,甚至昏迷,即 CO_2 麻醉。因此临床上肺通气或肺换气功能障碍使 CO_2 的排出受阻,吸入气中 CO_2 浓度增加,剧烈运动使机体能量代谢水平明显升高,产生 CO_2 增多,均使血液中 PCO_2 将升高,呼吸运动将反射性加深、加快,肺通气量增加,排出 CO_2 增多,使血液 PCO_2 恢复正常水平。因此一定水平的 PCO_2 是维持呼吸中枢基本活动的必要条件,CO_2 是呼吸调节中经常起作用的最重要生理性因素。

CO_2 刺激呼吸运动的机制:动脉血 PCO_2 升高对呼吸运动的调节通过兴奋中枢化学感受器和外周化学感受器途径实现的。其中,中枢化学感受器在 CO_2 引起的通气反应中起主要作用,因为实验发现动脉血 PCO_2 只需要升高 2mmHg 就可以兴奋中枢化学感受器,引起呼吸加深加快的反应。而动脉血 PCO_2 需要升高 10mmHg 才能兴奋外周化学感受器。即使切除外周化学感受器,CO_2 引起的通气反应也仅降低 20% 左右。但是,CO_2 需通过血脑屏障,再生成 H^+ 才能刺激中枢化学感受器,CO_2 对中枢化学感受器的作用有延迟。所以当动脉血 PCO_2 突然增高时,首先刺激外周化学感受器,进而兴奋呼吸中枢,外周化学感受器在 CO_2 的快速呼吸反应中更为重要。另外,长期肺通气或肺换气功能障碍的患者,机体出现 CO_2 潴留和高碳酸血症,中枢化学感受器发生适应现象,对 CO_2 的敏感性降低;此时,外周化学感受器兴奋在维持呼吸运动中发挥重要作用。

临床上心力衰竭或脑干损伤的患者,表现出一种周期性呼吸运动增强和减弱交替进行的陈-施呼吸,就与上述 CO_2 对呼吸的调节效应有关。陈-施呼吸每个周期为 45 秒至 3 分钟,当呼吸中枢的活动增强时,可使肺通气量增加,呼出的 CO_2 增多,导致动脉血 PCO_2 下降。血液 PCO_2 的降低,对化学感受器的刺激作用减弱,反而抑制呼吸中枢的活动,使呼吸变慢甚至停止。由于呼吸活动的抑制,CO_2 的排出减少,血液 PCO_2 升高,又可刺激化学感受器,兴奋呼吸中枢,引起呼吸运动加深、加快。随后的 PCO_2 下降,又一次抑制呼吸运动,因此出现这种周而复始的病理性呼吸。

2）H^+：当机体酸性代谢产物生成增多发生酸中毒时，动脉血液 H^+ 浓度升高，呼吸运动加深、加快，肺通气量增加；反之，机体发生碱中毒时，动脉血液 H^+ 浓度降低，呼吸运动受到抑制，肺通气量降低。

H^+ 对呼吸的调节机制：通过外周化学感受器和中枢化学感受器实现的。虽然中枢化学感受器对 H^+ 的敏感性较外周化学感受器高，但是，H^+ 不容易通过血-脑屏障，限制了它对中枢化学感受器的作用。因此，血液中的 H^+ 主要通过刺激外周化学感受器发挥作用，而脑脊液中的 H^+ 升高通过刺激中枢化学感受器发挥作用。

3）缺氧：临床上肺通气或肺换气功能障碍的患者，高原地区缺氧等均使动脉血液 PO_2 降低。但是，动脉血 PO_2 需要降低到 80mmHg 以下，才能兴奋外周化学感受器，使呼吸运动加深、加快，肺通气量增加。

缺氧对呼吸的调节机制：缺氧对中枢神经系统的功能活动（包括呼吸中枢）直接效应是抑制作用。但是缺氧可以通过刺激外周化学感受器，进而促进呼吸运动，抵消其对呼吸中枢的直接抑制作用。因此，机体缺氧导致动脉血 PO_2 明显降低时，兴奋外周化学感受器对呼吸的调节作用十分重要。对于临床上严重肺通气和肺换气功能障碍的患者，机体出现慢性缺氧和长期 CO_2 潴留，中枢化学感受器对 CO_2 的刺激敏感性降低，而外周化学感受器对缺氧刺激不易发生适应，缺氧兴奋外周化学感受器就成为维持呼吸驱动的主要刺激因素。对于此类慢性缺氧和 CO_2 潴留的患者采取吸氧治疗时应当注意，如果给患者吸入纯 O_2，有可能解除了低氧对外周化学感受器的刺激作用，反而引起呼吸抑制。

（3）CO_2、H^+ 和低 O_2 在呼吸运动调节中的相互作用：在自然呼吸条件下，实验中改变血液 PCO_2、H^+ 浓度或 PO_2，不人为控制另外两个因素，则血液 CO_2、H^+ 或 O_2 三者之间具有相互作用。如 PCO_2 升高时，不人为控制 H^+ 浓度或 PO_2，CO_2 对呼吸的刺激作用最强，因为 PCO_2 升高也使血液 H^+ 浓度升高，两者之间的协同效应，使呼吸反应增强。而血液中 H^+ 浓度增加时，使呼吸运动加强，排出 CO_2 增加，导致动脉血 PCO_2 下降，抵消了部分 H^+ 使肺通气增加的反应，即两者之间存在相互抵消，使 H^+ 作用减弱。动脉血 PO_2 降低时，因肺通气量增加，呼出较多的 CO_2，使血液 PCO_2 和 H^+ 浓度均降低，所以低氧对呼吸的刺激作用最弱。

2.肺机械感受器性反射

（1）肺牵张反射：1868 年，Breuer 和 Hering 发现，在麻醉动物，肺扩张引起吸气活动的抑制或肺萎陷引起吸气活动的加强，即肺牵张反射，包括肺扩张反射和肺萎陷反射。肺扩张反射指肺扩张时抑制吸气活动的反射。肺萎陷反射指肺萎陷时增强吸气活动或促进呼气转换为吸气的反射。

1）肺扩张反射：肺扩张反射的感受器属于牵张感受器，分布于气管和细支气管的平滑肌中,该感受器的阈值低,适应慢。肺扩张时,牵拉呼吸道,刺激肺牵张感受器,感受器的传入纤维位于迷走神经中,信息传到延髓呼吸中枢后,抑制吸气,促使吸气转换为呼气,使呼吸频率增加。在动物实验中,切断两侧颈迷走神经后,肺扩张反射的调节作用减弱,动物出现吸气过程延长,吸气加深,表现为深而慢的呼吸形式。

不同动物肺扩张反射的敏感性有明显差异。兔的肺扩张反射最明显,猫和狗次之,人类最弱。人出生4～5天后,该反射的敏感性就显著降低。成年人呼吸的潮气量要超过1500mL时,肺扩张反射才能发挥作用,因此,肺扩张反射一般不参与人体平静呼吸时呼吸运动的调节。但在病理情况下,肺顺应性降低,可通过肺扩张反射,防止呼吸过深、过慢。

2)肺萎陷反射:肺萎陷反射的感受器同样位于气道平滑肌内,但其性质尚不清楚。肺萎陷反射也不参与平静呼吸的调节,但可能在防止呼气过深以及肺不张等具有一定作用。

(2)呼吸肌本体感受性反射:骨骼肌受到牵拉时可以刺激位于骨骼肌中的肌梭和腱器官(属于本体感受器),反射性引起被牵拉的骨骼肌收缩,即骨骼肌牵张反射,属于本体感受性反射。呼吸肌的本体感受器反射对人体平静呼吸的调节作用也不明显,但在呼吸肌负荷增加时,呼吸肌本体感受性反射的调节发挥一定调节作用。

3.防御性呼吸反射

呼吸道的鼻、咽、喉、气管和支气管黏膜受到机械性或化学性刺激,都将引起防御性呼吸反射,清除刺激物,避免其进入肺泡。主要的防御性呼吸反射包括咳嗽反射和喷嚏反射。

(1)咳嗽反射:常见的重要防御性反射。咳嗽反射的感受器位于喉、气管和支气管的黏膜,包括机械感受器和化学感受器。较大支气管以上部位的感受器对机械刺激敏感,二级支气管以下部位感受器对化学刺激敏感。感受器的传入神经为迷走神经,冲动上传到延髓,触发咳嗽反射。咳嗽发生时,首先是一次短促或较深的吸气,然后声门紧闭,由于呼气肌强烈收缩,使肺内压和胸膜腔内压急剧上升,进而声门突然开放,由肺内冲出的高速气流,将呼吸道内的异物或分泌物排出。

(2)喷嚏反射:喷嚏反射的感受器位于鼻黏膜,传入神经是三叉神经,反射效应是腭垂下降,舌压向软腭,呼出气主要从鼻腔喷出,以清除鼻腔中的刺激物。

除受上述反射性调节外,肺毛细血管充血或肺泡壁间质积液刺激肺毛细血管旁感受器,血压和循环血量的变化刺激颈动脉窦、主动脉弓、心房、心室等处的压力感受器,也可对呼吸运动发挥一定的调节效应。

(叶磊光)

第二章 肺癌的流行病学

第一节 肺癌的流行病学特点

一、地区分布

1.国外地区分布特点

肺癌的发病率和死亡率均存在明显的地理差异。多发地区依次为欧洲、俄罗斯、北美、加勒比、温带南美洲、澳大利亚及新西兰、西亚及东南亚。男性肺癌年龄标化发病率分布范围从 2.5/10 万(西非)到 73.6/10 万(北美),说明肺癌标化发病率地区差异较大,最高和最低比值达 29。目前全球肺癌新发病例中 50.1% 发生于发达国家,而在 20 世纪 80 年代,该比例为 69%,说明在过去的 30 年间,发展中国家的肺癌发病率明显增高。欧美国家的肺癌死亡率都有较高水平,亚洲相对低发,发展中国家肺癌死亡率较低。美国的肺癌调整死亡率男女分别为 57.2/10 万和 25.4/10 万,我国则为 29.7/10 万和 11.7/10 万。

2.国内地区分布特点

(1)不同地区肺癌死亡率:20 世纪 90 年代的恶性肿瘤抽样调查显示,中国肺癌的粗死亡率是 17.54/10 万,其中男性为 24.3/10 万,女性为 10.66/10 万,全国各地肺癌死亡率有所不同,肺癌死亡率范围从 7.84/10 万(甘肃)至 43.58/10 万(上海)、女性为 3.54/10 万(海南)至 31.33/10 万(天津)。肺癌死亡率在我国地理位置上有由北向南、由东向西逐步下降的趋势。

(2)肺癌城乡分布:1994 年全国恶性肿瘤死亡率抽样调查显示,肺癌的死亡率城乡差异明显。城市居民肺癌死亡率为 35.36/10 万,高于农村地区 15.83/10 万,说明城市肺癌死亡率显著高于农村。城市与农村肺癌死亡率之比为 2.23：1。据 1990～1992 年中国城乡肺癌死亡情况调查结果按性别统计,城市男性肺癌死亡率是 38.1/10 万,而农村只为 19.1/10 万,女性城市肺癌死亡率为 16.2/10 万,农村是 8.8/10 万。无论男女,肺癌死亡率城乡均有明显的不同。

(3)肺癌高发死亡地区:1990～1992 年全国恶性肿瘤抽样调查中,男女合计肺癌死亡率最高的 3 个点是重庆市市中区 58.74/10 万,广州市荔湾区 58.21/10 万和个旧市 52.50/10 万。这些肺癌死亡率较高的地区基本分布在天津、东北、内蒙古、山东、江苏、四川、广东等。

二、人群分布

1.性别

几乎所有国家中男性肺癌发病率和死亡率均高于女性。统计资料中,肺癌男女性别比例法国为 6.73∶1、俄罗斯为 6.28∶1、德国为 4.03∶1、美国为 1.85∶1。肺癌的发病率从 20 世纪 30 年代开始迅速上升并在 50 年代成为男性癌症死亡的首要原因,近年来在一些发达国家,女性肺癌发病率上升超过了男性。女性肺癌患者在发生率、病理组织学及治疗预后方面与男性存在差异,而且与女性吸烟率增加和被动吸烟等有关。女性肺癌病理类型以腺癌居多,男性吸烟者以鳞癌多见。塞尔维亚 1990 年与 2003 年肺癌流行病学资料分析结果显示,13 年间肺癌的总发病数上升了 64.83%;女性肺癌患病率显著升高,男女性别比 1990 年为 4.6∶1,2003年为 3.7∶1,组织学分类,2003 年肺腺癌发病率比 1990 年明显增高,其中女性1990 年为 25%,2003 年为 36.49%;男性腺癌发病率也有所增加,但幅度小于女性。另一项来自西班牙的研究也获得了相似的结果,该研究对 2003 年来自 9 个不同地区 13 所医院的 1307 例肺癌患者与 1990～1999 年的肺癌患者进行了比较,发现女性发病率上升迅速,从 1990 年的 7.2% 上升到 1999 年的 10.9%,与女性吸烟率改变相平行。我国肺癌男女性别比例为 2.24∶1。男性肺癌死亡率上升早、速度快、幅度大。近年来发达国家中女性肺癌明显增加,而且增加速度比男性快,致使其性别比例有所下降。

2.年龄

不同的年龄组肺癌发生情况显著不同,可能与免疫状态不同及不同年龄段暴露于致癌物时间长短的差别有关。肺癌的发病率随年龄的增长而上升,10 岁前罕见,40 岁前迅速上升,70 岁左右达高峰,主要死亡年龄为 35～69 岁,随后有所下降;但近期研究显示,发达国家肺癌发生的年龄段有下移趋势。加州大学洛杉矶分校的一项研究显示,由于发达国家青少年吸烟率上升和人口老年化,50 岁以前和80 岁以后的肺癌诊断率上升。该研究对 1997～2003 年诊断的 6407 例肺癌患者的流行病学、临床和生存率进行了分析,并与正常年龄段进行了对比,发现年轻患者与老年患者比例分别为 8.8% 和 6.7%。与正常年龄患者相比,年轻患者具有 6 个特点:①女性高于男性。②诊断时仍在吸烟者较多,吸烟量较少的患者多。③早年因父母吸烟接触较大环境吸烟量者多。④鳞癌较少。⑤之前较少发生其他恶性肿瘤和非癌性肺部疾病。⑥更多接受化疗和(或)放疗。年轻与年老患者中位生存期分别为 1.24 年和 0.68 年,正常年龄组为 1.27 年,老年患者诊断后死亡率比正常年龄组增加了 54%。研究者认为,年轻患者最显著的 2 个特点是存在吸烟父母的吸烟环境暴露史和诊断时肿瘤分期晚、分化程度高;老年患者则是接受治疗的机会减少和诊断后死亡风险增加。美国俄亥俄大学对 1998~2003 年登记的 2251 例肺癌患者中 80 岁以上老年肺癌患者的特点和治疗方式进行了分析,其结果与上述研究一致。中国肺癌男性和女性年龄组死亡率均是由小到大,逐步上升。男性各年龄组肺癌死亡率无论上升速度和幅度均大于女性。1990~1992 年我国调查资料表明,年龄愈大肺癌死亡率越高,到 70 岁后,肺癌死亡率持续在一定水平。

3.种族

遗传流行病学研究显示,肺癌有遗传倾向。Amos 等认为,这是由于人群中大部分肺癌由那些高频率的微效基因所致,这也是肺癌易感性具有个体差异的原因。肺癌的发病率和死亡率在民族分布上有所不同。女性肺癌中,华人妇女较非华人妇女为多见。有资料表明,女性澳大利亚人肺癌标化死亡率为 11.35/10 万,而女性澳大利亚华人肺癌标化死亡率为 17.38/10 万,两者差异有显著性。新加坡是多民族国家,各民族的肺癌发病率极不相同,华人肺癌发病率较马来人高。肺癌发生还与种族有关。以色列 Tarabeia 等比较了以色列犹太人与阿拉伯人患肺癌的风险,并与美国白种人和黑种人进行对比,结果发现以色列犹太人与阿拉伯人的吸烟率虽高于美国人,但患肺癌的风险却低于美国人,犹太人与美国白种人和黑种人肺癌发病率比分别为 0.7 和 0.4,以色列阿拉伯人分别为 0.5 和 0.3,从而认为地中海类型饮食可能具有保护作用。以色列犹太人肺癌发病率低于阿拉伯人,可能与吸烟(阿拉伯人吸烟率为 41.3%,犹太人为 31.6%)或遗传因素有关。

三、时间趋势

肺癌在时间趋势上的主要特征是其发病率及死亡率有不断增长的趋势。据 Cruz 等统计,自 1985 年以来,全球肺癌病例数增加了 51%,其中男性增幅为 44%,女性为 76%,女性肺癌死亡率的增加幅度无论白种人还是非白种人均大于男性。Siegel 等 2011 年的统计结果表明,女性肺癌发病率在 1975~2001 年总体呈下降趋势,而 2006~2008 年则呈上升趋势;1994~2006 年,美国男性肺癌患者死亡率呈每年 2.0% 的幅度下降,而在女性,1995~2005 年间肺癌死亡率以每年 0.3% 的幅度增加。近几十年来,我国肺癌死亡率男女性别均有大幅度上升,自 1973~1992 年肺癌死亡率增长分别为男 158.94%、女 122.55%。1973~1992 年肺癌死亡率在所有癌症死亡率中的增长最明显。从发病率来说,如上海市区男女性肺癌调整发病率已由 1972~1974 年的 51.0/10 万和 18.5/10 万上升至 1982~1984 年的 57.1/10 万和 18.9/10 万。

随着肿瘤检测技术的不断发展,与过去相比,肿瘤的分期和分类可能发生改变,从而影响了患者的预后。荷兰在 1999 年以后采用 FDG-PET 对肺癌进行分期。为了了解肺癌分期和治疗的变化,Visser 等对 1989~2001 年荷兰西北地区登记的 17449 例肺癌患者资料进行了分析,结果显示肺癌分期的分布发生了较大改变,Ⅰ、Ⅱ期比例在 1989~2001 年间从 36％降低至 25％,75 岁以下接受手术的病例从 58％上升为 72％,ⅢA/B 期接受综合治疗的比例从 1989 年的 3％上升为 2001 年的 21％;75 岁以上手术比例从 28％上升为 42％,但ⅢB 期接受综合治疗的很少,ⅢA 期综合治疗比例则从 3％上升为 16％;Ⅰ～Ⅲ期的 2 年生存率增加,Ⅰ期和Ⅱ期 4 年生存率增加,整个人群的总生存率未上升。研究者认为,随着分期向晚期移行,肺癌患者的分期生存率增高,但总体生存率无很少,ⅢA 期综合治疗比例则从 3％上升为 16％;Ⅰ～Ⅲ期的 2 年生存率增加,Ⅰ期和Ⅱ期 4 年生存率增加,整个人群的总生存率未上升。研究者认为,随着分期向晚期移行,肺癌患者的分期生存率增高,但总体生存率无改变。目前肺癌病理组织学类型分布的另一个特点是腺癌比例增加、鳞癌比例降低。其中细支气管肺泡癌发病率的上升不可忽视。细支气管肺泡癌(BAC)是肺腺癌的一个重要亚型,与其他的非小细胞肺癌相比,具有独特的临床表现、组织生物学特性、流行病学特点和特殊的治疗反应性和预后。细支气管肺泡癌在 20 世纪初还是一种非常少见的疾病,但最近大量的研究表明,细支气管肺泡癌的发病率明显增加。美国加州大学的 Barsky 等分析了 1955~1990 年在该院就诊的 1500 例肺癌病例后发现,肺鳞癌的发生率由 56％下降至 22％,同时肺腺癌则由 15％上升为 47％,其中肺腺癌的增加主要归因于细支气管肺泡癌的增加,由最初细支气管肺泡癌占所有肺癌的 5％上升为 24％。我国学者通过对 1996~2005 年在某医院诊断为肺癌的 4706 例患者进行分析后发现,细支气管肺泡癌占腺癌病例总数的 30.6％,占所有肺癌病例总数的 10.1％,而且细支气管肺泡癌发生率随时间有升高的趋势。在此需指出的是,目前国际上已将 BAC 归为癌前病变,称为原位腺癌。

(杨　芳)

第二节　肺癌的预防

　　肺癌发病因素的多样性使其预防更加复杂化。吸烟是引起肺癌发生的主要病因,而戒烟后肺癌风险有所减少,因此控制吸烟有助于降低肺癌死亡率。全世界的研究者对采用不同干预措施的效果进行了报道,但收效甚微,更有效的干预措施还有待进一步研究。与发达国家对吸烟的认识相比,发展中国家对吸烟控制不够,吸烟是导致肺癌的主要因素。据印度医学研究会统计,目前每 100 例吸烟的青少年中 50 例将在今后死于吸烟相关性疾病,当前在政府和社会支持下采取各种宣传措施,已经并将继续收到成效。此外,西哈萨克斯坦研究的统计数字表明,肺癌发生率和死亡率迅速上升首先与医务人员对吸烟与肺癌发生的关系不够重视有关,医生吸烟率高达30％以上,多数医生认为停止吸烟的咨询不属于自己的工作范畴。因此,为了减少肺癌发生率,医生应当首先减少吸烟。

目前肺癌发生的另一个特点是吸烟年轻化导致肺癌发病年龄提前。波兰一项关于中学生吸烟状况的调查表明,青少年开始吸烟年龄提前的原因主要受性别、年龄、经济状况、与吸烟者相处的时间长短等影响,严重吸烟与心理压力和饮酒均有关。尼古丁替换治疗可产生短暂的戒烟作用,但长期作用的意义还不确定。日本的研究结果显示,尼古丁贴片置换治疗后停止吸烟的比例很高,但持续时间不长,只有1/4吸烟者戒烟维持12个月以上。瑞士学者应用尼古丁疫苗Cytos 002-NicQb的Ⅰ期临床试验则显示了一种很有希望的戒烟新途径。除了对致病因素进行控制,研究人员试图通过建立预测模型筛选高风险人群接受预防干预治疗。美国MD Anderson癌症中心Etzel等根据2768例肺癌患者和对照建立了包括吸烟及营养因素在内的肺癌患病风险模型,其中包括间接吸烟(ETS)模型(患病风险为2倍)和3种ETS相关营养模型,以及蔬菜和饱和脂肪摄入模型。既往吸烟者的模型显示,肺气肿病史、石棉暴露史、家族史、吸烟开始年龄、吸烟时间均是独立的预测因子。该研究说明,肺癌是在吸烟基础上多种病因共同作用发生的,建立肺癌多危险因素预测模型具有重要意义。

意大利Felletti等对吸烟者鼻黏膜淋巴细胞中和支气管上皮的DNA加和物水平及代谢基因多态性进行了比较,结果显示淋巴细胞可以作为替代组织对吸入致癌物进行评价,同时鼻黏膜也可以代替下呼吸道的损伤,淋巴细胞中和鼻黏膜中DNA加和物的水平与支气管上皮中DNA加和物的水平显著相关,吸烟对鼻黏膜的作用与吸烟量相关。提示这一方法可用于对暴露于致癌原的人群进行生物监测。

药物预防曾被认为是减少肺癌发生的可靠途径。药物预防法最早由Sporn等在1976年提出,他们设想应用某些天然或合成的药物以防止正常细胞DNA的损伤,从而降低正常细胞转化为癌细胞的概率。此前,药物预防曾在预防乳腺癌、前列腺癌、结肠癌的发生中取得了可观的效果,但迄今尚未发现在肺癌预防中的积极作用。维生素A、β胡萝卜素、N-乙酰半胱氨酸、微量元素硒等都被应用于此项研究,但均未能证明其有效性。其中,β胡萝卜素和异维A酸还被证明会增加罹患肺癌的风险,尤其是受试者仍在吸烟的情况下。

目前,药物预防等多种研究仍在继续,但在这些研究取得确切的积极结果之前,戒烟仍是肺癌预防的主要途径。

(杨 芳)

第三章　肺癌的病因与病理

第一节　肺癌的病因

一、吸烟

吸烟是肺癌的主要危险因素。有学者估计约有 85% 由环境因素引起的肺癌是因吸烟引起的。吸烟者肺癌死亡率约为不吸烟者的 10 倍以上。吸烟量与肺癌有剂量反应关系,戒烟后可以减少肺癌发生的危险性。吸烟与肺癌危险度的关系与烟草种类、开始吸烟年龄、吸烟年限和吸烟量有关。不同烟草类别中以长期吸香烟最为危险。香烟在点燃过程中局部温度可达 900～1000℃,从而发生一系列的热分解和热合成化学反应,形成近 4000 种新的化学物质,其中绝大部分对人体有害。危害最大的是尼古丁(烟碱)、一氧化碳和烟焦油。烟焦油是致肺癌的元凶。烟焦油含有以多环芳烃和亚硝胺两类为主的多种致癌物及酚类促癌物。香烟含有的一些致癌物质可直接攻击 DNA,引起基因损伤,另一些致癌物(如多环芳烃类和亚硝胺类化合物)则需要代谢激活后才能损伤 DNA。CYP2EI 可激活香烟特有亚硝胺等致癌物,可能涉及吸烟引起的肺癌变过程。吸烟不但危害吸烟者本人的健康,而且由于污染了室内环境还会危害不吸烟者的身体健康。在日本曾进行了一项为期 14 年的前瞻性队列研究,发现重度吸烟者的非吸烟妻子患肺癌的危险性较高,而且存在剂量-反应关系。据报道,吸 1 支香烟,主流烟中的强致癌物 N-二甲基亚硝胺为 4.1～31.1μg,而侧流烟中却为 597～735μg。Blot 等将世界上十多次有关被动吸烟的研究资料综合分析,发现非吸烟者的妻子因丈夫吸烟而患肺癌的危险性增加 30%,丈夫重度吸烟时 RR 值达1.70。西班牙的一项研究显示,1999～2003 年西班牙肺癌发生率升高,其中女性和男性 70 岁以上发病率显著上升。男性患者中当前吸烟者占 45.9%,过去吸烟者占 51.5%,非吸烟者占 2.5%,男性以鳞癌为主;女性患者中吸烟者占 27.2%,腺癌较常见,表明吸烟是导致肺癌发生率升高的原因。白俄罗斯在 1968～1997 年肺癌发生率一直呈显著上升趋势,但随着烟草生产量减少,自 1998 年后发病率开始缓慢下降。男性吸烟率(64%)高于女性(20%),男性发病率是女性的 8 倍;乡村烟草消费高于城市,乡村男性肺癌发生率为城市的 2 倍,发病高峰期年龄为 60～74 岁。1990～1999 年印度流行病学资料显

33

示肺癌发生率呈上升趋势,并因吸烟流行程度不同而显示发病率不等。肺癌发生率最高的乡村地区是南方的卡路那卡巴里,男性吸烟率高达 60％,男性肺癌年龄调整发病率 19.4/10 万,居癌症首位;女性肺癌占所有癌症的 3.5％,女性吸烟率虽仅为 0.8％,但女性肺癌发生也与吸烟者增多和被动吸烟有关。肺癌发病率最高的城市德里为13.34％。吸烟的量与吸烟时间也与肺癌发病相关。对于当前吸烟者,若每天吸烟超过 20 支并超过 15 年,其肺癌发病风险显著高于具有同等吸烟量的既往吸烟者。对美国南卡罗来纳一个城市癌症患者的吸烟状况进行观察后发现,开始吸烟的年龄是肺癌分期晚的独立预测因子,吸烟的强度与患癌风险、就诊时肺癌进展程度高度相关。

二、大气和环境污染

大气和环境污染是导致肺癌发生的另一个危险因素。城市大气和环境污染主要来源于机动车辆尾气、采暖及工业燃烧废物等,从污染大气中,已查明的致癌物有多环芳烃、脂肪族巯基化合物和一些镍化合物等。美国伯明翰大学的学者通过分析美国肺腺癌的分布变化,对近几十年美国肺腺癌发病率不断上升的原因进行了探索,结果显示大气污染增加早在腺癌上升前 10 年就已存在了,当大多数吸烟者转向低焦油香烟时腺癌已经开始上升了,空气污染下降时间比吸烟显著下降的时间晚 10 年,这些数据符合肺腺癌发生率增高比鳞癌发生率下降晚 10 年的现象。腺癌显著上升地区的汽车密度很高,非吸烟者腺癌的发生率亦上升。该研究认为目前肺腺癌发生率升高与采用的低焦油含量香烟并不一致,而与空气污染日益严重有关。烹饪时使用的燃料和油烟是女性肺癌发生的危险因素。印度妇女每天花在烹调上的时间平均为4～6 小时,采用的燃料包括煤油、Biomass(木材与牛粪、煤等混合制成)、液化石油等,这些燃料的燃烧产物含有多种致癌原。Dalai 等对 90名女性肺癌和 62 例对照进行研究后观察到,最普遍的病理类型为腺癌,占非吸烟女性患者的绝大多数,吸烟妇女以鳞癌和小细胞肺癌居多;接触烹饪燃料与肺癌具有确定的相关性,暴露机会比(OR)为 6.5,所有燃料中,Biomass 燃料与肺腺癌发生的相关性最强($P < 0.001$),机会比为 6.5,肺癌患者的烹调指数(每日平均烹调时间乘以烹调年限)显著高于对照组,从而认为 Biomass 是印度非吸烟女性肺癌的重要危险因素,建议烹调应采用通风好的厨房。另一项来自尼泊尔的研究也证实了经常接触室外粉尘和使用煤加热睡床的人患肺癌的风险增加。在我国,1994 年音盼县、市恶性肿瘤死亡抽样调查结果显示,大城市居民肺癌死亡率为 39.10/10 万,而中小城市和农村分别为 22.06/10 万和 15.83/10 万,说明了城市污染与肺癌发生的关系。室内局部污染主要指的是环境烟草烟雾、室内用生活燃料和烹调时油烟所致的污染。如宣威县农民家庭所用的 3 种燃料(烟煤、无烟煤和木柴)中,烟煤燃

烧物中含有大量的 B(a)P 为代表的致癌性 PAH 类化合物,且具有致突变性、致癌性较强等特性。当地妇女习惯在室内燃烧烟煤取暖和烹调食物等,在 20 世纪 70 年代宣威县女性肺癌调整死亡率曾高达 33.3/10 万。菜油和豆油高温加热后的凝聚物均有致突变性,烹调时的油烟可使空气中 B(a)P 明显升高。上海市对女性肺癌的病例对照研究发现,烹调时室内烟雾弥漫的女性肺癌危险度比室内无或少烟雾的女性高约 60%。

三、职业暴露

职业和生活环境中接触细小的致癌物质颗粒或烟尘一直被认为是近年来肺腺癌增加的主要原因。巴基斯坦的流行病学资料证实在环境污染(汽车尾气、工业加工、矿石生产等)严重的城市肺癌发生率(4%～9%)显著高于乡村(1%～3%)。长期接触或大量吸入放射性物质(如铀、镭及其衍化物氡等),长期接触煤气、含放射性金属矿及微波辐射等均可诱发肺癌。职业性短期接触二氧化硅、无机砷、石棉、铬、镍、煤焦、焦油、二氯甲醚、氯甲甲醚等,均可使肺癌发病率增高。

四、病毒感染

就目前所知,有 15%～20% 的人类肿瘤与病毒感染有关,但尚无明确证据表明肺癌与病毒感染有关,然而细支气管肺泡癌可能是肺癌中的特例。有研究发现,细支气管肺泡癌的发生可能与一种 jaagsiekte 羊反转录病毒(JSRV)有关。在人类发现细支气管肺泡癌后不久,在南非的绵羊和山羊中发现了一种与人类似、起源于肺泡的肺腺癌,并将其命名为 jaagsiekte 病。经研究发现,这种肺腺癌与人类的细支气管肺泡癌在临床和组织学上有很多相似之处,如肿瘤生长缓慢、沿肺泡壁生长、很少发生转移等。由于这种肺腺癌可通过动物之间的直接接触而传播,于是人们对此进行了深入研究,并最终确定羊肺腺癌是由反转录病毒的感染和传播引起的;同时,人们也开始将羊肺腺癌作为人肺癌的模型,探讨 JSRV 感染与细支气管肺泡癌的关系:大量的基础研究表明,JSRV 能够诱导多种人类细胞转化,与 JSRV 包膜蛋白相连的细胞受体 Hyal-2 广泛存在于人肺泡细胞在内的多种细胞中,而 Hyal-2 基因编码所在的区域 3p21 又是人肺癌中经常缺失的部分,因此有人推断 Hyal-2 是人肺癌形成中潜在的肿瘤抑制基因。Hersa 等用抗 JSRV 包膜蛋白的抗体对肺癌标本进行了免疫组化分析,结果发现阳性样本中 30.2% 为细支气管肺泡癌患者,26.2% 为腺癌患者,51 例为其他类型肺癌样本阳性率为 0,25 个非癌性组织阳性反应率亦为 0。然而,Yousen 等对 26 例细支气管肺泡癌标本进行 PCR 检测却没有发现 JSRV 的基因序列。可见,虽然 JSRV 感染被高度怀疑与细支气管肺泡癌发病相关,但仍需进一步的研究确证。

五、结缔组织病

结缔组织病是一组累及关节及关节周围软组织的慢性疾病,其病因多为免疫功能紊乱,主要包括系统性红斑狼疮、类风湿关节炎、多发性肌炎、皮肌炎等。近年来,结缔组织病与肺癌之间的关系逐渐引起人们的注意,Yang 等对 1944~2001 年的相关文献进行了回顾性分析,总结了 153 例与结缔组织病有关的肺癌的情况,结果发现在进行性全身硬化症患者中有着较高的细支气管肺泡癌的发生率。Talbott 等发现,全身性硬化症并发肺癌的患者中有 77% 是细支气管肺泡癌。Montgomery 的研究也显示,50% 以上的全身性硬化症患者并发肺癌时病理类型为细支气管肺泡癌。总之,不少研究提示进行性全身硬化症与细支气管肺泡癌存在一定关系。结缔组织病的病因较为复杂,因此结缔组织病与肺癌之间存在关系的原因可能是多方面的,免疫缺陷、长期肺纤维化及瘢痕形成都可能造成肿瘤的发生。

六、遗传因素

肺癌的发生是个体对环境危险因素的易感性与环境致癌因素相互作用的结果。早在 1960 年 Tokuhata 和 Lilienfeld 就提出了肺癌具有家族聚集现象。这一观点在第 11 届世界肺癌会议上得到了英国学者 Matakidou 等的研究证实。该项研究是目前最大的有关女性肺癌家族聚集性的病例对照研究,对 1999~2004 年的 1482 例女性肺癌患者和 1079 例对照的一级亲属患肺癌情况进行了对比,结果发现一级亲属患肺癌的人数与肺癌风险具有显著相关性;<60 岁患病者,肺癌机会比为 2.22,尤其是具有家族史的非吸烟女性患肺癌风险增高更明显。基因不稳定性可以增加非小细胞肺癌的发生。美国纽约 Sloan Kettering 纪念医院的 Orlow 等应用碱性彗星法分析了多发性非小细胞肺癌患者外周血淋巴细胞 DNA 损伤及对苯并芘二醇环氧化物(BPDE)的反应和 BPDE 损伤修复,并以单发性非小细胞肺癌作对照。结果显示多发性非小细胞肺癌的 DNA 损伤显著高于对照组,对 BPDE 的敏感性高于对照组,DNA 损伤修复能力低于对照组。说明 DNA 损伤与修复、对 BPDE 的敏感性与多发性非小细胞肺癌的发生相关。通过分子流行病学研究发现,肺癌患者具有一些明显的基因多态性改变。日本学者 Ohsawa 等应用聚合酶链反应限制片段长度方法(PCR-RFLP)对在吸烟作用下的肺癌癌变基因和药物代谢酶进行单核苷酸多态性(SNPs)分析,对 68 例肺腺癌、35 例鳞癌和 121 例对照的外周血细胞基因组 DNA 的细胞色素 P4501A1(CYP1A1)、MSP1、Ile-Va1、谷胱甘肽-S 转移酶 mu($GSTM_1$)、N-乙酰转移酶 2(NAT_2)和 L-myc 进行检测,结果显示对于吸烟量低(Brinkman 指数<600)的患者,中等和缓慢发生的 NAT_2 SNP 基因

型具有显著的患肺癌危险,腺癌的机会比为 2.83,吸烟量低的患者 L-mycSSPSS 基因型也具有显著的危险度,鳞癌机会比为 5.09,而 CYP1A1 和 GSTM$_1$(－)基因型与吸烟作用下发生的肺癌无关联,认为 NAT$_2$SNP 基因型可以预测与吸烟相关肺腺癌的易感性,而 L-mycSSPSS 基因型可预测肺鳞癌易感性。

七、饮食

血清中 β 胡萝卜素水平低的人,肺癌发生的危险性也高。流行病学调查也表明,较多地食用含 β 胡萝卜素的绿色、黄色和橘黄色的蔬菜和水果及含维生素 A 的食物,可减少肺癌发生的危险性,这一保护作用对正在吸烟或既往吸烟的人特别显著。

八、慢性呼吸系统疾病

美国癌症协会将肺结核列为肺癌发病因素之一。结核病患者患肺癌的危险性是正常人群的 10 倍,其主要组织学类型是腺癌。此外,某些肺部疾病包括慢性支气管炎、病毒和真菌(黄曲霉)感染、肺间质纤维化及肺尘埃沉着症等,对肺癌的发生可能也起一定影响。土壤中的硒和锌含量的减少可能与肺癌发生有关。

(叶磊光)

第二节 肺癌的病理

肺原发肿瘤主要包括上皮性和间叶性肿瘤等,其中肺癌是最主要的类型,也是我国最常见的癌症之一,其发病率和致死率均排名第一。本节重点介绍各个类型的肺癌及其浸润前病变,从大体检查、形态学、免疫组化染色和鉴别诊断等角度进行阐述。

一、腺癌及其浸润前病变

2011 年国际肺癌研究学会(IASLC)、美国胸科学会(ATS)和欧洲呼吸学会(ERS)发表了肺腺癌的国际多学科新分类方案,该分类方案被 2015 版 WHO 肺、胸膜、胸腺及心脏肿瘤分类所采纳,与 2004 版分类相比有较大变化,包括从形态学上 2015 版分类将肺腺癌分为三类:浸润前病变、微浸润性腺癌和浸润性腺癌,提出了原位腺癌和微浸润性腺癌的概念,增加贴壁状腺癌、微乳头状腺癌、肠型腺癌,取消了黏液性囊腺癌、印戒细胞癌、透明细胞癌的名称,并弃用细支气管肺泡癌和混合型腺癌诊断术语等变化。本部分按浸润前病变、微浸润性腺癌和浸润性腺癌的顺序一一阐述。

（一）浸润前病变——不典型腺瘤性增生

1.定义

不典型腺瘤性增生（AAH）是指小的（≤0.5cm）、局灶性、轻到中度的Ⅱ型肺泡细胞和（或）克拉拉（Clara）细胞的增生。增生细胞衬覆于肺泡壁和（或）呼吸性细支气管。目前认为，AAH属于腺癌的浸润前病变，类似于鳞状细胞不典型增生对应于鳞状细胞癌。

2.大体和形态学特点

（1）肉眼观察：AAH为界限不清的黄褐色结节，有时甚至无法识别。

（2）组织形态学：多数AAH都是在因为其他原因行手术切除的肺组织中镜下偶然发现的，为一小的局限性病变（通常≤0.5cm），可完全局限于肺泡区域内，也可邻近呼吸性细支气管。Clara细胞和（或）Ⅱ型肺泡细胞沿细支气管和（或）肺泡壁排列，具轻到中度不典型性。有时可见不确切的假乳头形成。Clara细胞呈柱状，有时细胞基底部较细，类似于网球拍状，胞质硝酸。Ⅱ型肺泡细胞的胞质呈透明或泡沫样，有时可见小空泡。可见核内嗜酸性包涵体。上述细胞呈圆形、立方、低柱状或鞋钉样，核圆形或卵圆形，沿基底膜排列，细胞间有间隙，核不拥挤。可见双核细胞，但核分裂罕见。有些研究将AAH分为低级别和高级别，但临床意义不大。

3.鉴别诊断

（1）AAH需要和继发于肺炎或肺纤维化的反应性肺泡细胞增生相鉴别，肺纤维化中增生的肺泡细胞分布更加弥漫，且伴有其他炎性形态学改变。AAH很少发生于间质纤维化和炎症背景中。

（2）AAH需要和非黏液性原位腺癌相鉴别：两者的鉴别较难，与AAH相比，原位腺癌通常病变直径更大（＞5mm），细胞异型性更明显、密度更大、排列更拥挤、形态更均一。原位腺癌癌细胞与周围肺泡上皮间形态学上更缺乏连续性，移行更加突然。但病变大小有时并不是绝对的鉴别指标，小于5mm的病变如果具有明显的异型性，也应高度怀疑为原位腺癌。

（二）浸润前病变——原位腺癌

1.定义

原位腺癌（AIS）是指直径≤3cm的局限性腺癌，癌细胞沿正常肺泡壁呈纯贴壁样生长，不会突破基底膜至间质，也无脉管或胸膜浸润。绝大多数AIS是非黏液性的，个别病例为黏液性AIS。

2.大体和形态学特点

（1）肉眼检查：AIS界限欠清，直径不超过3cm，切面灰白或褐色。肿瘤应全部取材制片以排除是否存在浸润性成分。

（2）细胞形态学：非黏液性AIS典型细胞学特点为低级别核（形态温和、体积小、单形性),染色质细腻,小核仁不明显,可见核沟和核内假包涵体,细胞排列成线状或单层排列。细胞学特征类似于甲状腺乳头状癌。肿瘤细胞常和肺泡巨噬细胞混杂分布。由于细胞学和小活检组织无法观察到病变全貌,而且低级别浸润性腺癌(尤其是乳头型腺癌)的细胞形态也可类似于 AIS,因此在这两类组织中都不应诊断 AIS。

(3)组织形态学:AIS 是指直径≤3cm 的局限性腺癌,癌细胞沿正常肺泡壁呈纯贴壁样生长,不会突破基底膜至间质,也无脉管或胸膜浸润。根据定义,AIS 不含有任何浸润性腺癌的生长方式,如腺泡、乳头、实性或微乳头等结构,也不能有肺泡内癌细胞播散。2015 新分类中的 AIS 对应着 2004 版分类中纯的细支气管肺泡癌。AIS 分为黏液性和非黏液性两类。几乎所有 AIS 均是非黏液性的,具有典型的 II 型肺泡上皮和(或)Clara 细胞分化特点,目前认为没有必要再进一步按 II 型肺泡上皮和 Clara 细胞区分 AIS。核异型性小,或呈低级别核形态。黏液性 AIS 中癌细胞为贴壁生长的高柱状细胞,核位于基底,没有异型性,胞质富含黏液,类似于杯状细胞。AIS 中可见肺泡隔由于硬化或弹力纤维增生而变宽,但纤维化程度轻重不一,此现象在非黏液性 AIS 中更为常见。

3.鉴别诊断

(1)在细胞学诊断中,由于 AIS 细胞形态温和,其和良性病变(如反应性肺泡上皮和间皮细胞)的鉴别较为困难。

(2)切除样本中,不论有无黏液成分,AIS 都必须和微小浸润性腺癌进行鉴别,鉴别要点在于是否有明确的浸润灶。黏液性 AIS 极少见,其细胞学特征和浸润性黏液腺癌类似,而且还必须结合临床排除转移性黏液腺癌的可能。AIS(尤其是黏液性 AIS)需要和伴有粟粒样气道播散入周围肺组织的病例相鉴别,此时可根据 AIS 体积小、边界更清楚(相对于浸润性腺癌)等特点加以鉴别。将 AIS 大小限定为≤3cm,是因为现有研究显示,能达到 100% 无疾病生存率的肿瘤都是≤3cm 的贴壁型腺癌(即新分类中的 AIS),而对于>3cm 的纯贴壁型生长的肺腺癌,缺乏充足的证据表明其是否也能有 100% 的无疾病生存率。对于此类肿瘤,新分类推荐应诊断为"贴壁为主型腺癌,疑为 AIS"。

(三)微浸润性腺癌

1.定义

微浸润性腺癌(MIA)是指最大径≤3cm 的孤立性的肺腺癌,以贴壁样成分为主但含有最大径≤5mm 的浸润灶。与 AIS 类似,MIA 也可分为非黏液性和黏液性,前者最为常见。

2.大体和形态学特点

(1)肉眼检查:绝大多数 MIA 是外周型肿物,如果没有明显的纤维增生,肉眼观与 AIS 较难分辨。肉眼检查中肿瘤大小常被低估,因此结合高分辨率 CT 结果对于准确评价肿瘤直径很有帮助。

(2)细胞形态学:与 AIS 类似,受限于取材的局限性,仅凭细胞学形态,无法区分 MIA、AIS 和异型性不大的浸润性腺癌,因为这三者细胞学特征很接近。

(3)组织形态学:MIA 是指最大径≤3cm 的孤立性的肺腺癌,以贴壁样成分为主并含有最大径≤5mm 的浸润灶。测量浸润灶直径时应测量最大直径。如果存在多个浸润灶或某个浸润灶大小难以测量,研究数据显示可将各个浸润灶所占肿瘤百分比乘以肿瘤最大径,再将得到的各个直径相加,来估算总浸润灶大小。如果最大径<5mm,则应诊断 MIA。

与 AIS 类似,非黏液性 MIA 最常见,个别病例为黏液性或混合性。非黏液性 MIA 中癌细胞是Ⅱ型肺泡细胞或 Clara 细胞,而黏液性 MIA 中癌细胞为含有大量黏液分泌的柱状细胞,胞核小且位于基底,可见杯状细胞。MIA 中的浸润灶是指出现浸润性腺癌中的组织学形态(腺泡、乳头、微乳头或实性成分),或上述成分在肌成纤维细胞性间质中浸润。浸润成分只能局限于纤维间质,如果癌细胞侵犯脉管、胸膜或沿气道播散或出现肿瘤性坏死,则不能诊断 MIA。

3.免疫组化染色

非黏液性 MIA 表达 TTF-1 和 Napsin A。黏液性 MIA 免疫表型和浸润性黏液腺癌相似:肺泡细胞标记多为阴性,而 CK20 和 HNF4α 为阳性。混合性 MIA 中则会出现混合性表达。

4.鉴别诊断

MIA 需和浸润性腺癌相鉴别。肿瘤如果没有一个相对清楚的边界,则不能诊断 MIA;MIA 的诊断标准即包含了鉴别诊断的指标。黏液性 AIS 和 MIA 极为罕见,应在充分取材的前提下谨慎诊断,因为绝大多数具有类似形态学的肿瘤都是浸润性黏液腺癌。与 AIS 类似,当前有关 MIA 的研究都是针对≤3cm 的结节,而对于>3cm 的类似于 MIA 的肺腺癌,缺乏充足的证据表明其是否也能有 100% 的无疾病生存率。对于此类肿瘤,新分类推荐应诊断为浸润性腺癌分类中的"贴壁为主型腺癌,但不排除 MIA 可能"。

(四)浸润性腺癌

1.定义

浸润性腺癌是指腺癌中出现最大径>5mm 的肌成纤维细胞性间质中的浸润灶,或癌细胞侵犯脉管或胸膜,或沿气道播散,或出现肿瘤性坏死。浸润性腺癌常由多种组织学亚型混合组成(腺泡、乳头、微乳头或实性成分)。在外科切除的所有腺癌病例中,浸润性腺癌占 70%~90%。

2.大体和形态学特点

(1)肉眼检查:浸润性腺癌多为界限欠清的灰白色结节,伴有中央纤维瘢痕、碳末沉着和胸膜皱缩。在新鲜切除标本中,贴壁样成分可能很难识别。

(2)细胞形态学:肺腺癌在细胞学形态中也可见多种细胞排列方式,如呈栅栏状排列、扁平蜂窝样排列或排列成三维结构的细胞团。细胞核常排列在胞质的边缘,染色质呈泡状,核仁清楚。胞质常含有细小的空泡,其内可见黏液。细胞异型程度上,基本与组织学中癌细胞的分化程度相一致。

(3)组织形态学:非黏液性浸润性腺癌常由多种组织学亚型混合组成,在形态上具有异质性,2011 年 IASLC/ATS/ERS 新分类要求将浸润性腺癌按半定量的方式,进行全面组织学分型后,按照比例最高的亚型将该例腺癌命名为“……为主型”,再对肿瘤中超过 5％的组织学成分均进行描述。所以新分类中按照非黏液性浸润性腺癌中最主要的亚型对各个浸润性腺癌进行命名,名称中省去了“为主”。

新分类要求观察者应识别出肿瘤中存在的所有结构,而不是只报告某一种形态学亚型。观察者应在观察了肿瘤所有切片后作出形态学全面分型,以明确何种形态学结构是主要成分。之前的多数研究使用 10％作为增量标准,但当肿瘤具有两种比例较接近的形态学亚型时或需要描述某些比例偏少但对预后有较大影响的亚型(如实体型或微乳头型结构)时,使用 5％作为增量标准就更具有可操作性。虽然理论上两种形态学亚型可能比例相等,但在实际操作中仍应选出一种主要的形态学亚型。病理报告中提供各种形态学亚型的比例,将有助于了解肿瘤是由相对均等的亚型组成还是由一种形态学为主组成。

越来越多的针对肺腺癌手术样本的研究证实某些组织学亚型具有预后意义,而且多个组织学亚型都与分子异常间存在关联。各个组织学亚型间常可见互相连续性变化,因此少数病例中有时很难完全区分各个组织学亚型(如伴肺泡塌陷的贴壁型与腺泡型、腺泡型与乳头型、乳头型与微乳头型的区分)。

浸润性腺癌中癌细胞除了直接浸润间质、脉管或胸膜外,还有一种呼吸系统独有的扩散方式,即肿瘤沿气道播散(STAS),可表现为单个细胞、微乳头细胞簇或实体型巢团在气道中播散,这种播散方式可能是某些较小的Ⅰ期肺癌接受局部切除后较高比例的复发率和较差的预后的原因。

根据浸润性腺癌中主要成分的不同,将其命名为贴壁型腺癌、腺泡型腺癌、乳头型腺癌或实体型腺癌。

1)贴壁型腺癌:新分类使用“贴壁型”(旧分类中的细支气管肺泡癌)来描述浸润性腺癌中非浸润的部分。该亚型主要成分由形态温和的Ⅱ型肺泡细胞或 Clara 细胞沿肺泡壁和(或)细支气管壁生长所构成,形态学类似微浸润性腺癌和原位腺癌,但至少存在最大径>5mm 的浸润性腺癌成分。与 MIA 类似,如果存在多个浸润灶或某个浸润灶大小难以测量,研究数据显示可将各个浸润灶所占肿瘤百分比乘以肿瘤最大径,再将得到的各个直径相加,来估算总浸润灶大小。

浸润的定义为：①出现任何非贴壁样结构（如腺泡、乳头、微乳头或实性结构）。②肿瘤细胞浸润肌成纤维细胞间质。③肿瘤侵犯脉管或胸膜。④沿气道播散。

出现以下任一情况时应诊断贴壁型腺癌而不是 MIA：①肿瘤侵犯脉管或胸膜。②出现肿瘤性坏死。③含有直径＞5mm 的浸润灶。④肿瘤周围肺实质内出现肺泡腔内播散。

肺的转移性肿瘤和浸润性黏液腺癌都可出现贴壁样生长和浸润性的形态。但贴壁型腺癌在新分类中特指表现为贴壁样生长为主的浸润性非黏液腺癌，并未包含浸润性黏液腺癌。因此即使是浸润性黏液腺癌中主要成分为贴壁样结构时，也不应诊断为贴壁型腺癌。贴壁型腺癌中贴壁样癌细胞的异型性大小不一，可以和其周围的浸润性结构中的癌细胞类似，表现出较大异型性。目前尚不清楚这类具有较大异型性的贴壁型腺癌，与异型性较小者相比，是否存在临床上的差异。

2）腺泡型腺癌：该亚型主要成分为腺泡样排列的癌细胞，胞质和（或）腺腔内均可含有少量黏液。腺泡结构也可呈圆形团状，核位于外周而胞质居中，此时见不到明确的腺腔。当贴壁样结构被挤压或塌陷时形成的腺样结构，极难与浸润性腺泡结构鉴别。但是，当肺泡结构消失和（或）肌成纤维细胞间质出现时，就可考虑为腺泡型腺癌。筛孔样结构也被认为是腺泡型腺癌的一种模式，但其预后较差。

3）乳头型腺癌：该亚型主要形态为癌细胞沿着中央的纤维血管轴心生长。该亚型需要和贴壁型腺癌中由于切片所造成的假象相鉴别。由于切面改变、炎性背景或纤维增生，正常肺泡腔内可出现个别乳头样结构。但不应出现较大的含纤维血管轴心的乳头或超过二级分支的乳头结构。如果正常肺泡腔或肿瘤性的腺泡腔内由乳头或微乳头结构充填，则该生长模式为乳头或微乳头型腺癌。乳头型腺癌中可以没有肌成纤维细胞间质。

4）微乳头型腺癌：该亚型主要成分为癌细胞形成的无纤维血管轴心的乳头状细胞簇，可与肺泡壁相连，也可与肺泡壁分离，形成指环样腺样结构漂浮于肺泡腔内。肿瘤细胞小，立方形，核异型性大小不定。微乳头型腺癌常伴有脉管或间质侵犯，可见砂砾体。

5）实体型腺癌：该亚型主要成分为成片状排列的多角形细胞，看不到明确的腺癌结构，如腺泡、乳头、微乳头或贴壁结构。在实性结构中每两个高倍视野内应有＞5 个肿瘤细胞含有细胞内黏液，细胞内黏液可通过黏液组织化学染色证实。

3.免疫组化染色

目前最常见的肺泡细胞标记是 TTF-1 和 Npasin A，约 75% 的浸润性腺癌表达 TTF-1。在腺癌的各种组织学结构中，绝大多数贴壁型和乳头型结构阳性表达 TTF-1，而在实体为主型腺癌中 TTF-1 阳性偏少。据报道，TTF-1 阳性和 EGFR 突变间存在相关性。虽然 Napsin A 敏感性与 TTF-1 类似，但部分研究表明

Napsin A 在与鳞状细胞癌的鉴别中效果更好。但当鳞状细胞癌沿气道生长,充填细支气管腔及肺泡结构,或直接浸润性破坏正常肺泡时,残留的正常肺泡上皮仍会阳性表达 TTF-1 和 Napsin A,此时不应误判为鳞状细胞癌表达上述肺泡细胞标记。p40 在鳞状细胞癌中弥漫强阳性表达,比 p63 更为特异,因为 p63 在多达 30%的肺腺癌中会出现阳性表达。需要注意的是,其他癌也会表达 TTF-1,如小细胞癌、大细胞神经内分泌癌、甲状腺癌和一部分类癌。Napsin A 可表达于肾细胞癌中。

4.鉴别诊断

(1)其他类型肺癌:鳞状细胞癌和大细胞神经内分泌癌是最常见的鉴别诊断。部分低分化或实体型腺癌中癌细胞呈片状、梁状排列,含有深嗜酸性的胞质,具有鳞状细胞样的形态,但是缺乏诊断性的鳞状特征(角化、角化珠或细胞间连接),通过 TTF-1、p40 或 p63 等标记的免疫组化染色和黏液染色可正确诊断。2004 年旧分类中提及的表达肺泡细胞标记(TTF-1 或 Npasin A)的大细胞癌,此类病例即使未见到黏液,新分类中也将其归入实体型腺癌。实体型腺癌必须和鳞状细胞癌及大细胞癌相区分,后两者中少数细胞也可含有细胞内黏液。

(2)多原发肺腺癌和单一肺腺癌在肺内广泛转移:对于多灶性肺腺癌,根据组织学分型和分子检测有助于区分是单病灶肺内多处转移还是多原发灶。前者各个转移灶之间往往具有相似的组织结构和细胞形态,以及相同的分子异常。而多原发肺腺癌各病灶组织学可有较大差异,也可出现各自不同的分子异常。但还需要更多研究证实。

(3)肺原发腺癌和肺转移性腺癌:需要借助临床、影像学和免疫组化标记综合判断。

(五)浸润性腺癌的变型——浸润性黏液腺癌

1.定义

浸润性黏液腺癌具有独特的临床、影像、病理和遗传学特征,因此新分类中将其列为一个腺癌的独特变型。浸润性黏液腺癌对应着 2004 版分类中的黏液型细支气管肺泡癌(非 AIS 或非 MIA 的病例)。

2.大体和形态学特点

(1)肉眼检查:浸润性黏液腺癌切面可见黏液,界限欠清、质软。部分肿瘤可在肺内呈结节样广泛播散,也可有弥漫性肺炎样小叶实变。

(2)细胞形态学:浸润性黏液腺癌细胞学形态温和,见单层柱状细胞或杯状细胞在黏液背景中呈蜂窝样排列,细胞核间距不等。

(3)组织形态学:可出现除了实体型之外的其他各种浸润性腺癌的形态模式,如腺泡、乳头、微乳头或贴壁,但贴壁形态最常见。癌细胞典型形态为杯状细胞或柱状细胞样,胞质内富含黏液,核较小位于基底。核异型性常不明显或缺乏。肿瘤内部或周围的肺泡腔常充满黏液。虽然浸润性黏液腺癌形态是贴壁为主型,但广泛取材多能找到浸润灶,并伴有间质纤维增生。浸润性黏液腺癌形态也可具有较大异质性,可见贴壁、腺泡、乳头或微乳头等混合成分,但需要和产生黏液的普通型浸润性腺癌相鉴别,后者癌细胞并非杯状或柱状细胞形态。如果是手术切除样本中腺癌细胞均为杯状或柱状细胞形态并含有胞质内黏液,且满足 AIS 或 MIA 的诊断标准,则应诊断为黏液性 AIS 或黏液性 MIA,但此类病例往往很少见。如果可同时见到黏液性和非黏液性浸润灶,且两种成分比例均超过 10%,则应诊断为混合型浸润性黏液和非黏液腺癌,并描述出每种形态学亚型。

(4)肿瘤扩散:由于肿瘤内部和周围肺泡腔内都含有较多黏液,浸润性黏液腺癌更倾向于出现癌细胞在黏液中沿气道播散,表现为多中心性、多小叶性和双侧播散,可呈肺部多个小结节病灶或广泛实变。

3.免疫组化染色

浸润性黏液腺癌和其他肺腺癌的免疫表型差异较大。肿瘤特征性表达 CK7 和 CK20,通常为不表达 TTF-1 和 Napsin A。研究表明,HNF4α 在这种肿瘤中为阳性表达。

4.鉴别诊断

浸润性黏液腺癌需要和黏液性原位腺癌和黏液性微浸润性腺癌相鉴别。源于胰腺和卵巢的转移性黏液腺癌可表现出与肺浸润性黏液腺癌相同的形态,需要结合临床和影像学检查排除转移癌的可能。胰腺黏液腺癌更容易表达 CK20 和 MUC2。转移性结直肠腺癌常表达 CDX2 和 CK20,而不表达 CK7,但极个别病例可见 TTF-1 表达,增大了鉴别诊断的难度。

(六)浸润性腺癌的变型——胶样腺癌

1.定义

胶样腺癌为伴有大量黏液分泌的腺癌,黏液主要为细胞外黏液,破坏、取代固有肺泡腔。2004 版旧分类中的黏液性囊腺癌已归入新分类中的胶样腺癌。

2.大体和形态学特点

(1)肉眼检查:绝大多数胶样腺癌都是外周型肿物,质地偏软,切面即可见富含黏液。

(2)细胞学特点:大量的细胞外黏液的背景中,仅可见少量的肿瘤细胞,细胞异型性不大,形态温和,零散或呈巢团样分布于黏液中。

(3)组织学特点:胶样腺癌中癌细胞会产生大量细胞外黏液,形成黏液湖积聚于肿瘤周围的正常外端气道,大量黏液使肺泡壁断裂、肺泡腔扩张,黏液和其中的癌细胞可沿气道呈浸润性的播散。癌细胞呈多灶性贴壁样排列,胞质内仍可见黏液。部分病例中癌细胞并不完全沿肺泡壁排列,肿瘤性腺体可漂浮于黏液基质中。癌细胞类似于浸润性黏液腺癌中的高柱状或杯状细胞形态,核可呈假复层上皮样排列,异型性小,分化良好,核分裂少且没有坏死。间质可见炎细胞浸润,伴有组织细胞和巨细胞反应。

3.免疫组化染色

类似于浸润性黏液腺癌,胶样腺癌的癌细胞通常表达肠源性标记(CDX2、MUC2 和 CK20)。TTF-1 和 CK7 可呈弱阳性或灶性表达,Napsin A 也可阳性。

4.鉴别诊断

癌细胞脱离于肺泡壁而漂浮在黏液基质中,会导致取材困难,加上温和的细胞形态,会使小活检或术中冷冻诊断时胶样腺癌诊断困难,易与良性疾病混淆。而胶样腺癌与浸润性黏液腺癌在细胞形态上差别不大,区别在于胶样腺癌所形成的黏液湖会取代和破坏原有的肺泡结构,并且胶样腺癌中癌细胞多为散在的贴壁样排列,有别于后者。另外,还需结合临床排除消化系统、乳腺或卵巢等处含黏液的腺癌转移可能。

(七)浸润性腺癌的变型——胎儿型腺癌

1.定义

胎儿型腺癌是根据形态命名的一类腺癌,癌细胞类似于胎儿肺组织中的肺泡细胞。

2.大体和形态学特点

(1)肉眼检查:病变为实性、界限较清(但没有包膜)的肺肿物。切面膨胀,呈白或褐色,可伴有多处囊性变和出血灶。

(2)细胞学特点:瑞氏染色切片中可见胎儿型腺癌的癌细胞核下含有富含糖原的空泡,而该特点在巴氏染色中无法见到。

(3)组织学特点:胎儿型腺癌中癌细胞排列成腺样,癌细胞类似于胎儿肺在假腺期阶段内发育中的上皮,由富含糖原、无纤毛的细胞构成。胎儿型腺癌可分为低级别和高级别两类。低级别病例中肿瘤性腺体由疏松的纤维黏液样间质所包绕。可见桑葚样结构,胞核具有轻度异型性。高级别病例中缺乏桑葚样结构,可见明显核异型性、坏死,细胞形态与低级别类似。高级别病例可合并其他类型的浸润性腺癌成分,但其他成分必须<50%,才能诊断为高级别胎儿型腺癌。

3.免疫组化染色

低级别胎儿型腺癌表达 TTF-1,并可见异常的 β-catenin 和雌激素受体(ER)核阳性表达。而高级别胎儿型腺癌中 β-catenin 为膜阳性表达。约 50% 的高级别胎儿型腺癌和超过 90% 的低级别胎儿型腺癌中含有神经内分泌分化(CgA 和 Syn 阳性)。高级别胎儿型腺癌常表达 AFP、glypican-3(GPC-3)和 SALL4 标记。

4.鉴别诊断

胎儿型腺癌形态学类似于转移性子宫内膜腺癌,但结合临床病史、胎儿型腺癌阳性表达 TTF-1 并缺乏表达雌孕激素受体和 PAX8 的间质细胞的特点,鉴别诊断并不困难。

(八)浸润性腺癌的变型——肠型腺癌

1.定义

肠型腺癌是一类具有类似于结直肠腺癌形态的肺腺癌。

2.大体和形态学特点

(1)肉眼检查:肠型腺癌也以外周型居多,切面灰白实性,灶区可见黄色的点状坏死。

(2)细胞学特点:肠型腺癌具有类似于结直肠腺癌的细胞形态。

(3)组织学特点:形态类似于结直肠腺癌,癌细胞可排列成腺泡、筛孔、绒毛状管状或筛孔样结构。癌细胞胞核常呈柱状、杆状或泡状,胞质丰富、嗜酸,癌巢中央可出现点状或小片状坏死。由于肺腺癌本身的异质性,当肠型腺癌超过 50% 时,才可考虑此诊断。

3.免疫组化染色

真正的肠型腺癌应具有肠型表型,癌细胞表达 CDX2、CK20 和(或)Villin 等肠型上皮标记,而不表达 CK7、TTF-1、Napsin A 等肺泡上皮标记。部分病例仅具有肠型形态,免疫表型不支持为肠型上皮,此类病例应归入普通型浸润性腺癌,而不应诊断为肠型腺癌。

4.鉴别诊断

肠型腺癌由于形态学和免疫表型均与原发于肠道的腺癌类似,因此若具有肠癌病史,则更倾向于肠癌肺转移。只有排除了肠道腺癌可能后,才能考虑肺原发肠型腺癌。对具有肠型形态而表达肺泡上皮标记的肺腺癌,由于文献报道极少量结直肠腺癌也可表达 CK7 和 TTF-1,此时和转移性肠腺癌鉴别会较为困难。

(九)印戒细胞和透明细胞形态

2015 年 WHO 分类未将透明细胞和印戒细胞划分为独立的组织学亚型,而仅将其看做是某种特殊形态。两者最常见于实体型肺腺癌,但在其他形态学亚型中也可见到。为进一步明确该类细胞形态的临床和预后的意义,在进行肺腺癌组织学分型时,在诊断后备注"含有印戒细胞形态"或"含有透明细胞形态"并标注其所占比例(即使比例非常小)即可,不需要再将其列为形态学亚型对待。

二、鳞状细胞癌及其浸润前病变

2004 年旧分类中鳞状细胞癌变型包括乳头状鳞状细胞癌、透明细胞鳞状细胞癌、小细胞鳞状细胞癌和基底样鳞状细胞癌,而在 2015 年 WHO 分类中只保留了基底样鳞状细胞癌,总共只设置了浸润前病变、鳞状细胞癌和基底样鳞状细胞癌三个大类。

(一)鳞状细胞癌浸润前病变——鳞状细胞不典型增生和原位癌

1.定义

鳞状细胞不典型增生(SD)和鳞状细胞原位癌(sCIS)是鳞状细胞癌的浸润前病变,两者形态学变化上存在连续性。在整个气管支气管树里,SD 既可单灶也可多灶发生。

2.大体和形态学特点

(1)肉眼检查:肉眼可见单灶或多灶类似于黏膜白斑的灰白色斑块样改变,或是非特异性红斑或结节样/息肉样病变。

(2)细胞学特点:细胞形态学上,主要通过逐渐增大的核异型性来诊断不典型增生细胞:如细胞体积增大、核膜不规则、染色质呈颗粒状分布、染色质深染。异型细胞内可见胞质角化,异型性大的病例中更明显。巴氏染色中胞质角化为深染的橘红色。仅凭细胞形态学无法区分 sCIS 和浸润性鳞状细胞癌。

(3)组织学特点:根据细胞大小和成熟度、核特征、细胞来源和上皮厚度可将支气管上皮分为各种程度的 SD(轻度、中度、重度)和 sCIS。虽然该分级系统将形态学连续性的变化进行人为的分类,但在有经验的观察者间可重复性依然较好。

3.免疫组化染色

SD 伴随一系列的免疫组化染色结果改变,但对于诊断 SD 和 sCIS 方面帮助不大。可检测到 Ki67、cyclinD1、cyclinE、PCNA、MCM2 过表达,反映增殖能力的增强,而 p53 和 Bcl-2 表达增多提示潜在的 DNA 修复机制和凋亡通路改变。而Ⅳ型胶原染色的缺失、基底膜成分的改变以及基质金属蛋白酶和基质金属蛋白酶组织抑制因子表达变化也被认为与 SD 形成及严重程度相关联。

4.鉴别诊断

轻度 SD 的鉴别诊断包括基底细胞增生和鳞状细胞化生,两者均是由慢性刺激或损伤所致的反应性病变。鳞状细胞化生和不典型增生都会产生血管和乳头状结构,但并不具有预后意义。SD、sCIS 或浸润性鳞状细胞癌都可以同时出现在一份活检组织上,因此仅见到部分游离不典型细胞时鉴别诊断非常困难。原位鳞状细胞癌可累及腺体,形成浸润的假象,而浸润性鳞状细胞癌也可播散到支气管表面,形成 sCIS 的假象。

(二)鳞状细胞癌

1.定义

鳞状细胞癌(SqCC)是鳞状上皮来源的恶性肿瘤。

2.大体和形态学特点

(1)肉眼检查:大体上,肿瘤常为灰白色,质软,易碎。随着间质纤维增生,肿瘤质地可变硬。肿瘤体积可长至很大,常因中央角化物脱落或坏死而出现空洞。中央型肿瘤可形成支气管腔内息肉样肿物,并沿肺泡壁呈派杰样浸润至周围组织。肿瘤堵塞管腔可导致肺不张、支气管扩张等阻塞性肺疾病的表现,也可诱发炎症导致远端肺组织实变。

(2)细胞学特点:肺 SqCC 的细胞学特点和其他部位鳞状细胞癌类似,根据肿瘤级别不同而有差异。高分化 SqCC 可见明显角化,以胞质内灶性角化较多见,极少出现弥漫性角化。高分化 SqCC 胞核常含有深染的不透明染色质,核仁不明显。低分化 SqCC 核仁明显,见不到胞质内角化,还可呈梭形细胞形态,此时需要免疫组化染色辅助诊断。广泛坏死和炎症也常见,在低倍下可类似于坏死性肉芽肿性炎。

(3)组织学特点:SqCC 形态学变化范围大,若能见到角化和(或)细胞内连接等高分化特点,即可明确诊断,但这些特征随分化程度而多少不一;也可表现为未分化形态,此时仅可见灶性角化或无角化,需要借助免疫组化染色辅助诊断。组织结构上,部分 SqCC 起源于中央气道,呈外生性生长而突向管腔,但仍可浸润支气管壁黏膜下层和周围肺组织。

3.免疫组化染色

非角化型 SqCC 弥漫性强阳性表达 p40、p63、CK 或 CK5/6 等标记,但 p40 更为特异。可能会有弱的 TTF-1 灶性阳性表达。而在角化型 SqCC 中,TTF-1 为阴性。

4.鉴别诊断

如见到角化形成,则可明确诊断 SqCC,因此鉴别诊断主要是非角化型 SqCC 与无角化的低分化癌或组织有限而未见鳞状细胞分化的活检病例进行鉴别。部分腺癌还可表现为假鳞状形态,而明确的 SqCC 中也可偶见细胞内黏液。鳞状标记的弥漫阳性(p40、p63、CK 或 CK5/6)而 TTF-1 阴性即可证实为 SqCC。此时即使少数细胞存在胞内黏液,仍可诊断 SqCC。肺 SqCC 侵及肺实质时会破坏及包裹正常肺泡结构,免疫组化染色中这些肺泡上皮会表达腺上皮标记,造成腺鳞癌的假象。

源于中央型气道的高分化乳头状 SqCC,和乳头状瘤的鉴别有时会很困难,诊断前者需要证实存在浸润。有些非角化型 SqCC 形态学可能类似于尿路上皮癌。尿路上皮癌转移灶可阳性表达 CK7、p40 和 p63,但和肺 SqCC 相比较,尿路上皮癌还常为 Gata-3、uroplakin3 和 CK20 阳性。肺原发 SqCC 广泛浸润前纵隔组织时,和胸腺 SqCC 不易区分,此时需要结合术中所见和影像学检查综合判断。肺原发

SqCC 和其他部位 SqCC(头颈部、食管或宫颈)肺转移灶的鉴别较困难。此时需要比较肺部病灶和其他部位 SqCC 的 TP53 突变/p53 免疫组化染色、微卫星杂合性缺失、HPV 检测及分型和 p16 免疫组化染色等结果综合判断。

弥漫性肺泡损伤时的鳞状化生伴细胞不典型增生可能会误诊为 SqCC。如能观察到弥漫性肺泡损害的形态学改变,包括透明膜形成、弥漫性肺泡隔结缔组织增生伴肺泡细胞增生、以细支气管为中心的鳞状改变,则倾向于鳞状化生。

(三)基底细胞样鳞状细胞癌

1.定义

基底细胞样鳞状细胞癌是一种低分化恶性上皮肿瘤,形态上可见分叶状的小细胞增生伴外周栅栏样结构形成。肿瘤细胞缺乏鳞状形态,但表达鳞状标记。肿瘤伴有角化或非角化型鳞状细胞癌成分时,只要基底样形态成分超过 50%,仍诊断为基底细胞样鳞状细胞癌。该肿瘤早期被划归到大细胞癌的目录下,而在 1999年和 2004 年 WHO 分类中被认为是一个独特的实体,而在 2015 年 WHO 分类中将其分为鳞状细胞癌的一个亚型。

2.大体和形态学特点

(1)肉眼检查:与肺鳞状细胞癌肉眼观相似,色灰白实性,也可呈支气管腔内外生性生长。

(2)细胞学特点:癌细胞黏附性排列成平面到三维结构,外周可见核栅栏状排列。肿瘤细胞小,形态均一,单个核,染色质深染,核浆比高。核染色质呈细颗粒状,均匀分布。核仁不易见,可见核分裂。有时可见菊形团,角化较少见。上述形态与小细胞癌细胞形态类似。

(3)组织学特点:肿瘤排列成巢团样或互相吻合的小梁状,外层细胞排列成栅栏状。绝大多数基底细胞样鳞状细胞癌与周围间质间可见黏液或透明样变的区域。肿瘤细胞相对较小,单形性,立方状或梭形,核染色质稍深染,呈细颗粒状或泡状,核仁少见或缺乏。胞质稀少,核分裂指数高($15\sim50$ 个/$2mm^2$)。Ki67 阳性率$50\%\sim80\%$。偶尔可见角化珠形成,粉刺样坏死常见。约 1/3 病例可见菊形团,周围支气管常可见较多原位癌成分。

肿瘤伴有角化或非角化型鳞状细胞癌成分时,只要是以基底细胞样形态为主($>50\%$),仍诊断为基底细胞样鳞状细胞癌。

3.免疫组化染色

基底细胞样鳞状细胞癌始终弥漫强阳性表达 p40、p63 和角蛋白标记(CK5/6、CK1、CK5、CK10 和 CK14),而 TTF-1 阴性。有时角蛋白标记呈部分阳性表达。神经内分泌标记通常为阴性,但个别病例(10%左右)可出现灶性阳性。

4.鉴别诊断

主要鉴别诊断是大细胞神经内分泌癌、小细胞癌、腺样囊性癌、NUT 癌和低分化鳞状细胞癌或腺癌。依据癌细胞体积大小和核仁是否明显,可与大细胞神经内分泌癌鉴别。但在小活检中区分基底细胞样鳞状细胞癌和低分化鳞状细胞癌非常困难,因为此时即使能见到灶性鳞状分化也没有诊断意义。癌巢周核栅栏状排列的特点可用于区分基底细胞样鳞状细胞癌和鳞状细胞癌,但在保存较差或存在挤压的样本中,该结构可能会很模糊。小细胞癌核质细腻,核镶嵌状排列,而基底细胞样鳞状细胞癌核染色质多为泡状且偶可见核仁,偶可见鳞状分化,再结合免疫表型均可与小细胞癌区分。

免疫组化染色有助于鉴别诊断。基底细胞样鳞状细胞癌弥漫强阳性表达 p40 和 p63,虽有时可阳性表达 CD56,但不会弥漫表达多项神经内分泌标记和 TTF-1,据此可和大细胞神经内分泌癌和小细胞癌区分。腺样囊性癌 CD117 或肌上皮标记阳性,FISH 证实存在 MYB 基因易位。NUT 癌和基底细胞样鳞状细胞癌鉴别较困难,两者都有鳞状分化和对应的表型,鉴别依赖于高度特异的睾丸核蛋白免疫组化染色。与鳞状细胞癌类似,基底细胞样鳞状细胞癌要和源于头颈部的转移癌鉴别,此时需要仔细结合临床表现和影像资料、免疫组化和分子检测结果等综合判断。

三、神经内分泌肿瘤

肺癌最基本的分类是小细胞癌和非小细胞癌,2015 年 WHO 分类中将类癌、小细胞癌、大细胞神经内分泌癌和浸润前病变统一归入神经内分泌肿瘤,相当于将小细胞癌和非小细胞癌(类癌和大细胞神经内分泌癌)置于同一目录下,而两类肿瘤间临床特点和治疗不同,因此目前该分类尚存有部分争议。但本文仍然按照 2015 年 WHO 分类进行介绍。

(一)浸润前病变——弥漫性特发性肺神经内分泌细胞增生和微瘤

1.定义

弥漫性特发性肺神经内分泌细胞增生(DIPNCH)是指肺神经内分泌细胞泛发性的增生,局限于气道黏膜(可伴或不伴有突破基底膜),神经内分泌细胞结节状增生(<0.5cm)被定义为微瘤。DIPNCH 可呈侵袭性生长形成微瘤,也可发展成为类癌。微瘤呈浸润性生长,边界不清并伴有明显的纤维间质,其和气道关系紧密,直径常小于 5mm。

2.大体和形态学特点

(1)肉眼检查:黏膜内的 DIPNCH 肉眼不可见,但微瘤有时可表现为灰白色的结节,直径数毫米,和小气道关系紧密。

(2)组织形态学:增生的肺神经内分泌细胞可呈小团或线样的方式局限于黏膜,也可聚集形成结节或乳头样结构突向管腔,使用神经内分泌标记免疫组化染色常能发现比 HE 切片中所见到的更广泛的病灶。细胞也可侵出基底膜形成微瘤。增生的肺神经内分泌细胞呈圆形、卵圆形或梭形细胞形态,胞质嗜酸,量中等,核圆形或卵圆形,染色质呈盐和胡椒样。早期黏膜内的增生在 HE 切片上并不明显,但后期则较易识别。

3.鉴别诊断

DIPNCH 常伴有轻度的慢性淋巴细胞性炎症和受累气道的纤维化。在慢性炎症或其他原因造成的肺损伤中也会出现肺神经内分泌细胞反应性增生,这种增生和 DIPNCH 的区别在于前者存在明确的病因,也不会形成类癌。DIPNCH 和类癌周围的神经内分泌细胞增生的关系尚不清楚,后者中增生的细胞紧邻肿瘤。微瘤和发生于 DIPNCH 背景中的类癌的区别在于病变的大小和组织学特点。

(二)肺类癌

1.定义

肺类癌是指原发于肺内的中低级别的上皮性神经内分泌恶性肿瘤,低级别的类癌(典型类癌,TC)是指核分裂象<2 个/2mm^2(0～1)没有坏死,直径大于 0.5cm 的类癌。而将核分裂象 2～10 个/mm^2,伴有局灶坏死的中级别类癌称为不典型类癌(AC)。

2.临床特征

肺类癌是典型和不典型类癌的总称,据 WHO 估计,按年龄标化类癌的发病率在(0.1～1.5)/10 万人,其中 70%～90%是 TC,占所有肺癌的 1%以下。TC 与吸烟无关,AC 吸烟者多发。类癌的细胞起源不清,过去曾认为其起源于肺的神经内分泌细胞。

肺类癌常见于中心气道,约 40%发生在周围,发生在周围者多为不典型类癌。从气管到细支气管均可发生类癌,大部分中央型类癌见于主支气管或叶支气管,发生在气管者非常罕见。类癌在临床上可无症状,常在影像学检查中偶然发现。由肽类产物所产生的临床综合征,包括类癌综合征、库欣综合征和肢端肥大症等并不多见。

增强 CT 显示类癌为支气管受累的分叶状肿块,中心可发生钙化。支气管受累时可继发远端肺不张、支气管扩张和高密度影。支气管肺类癌与其他 NSCLC 一样,可以通过淋巴和血源播散转移。转移性病变可累及同侧和对侧的肺门与纵隔淋巴结,以及肝和骨。远处转移 AC 多于 TC。

3.病理变化

中心性类癌是界限清楚的圆形或卵圆形息肉状的有/无蒂肿物,常充满支气管腔。肿瘤也可在软骨板之间生长,侵入邻近组织甚至到心肌。肿物切面灰黄色,有时见纤维分割,血管丰富。周围型类癌观察不到与气道的解剖学关系,无包膜,呈灰褐色。结节性神经内分泌增生＜0.5cm 时称为微小瘤。类癌大小从 0.5～9.5cm,不典型类癌常较类癌大,但体积大小不能区分 TC 与 AC。

(1)典型类癌:TC 以神经内分泌分化的组织形态为其特征,其中器官样和小梁状结构最为常见,也可见菊形团、乳头状、假腺及滤泡状等生长方式。肿瘤细胞是均匀一致的小细胞,多角形,纤细颗粒状的核染色质,核仁不明显,中等至丰富的嗜伊红胞质。肿瘤内血管丰富,间质可以出现广泛玻璃样变,以及淀粉样变和黏液变,可有软骨或骨形成。周围型肺类癌可能与多发微小瘤有关,伴或不伴 DIPNECH。中心性类癌可以穿过支气管软骨板。典型类癌可能出现细胞多形性或显著的核仁,但这不是诊断不典型类癌的标准。

典型类癌有时会出现嗜酸性细胞、透明细胞及含有黑色素的细胞。另外,也可出现梭形细胞形态的类癌,多见于周围型,甚至可能被误诊为平滑肌瘤,应当引起足够的认识。

(2)不典型类癌:具有与典型类癌同样的组织学特征。诊断性特征是核分裂象 2～10 个/2mm² 和(或)存在坏死。尽管有时可见较大区域的坏死,但坏死一般只是点灶状的,仔细检查切除肿瘤是准确诊断所必须的。

核分裂象计数应尽可能在充满活细胞的核分裂象最高的区域进行。分裂象计数是每 2mm² 而不是×10 高倍视野。由于显微镜型号的不同,×10 高倍视野所反映的实际范围也是不同的,需调整高倍视野数再评估 2mm² 范围的肿瘤细胞。在评估接近 CUTOFF 值 2 或 10 个分裂象/2mm² 的病例时,至少要计数 3 组 2mm² 内平均核分裂象数来确定。病理报告应包括核分裂象数和坏死状况。

(3)微小类癌:又称微小瘤,由小支气管神经内分泌细胞局灶性异型增生形成的直径＞2mm 且＜5mm 的结节。

肺微小瘤一词于 1955 年由 Whit-well 首次采用,但微小瘤是一种增生性病变还是一种真性的肿瘤,直到目前仍有争议。新版 WHO 在谈到神经内分泌肿瘤的浸润前病变(DIPNECH)时,涉及了微小瘤,并给出了 DIPNECH 与微小瘤的严格界定,即微小瘤为直径＞2mm、且＜5mm 的病变。遗憾的是,对微小瘤的归属这一敏感而有争议的问题,进行了模糊处理。从近来的报道来看,多数学者认为肺微小瘤是一个真实的肿瘤——典型类癌的早期改变,而非浸润前病变。

微小瘤的发生常与慢性肺疾病,尤其是支气管扩张、肺间质纤维化和叶内型隔离肺有关。好发于胸膜下的肺周边、支气管旁。

大体呈褐色,可呈乳头状突入支气管腔内,直径＜5mm。镜下特征性结构是浸润性的边缘和明显的纤维间质,肿瘤细胞巢由纤维组织包绕,细胞形态与周围型类癌相似。一般认为微小瘤的生物学行为是良性的。

微小瘤应与微小肺脑膜上皮样结节(MPMN)相鉴别,后者由圆形的血管周样细胞在肺纤维间质中聚集成巢,病变常围绕血管生长,但衬覆的肺泡细胞不增生。有时也要与缺乏硬化、乳头状和血管瘤样区域的小的硬化性肺细胞瘤相鉴别。

4.免疫组化染色

确定肿瘤是否具有神经内分泌分化,应用免疫组化标记是必要的,尤其是那些小活检和细胞学标本。WHO 推荐一组抗体 CgA、Syn(胞质标记)和 CD56(胞膜)作为神经内分泌分化的标记,但这些标记物不能区分典型和不典型类癌。大部分类癌广谱 CK 阳性,少数周围型类癌可阴性。高分子量角蛋白在类癌、正常或增生的支气管上皮的内分泌细胞是阴性的。类癌 TTF-1 是阴性的。肺的类癌可以表达多种类型的多肽,如降钙素、胃泌素相关肽/蛙皮素、肾上腺皮质激素,可能与内分泌综合征相关,类似于胃肠胰腺神经内分泌肿瘤。Ki67 阳性指数在活检、细胞学标本是很有价值的,特别是对挤压标本核分裂指数评估困难的病例中是有帮助的,可以避免将类癌误诊为高级别神经的内分泌癌。然而,在类癌分类中 Ki67 区分典型类癌与不典型类癌或预测预后(2.2%～5.8%的阈值)的价值并未确定。

5.鉴别诊断

类癌的鉴别诊断包括转移性类癌,尤其是胃肠道发生的类癌。腺样结构在肺类癌中不常见,而在胃肠道多见。挤压活检标本可能被误诊为 SCLC,Ki67 在此情况下起重要作用,SCLC 阳性指数高(>50%),类癌阳性指数低(<20%)。罕见地,具有类癌样形态学,核分裂象>10 个/2mm^2 很可能是侵袭性肿瘤,应归类为 LCNEC。

类癌所表现出的细胞核的一致性也可见于唾液腺型肿瘤、小叶型乳腺癌、副节瘤、血管球瘤和硬化性肺细胞瘤中。副节瘤通常显示神经内分泌染色,但 CK 阴性。血管球瘤表达 Desmin,没有神经内分泌标记。转移性乳腺癌可能 ER/PR 阳性,神经内分泌阴性,然而有类癌 ER/PR 阳性的报告。转移性甲状腺癌 TTF-1 和甲状腺球蛋白(TG)可同时阳性。黏液表皮样癌含有多种细胞类型(如杯状细胞和鳞状细胞),常表达 p63、CK、CK4/14 和(或)黏液,神经内分泌标记阴性。硬化性肺细胞瘤中的实性区细胞即可表达 TTF-1、CK,也可局灶表达神经内分泌标记,应仔细寻找组织结构的多样性,尤其是那些小活检的病例,哪怕出现一点点的结构多样性,对鉴别诊断也是有帮助的。

认识和掌握类癌的特殊类型对诊断和鉴别诊断也是有帮助的。嗜酸细胞性癌其肿瘤细胞较大,胞质丰富,呈嗜酸性颗粒状,核同典型类癌一致。电镜下,胞质内除神经内分泌颗粒外,含有大量线粒体。透明细胞类癌:其特征性改变是胞质透亮,核圆形,居中。注意与转移性透明细胞癌等鉴别,透明细胞类癌 CgA、Syn、CD56 等阳性。

(1)梭形细胞类癌:多见于外周型类癌,细胞梭形,大小一致,须与平滑肌瘤鉴别。平滑肌瘤呈束状交织排列,类癌无此规律,但可见间质玻璃样变及淀粉样变,肿瘤与间质界限清。当肿瘤内出现黑色素时应排除转移性黑色素瘤,色素性类癌是排除性诊断,免疫组化和电镜均对诊断均有帮助。

(2)印戒细胞类癌:常呈实片状,细胞较一致,核偏位,胞质淡染似印戒细胞。与印戒细胞癌鉴别,虽然两者 PAS 均阳性,但类癌神经内分泌标记阳性,印戒细胞癌阴性。

(3)乳头状类癌:肿瘤细胞呈立方状或矮柱状被覆于乳头表面,内为纤维血管轴心。乳头状结构见于许多肿瘤,需要免疫组化染色进行鉴别。黏液型类癌是指细胞外结缔组织中大量黏液,间质黏液不是由肿瘤细胞产生。肺伴淀粉样间质的类癌又称甲状腺外髓样癌,非常罕见,免疫组化降钙素阳性。血管瘤样类癌是以出现充满血液的囊腔为特征,囊腔被覆内皮细胞,而非肿瘤细胞。

6.分子遗传学

在人类肿瘤中类癌的体细胞突变率很低(0.4/百万碱基对),SCLC 和 LCNEC 突变率(>7/百万碱基对)则较高。在 TC 中 TP53、RB1 突变及 RB1 蛋白表达缺失非常罕见(<5%),在 AC 相对常见(20%)。在 20% 的 AC 中存 p16/RB 信号通路阻断,但在 TC 则没有。类癌中唯一有意义的突变是影响染色质重塑基因家族 MEN1(13%),该基因突变与 PSP1 互斥。MEN1 是与 H3K4 甲基转移酶互相作用的肿瘤抑制基因,据报道,40% 散发性类癌(除外多发性神经内分泌肿瘤 Ⅰ 型家族性疾病)病例存在 MEN1 体细胞突变,AC 中 MEN1 突变则更多,而在 SCLC 和 LCNEC 中从未见报告。甲基化相关基因(CBX6、EZH2)及影响染色质重塑基因 SWI/SNF 信号通路相关基因(ARID1A、SMARCC1、SMAECC2、SMARCA4)等在类癌发生发展过程中起作用。总的来说,72.7% 类癌的驱动基因都已经得到了明确和验证,但 TC 和 AC 之间并没有基因上的明显差异,两者似乎是起源于同一克隆的增生。这些资料强力支持此发病模型,即类癌不是高级别神经内分泌肿瘤(SCLC 和 LCNEC)的早期病变,而是在基因型和细胞表型上分别是独立的一类肿瘤。染色质塑型基因的突变是类癌早期阶段发生驱动因素。细胞周期停滞和 DNA 修复基因(如 E2F1、p14ARF 和 CyclinE)的分子基因异常见于 5% 的类癌和 20%~30% 的不典型类癌。

7.预后和预测因素

不典型类癌比典型类癌预后差,更可能发生转移。5 年生存率 TC 和 AC 分别是 90% 与 60%,肿瘤可切除的患者可能预后更好。预后主要取决于临床或病理 TNM 分期,分期越高预后越差。AC 的核分裂指数有预后意义,年龄、吸烟、淋巴结受累也是影响预后的因素。对可切除的病例而言,预后取决于完全切除与否。推荐 TC/AC 手术患者进行系统的淋巴结清扫,以便进行准确的病理分期。

(三)小细胞癌和复合型小细胞癌

1.定义

小细胞癌(SCC)是恶性上皮肿瘤,由胞质稀少的小细胞组成,细胞界限不清,核染色质细腻,无核仁或核仁不明显。肿瘤细胞呈圆形、卵圆形或梭形。核镶嵌状排列明显。多有大片坏死,核分裂指数高。绝大多数 SCC 都表达神经内分泌标记。

复合型小细胞癌(复合型 SCC)是指除了 SCC 以外,还含有其他任意非小细胞癌成分的肿瘤。非小细胞癌成分通常为腺癌、鳞状细胞癌、大细胞癌、大细胞神经内分泌癌、梭形细胞癌、巨细胞癌,其中后两者较为少见。

2.大体和形态学特点

(1)肉眼检查:大体上,经典 SCC 是中央型肿物,包绕支气管形成压迫和阻塞,并累及淋巴结。可由胸部 X 线检查所发现。约 5% 的小细胞癌表现为孤立的位于肺外周的圆形结节,直径 2~4cm,切面灰白,可伴有坏死。

(2)细胞学特点:Giemsa 染色切片上肿瘤呈疏松、分枝状排列的细胞簇。背景中可见坏死和泡沫/组织细胞碎片。可见菊形团结构,肿瘤细胞小,核呈圆形、卵圆形或梭形,染色质均一细腻,核仁不明显。肿瘤细胞间可见致密深染的凋亡小体,也可见瘤巨细胞。不同病例间坏死量多少不等。巴氏染色中核染色质为深蓝色/黑色,当染色质非常细腻时,核染色质可呈泡状。核仁不明显,但可见小的染色质颗粒。胞质稀少,坏死多少不等,但深染凋亡碎片常见。

(3)组织形态学:肿瘤在肺实质内可沿支气管以黏膜下和放射状方式播散,并累及淋巴管,尚未发现小细胞癌所对应的原位癌。SCC 肿瘤细胞体积小,致密深染,常成片弥漫排列,除了核呈"椒盐"外观外,看不到更明显的神经内分泌形态学。其他神经内分泌肿瘤中常见的巢团、小梁、外周栅栏和菊形团结构在小细胞癌中并不常见。肿瘤细胞通常小于三个静止期淋巴细胞大小,核呈圆形、卵圆形或梭形,胞质稀少。核染色质细腻,核仁缺乏或不明显。细胞界限欠清,核型明显。核分裂象常见,至少 10 个/2mm²(平均可达 60 个/2mm²)。Ki67 染色阳性指数>50%,平均可达 80%。根治样本中,细胞直径可能会更大,胞质更丰富,还可见散在的多形性瘤巨细胞、明显的核仁、大片坏死、高凋亡活性和挤压所致的围血管分布的嗜碱性 DNA 物质沉积(Azzopardi 效应)。

复合型 SCC 是指混合了非小细胞癌成分的 SCC。非小细胞癌成分可以是鳞状细胞癌、腺癌、大细胞癌、大细胞神经内分泌癌、梭形细胞癌或巨细胞癌。由于 SCC 和大细胞神经内分泌癌在形态上呈连续性改变,当两者共存时,至少要含有 10% 的大细胞神经内分泌成分,才能诊断为复合型 SCC。腺癌、鳞状细胞癌或肉瘤样癌等成分易于辨认,对于这些形态在诊断复合型 SCC 时没有百分比的要求。

3.免疫组化染色

通过常规组织学和细胞学制片即可准确诊断 SCC,但仍需要免疫组化染色来确认肿瘤细胞的神经内分泌和上皮属性。广谱角蛋白(包括 AEl/AE3 鸡尾酒抗体、CAM5.2 和 MNF116)免疫组化染色在几乎所有 SCC 病例中都可阳性表达,呈核旁点状或胞质弥漫性着色。SCC 不表达高分子量角蛋白(CK1、CK5、CK10 和 CK14)和腺癌标记 NapsinA。采用多个神经内分泌标记诊断 SCC 更为有效,包括 CD56/NCAM(膜阳性)、嗜铬素 A(CgA)、突触素(Syn)。CgA 和 Syn 均为胞质阳性。CD56/NCAM 是最敏感的标记,但不太特异,应结合形态学综合判断。SCC 中 Syn 和 CD56/NCAM 多为弥漫强阳性着色,而 CgA 多为灶性和弱阳性着色。少数小细胞癌(<10%)可完全不表达或仅弱阳性表达神经内分泌标记,可能是由于缺乏明显的神经内分泌分化所致。绝大多数 SCC(90%~95%)都表达 TTF-1,尤其是使用特异性较差的 TTF-1 抗体时阳性率更高。有研究报道,超过 60% 的 SCC 表达 CD117 及其磷酸化 CD117,但未发现和生存率或靶向治疗疗效有关。SCC 中存在 G1 期阻滞通路异常,类癌中存在 RB 和 CyclinD1 缺失,因此这些标记可用于鉴别诊断。为了避免 SCC 误诊为类癌,应尽可能采用 Ki67 免疫组化染色评估肿瘤增殖活性,尤其是在活检样本或存在组织挤压现象时。SCC 的 Ki67 阳性率为 64.5%~77.5%,有时可达 100%。

4.鉴别诊断

SCC 鉴别诊断包括大细胞神经内分泌癌、典型类癌或不典型类癌(活检样本或存在组织挤压现象时)、淋巴细胞浸润、Ewing 家族肿瘤、原发非小细胞癌和转移癌。

SCC 和大细胞神经内分泌癌免疫表型相同,鉴别诊断依靠 HE 染色切片中的细胞核浆比和核仁是否明显。在伴有挤压现象的活检组织或术中冷冻切片中,SCC 需要和类癌或不典型类癌、反应性或肿瘤性淋巴细胞增生以及 Ewing 家族肿瘤相鉴别。角蛋白、Syn、CgA、CD56、白细胞共同抗原 LCA(CD45RB)、CD99 等免疫组化标记都可用于鉴别诊断。

SCC 和类癌都表达神经内分泌标记。鉴别诊断主要依靠形态学和 Ki67 增殖指数。SCC 中可见核镶嵌状排列、细腻的染色质、坏死、大量凋亡小体和核分裂。Ki67 增殖指数常 >50%,很多病例中接近 100%。典型类癌核分裂象 <2 个/$2mm^2$,缺乏坏死;而不典型类癌核分裂象 2~10 个/$2mm^2$,可见点状坏死。典型类癌中 TTF-1 为阴性表达,尤其是位于中央者,而在 SCC 和大细胞神经内分泌癌中 TTF-1 为阳性表达。SCC 还需要和基底细胞样鳞状细胞癌相鉴别,特别是在小活检组织中更是如此。后者会弥漫强阳性表达 p40、p63 和(或)CK1、CK5、CK10、CK14(CK34βE12 抗体),而上述标记在 SCC 都为阴性表达。而除了个别病例能表

达 CD56 之外,基底细胞样鳞状细胞癌不会像 SCC 那样弥漫阳性表达多个神经内分泌标记。

多数 Ewing 家族肿瘤 CD99 染色呈弥漫性膜阳性且不表达角蛋白,而核分裂活性和 K167 增殖指数均低于 SCC。FISH 检测证实存在 EWSR1 基因易位可确诊 Ewing 肉瘤。Merkel 细胞癌阳性表达 CK20 或神经微丝蛋白,而不表达 CK7 或 TTF-1,可据此和 SCC 相鉴别。

(四)大细胞神经内分泌癌和复合型大细胞神经内分泌癌

1.定义

大细胞神经内分泌癌(LCNEC)是组织学具有神经内分泌形态(菊形团和外周栅栏状排列)并表达神经内分泌标记的非小细胞肺癌。

复合型大细胞神经内分泌癌(复合型 LCNEC)是指伴有腺癌、鳞状细胞癌、梭形细胞癌和(或)巨细胞癌成分的 LCNEC。

2.大体和形态学特点

(1)肉眼检查:LCNEC 通常(84%)为外周型肿物,上叶较常见(63%),也可累及肺段或大气道。切面色灰红,有坏死。肿瘤常侵犯胸膜、胸壁和邻近组织。偶有出血,空洞形成较为少见。

(2)细胞形态学:LCNEC 细胞形态学与其他神经内分泌癌和腺癌有重叠,因此细胞学诊断较为困难。核呈圆形或卵圆形。核膜不规则,核染色质呈粗颗粒状,深染,泡状核少见,多数细胞易见核仁。有时胞质可见纤细的拖尾,形成柱状细胞形态,类似于腺癌。

(3)组织形态学:LCNEC 具有神经内分泌形态学,如器官样细胞巢、小梁样生长、菊形团结构和外周栅栏状排列。实性集团和多个菊形团结构一起构成筛孔样结构较为常见。肿瘤细胞通常较大,胞质量中等到丰富,常可见明显的核仁。核分裂象>10 个/2mm²(平均值为 75 个),个别病例<30 个/2mm²。Ki67 标记的增殖指数从 40%到 80%不等。LCNEC 中常见大片坏死,偶有点状坏死。个别病例形态学类似不典型类癌,但核分裂计数>10 个/2mm²,因此仍应诊断为 LCNEC。在使用免疫组化染色明确神经内分泌分化时,需要多个标记合并使用,但是任意一个标记在>10%肿瘤细胞中呈明确阳性就足以诊断 LCNEC。当形态学和免疫表型都满足标准时,在小活检组织中即可作出明确诊断。随着近年来穿刺活检的普及,诊断率也有所提升,但在部分病例中,"非小细胞癌,疑为 LCNEC"仍是最合适的诊断。

复合型 LCNEC 是指伴有腺癌、鳞状细胞癌、梭形细胞癌或巨细胞癌成分的 LCNEC。只要有明确的上述其他成分(任何比例均可),就可诊断为复合型 LCNEC。在诊断中需要描述出所含有的成分。LCNEC 也可以合并 SCC,但此时应诊断为复合型 SCC。

3.免疫组化染色

诊断 LCNEC 需要靠免疫组化染色来证实神经内分泌分化。在 LCNEC 中，CD56、CgA 和 Syn 阳性率依次为 92%～100%、80%～85% 和 50%～60%。CD56 染色需要谨慎的判读，因为该标记对神经内分泌分化的敏感性最好，但特异性较差。CgA 和 Syn 是区分 LCNEC 和其他非神经内分泌肿瘤最可靠的标记，如果阳性表达明确，任意一个标记阳性即可满足诊断。LCNEC 也可分泌胺类和肽类激素，但与类癌相比其分泌水平较低。约半数的 LCNEC 表达 TTF-1，阳性率低于 SCC。所有 LCNEC 都呈胞质点状或弥漫阳性模式表达 PCK、低分子量 CK 或 CK7，而不表达鳞状细胞相关角蛋白标记（如 CK5/6、CK1、CK5、CK10 和 CK14）。Napsin A 和 p63 的阳性表达偶有报道。超过 70% 的 LCNEC 表达 CD117，有报道表明与较短的生存时间和增高的复发率相关。

4.鉴别诊断

LCNEC 鉴别诊断包括 SCC、不典型类癌、基底细胞样鳞状细胞癌和其他伴有神经内分泌形态或免疫表型的大细胞癌。与不典型类癌的鉴别主要依据核分裂计数（>10 个/2mm²、更多的坏死和相关的细胞学特征）。LCNEC 与 SCC 的鉴别见上文。腺癌可表现为实性或筛状形态，但不表达神经内分泌标记，而基底细胞样鳞状细胞癌不表达 TTF-1 和神经内分泌标记，并且还阳性表达 p40 和 CK5/6。

当源于子宫内膜、卵巢、乳腺、前列腺、胰腺或大肠的转移癌伴有神经内分泌分化时，也需要和 LCNEC 相鉴别。子宫内膜癌和卵巢癌分别表达 PAX8 和 WT1，而乳腺癌的雌孕激素受体多呈阳性表达。10%～20% 的形态学较明确的鳞状细胞癌、腺癌和大细胞癌镜下并不具备神经内分泌形态，但通过免疫组化染色和（或）电镜检测却能证实神经内分泌分化，此时应按照形态学诊断为鳞状细胞癌、腺癌或大细胞癌，备注或补充说明"部分肿瘤细胞表达神经内分泌标记"。此类肿瘤在生存率和化疗疗效上是否有临床意义尚不清楚，因此暂未将其列入独特的实体。基于此原因，目前并不推荐在不具备神经内分泌形态学的病例中进行神经内分泌标记染色。

四、大细胞癌

1.定义

大细胞癌（LCC）是未分化的非小细胞癌，从细胞形态、组织结构和免疫表型上都缺乏神经内分泌、腺癌和鳞状细胞癌分化的特征。对根治样本进行广泛取材后才能诊断大细胞癌，因此在细胞学样本或活检组织中不能作出此诊断。

2.大体和形态学特点

（1）肉眼检查：大细胞癌通常为大的、边界清楚和实性的肿物，常伴有坏死，很少有空洞。

(2)细胞形态学:典型的大细胞癌和其他低分化非小细胞癌类似,肿瘤细胞成片分布,呈高级别形态和明显的恶性细胞学特征。肿瘤细胞还可呈横纹样形态,胞质丰富,核偏位而核仁明显。在横纹样形态的肿瘤中,黏附性生长的特征不明显。细胞学样本和小活检组织中在形态学和免疫表型都不能提供诊断依据时,诊断"非小细胞癌,非特指"是更为合适的诊断。

(3)组织形态学:根据定义,只能在手术样本中诊断大细胞癌。组织学呈未分化癌的形态,由条状或巢状的大多角细胞组成,泡状核,核仁明显而胞质中等量。透明细胞和横纹样细胞形态不再认为是大细胞癌的形态学亚型,而是可以出现在任意类型的非小细胞癌中的形态学特征。应记录横纹样细胞占肿瘤主体的百分比,因为该形态的出现和比例具有预后意义。

3.免疫组化染色

个别大细胞癌病例具有神经内分泌形态但不表达神经内分泌标记。因此与小活检组织中诊断非特指非小细胞癌类似,多个免疫组化标记配合使用后才能诊断大细胞癌。对于怀疑大细胞癌的病例,应尽可能使用免疫组化染色明确肿瘤可能的分化方向,因为该结果在某些晚期切除手术病例中会影响后续治疗的选择。

推荐使用 TTF-1 和 Napsin A 诊断腺癌,p63(或 p40)和 CK5/6(或 CK5)诊断鳞状细胞癌。其中,TTF-1 和 p40 这两个核阳性的标记最为有效。在 TTF-1 阳性的腺癌中,p63 和 p40 都可呈灶性阳性(p40 阳性比例较少),此时应诊断为腺癌的实体型成分。但 TTF-1 还可表达于小细胞癌和大细胞神经内分泌癌,因此 TTF-1 阳性在根据形态学和(或)免疫组化染色排除了神经内分泌肿瘤后才可作为腺性分化的证据。

其他可用于腺癌和鳞状细胞癌鉴别的免疫组化标记也可阳性表达于形态学为未分化非小细胞肺癌的切除样本中,但与 TTF-1 和 p40 相比,其特异性和敏感性都较差,不推荐用于分型。在具备腺癌表型(TTF-1 阳性而 p40 或 p63 阴性)的形态学为未分化非小细胞癌肺癌的切除样本中,几乎都能看到 CK7 阳性表达,但 CK7 特异性低,在肺鳞状细胞癌中其阳性率也能达到 30%。CK34βE12 在鳞状细胞癌中常有表达(高敏感性),但在实体型肺腺癌中也能阳性(低特异性),该阳性不应被视为鳞状分化的证据。Desmocollin 3 对鳞状上皮相当特异,但它敏感性比 p40 还低。

在数个仅靠形态学诊断了大细胞癌的研究中发现,分别有 30%～60%、35%～45%、20%～35%、17%～43% 的病例表达 TTF-1、Napsin A、p40 和 CK5/6(或 CK5)。分析上述免疫组化染色发现,腺癌和鳞状细胞癌几乎完全互相排斥,除了个别腺癌病例中可见散在肿瘤细胞(<10%)灶性表达 p40。仅在约 2% 的形态

学为未分化非小细胞肺癌的切除样本中,观察到不同肿瘤亚群中表达腺癌和鳞状细胞癌标记(提示腺鳞癌)。

只有根据形态学和免疫表型真正排除了其他类型肺癌的可能后,才能诊断为大细胞癌,而当未进行或不具备免疫组化染色条件时,不能武断地诊断为大细胞癌,应该备注"未能进行进一步检测"。

部分学者认为,大细胞癌可能是一种 TTF-1 阴性的低分化腺癌变型,因为在形态学明确为腺癌的病例中有 15%~20% 呈 TTF-1 阴性,而鳞状细胞癌完全不表达 p40 极为罕见。因此,TTF-1/p40 双阴性癌更可能是实体型腺癌,而不是非角化型鳞状细胞癌。针对 microRNA 的研究也支持将 TTF-1/p40 双阴性大细胞癌归入腺癌中,而大细胞癌和实体型腺癌的分子特征也很相似,如高频的 KRAS 突变。但该观点还有待更多研究进一步证实。

4.鉴别诊断

(1)纯实体型腺癌:纯实体型腺癌的诊断完全依赖于免疫组化染色证实其腺癌来源,或 2 个高倍视野中≥5 个胞质内黏液小滴。

(2)细胞间连接极少的非角化型鳞状细胞癌:非角化型鳞状细胞癌的诊断也完全依赖于免疫组化染色证实其鳞状分化。

(3)腺鳞癌:更需要免疫组化染色证实具有腺和鳞分化。如出现横纹样细胞形态可能会让人怀疑是癌肉瘤中的横纹肌肉瘤成分,但大细胞癌中的横纹样细胞仍为 PCK 阳性,而不表达 desmin 和 myogenin。

(4)其他肺癌:淋巴上皮瘤样癌也含有成片的未分化细胞,但间质淋巴细胞的数量远超过大细胞癌且存在 EBV 感染。如果超过 10% 的肿瘤细胞表现为多形性特点[梭形和(或)巨细胞],则应诊断为多形性癌。

(5)需要结合 PCK 等免疫组化染色、临床病史和影像结果综合分析,以排除肺癌以外的其他低分化肿瘤,如转移癌或恶性黑色素瘤。若出现透明细胞形态,需排除肾脏、甲状腺和涎腺等器官的透明细胞癌转移至肺。

五、腺鳞癌

1.定义

腺鳞癌是含有鳞状细胞癌和腺癌两种成分的癌,每种成分比例均超过 10%。在小活检或细胞学样本中可以倾向性诊断,但确切的诊断有赖于根治样本。

2.大体和形态学特点

(1)肉眼检查:既可发生于外周,也可出现于中央。大体改变和其他 NSCLC 类似。

(2)细胞形态学:腺癌和鳞状细胞癌成分多少不一,细胞学样本受取材限制,只见到一种成分时可能造成腺鳞癌的低诊断或漏诊。如果两种成分都可以见到,那么细胞学样本中可以提示"腺鳞癌可能"。

(3)组织形态学:腺鳞癌中10%的标准是人为划分的,但是小于10%的不同组织学形态也应报道,因为最近的分子分析显示混合形态的肿瘤具有各自的基因改变,而无关乎比例多少。形态明确的鳞状细胞癌和腺癌成分可在光镜下诊断。两种成分分化程度可以有差异,可单独也可混合存在。当肿瘤含有部分实体性腺癌或非角化型鳞癌时,诊断会更加困难。

3.免疫组化染色

如同光镜下可见到两种形态一样,免疫表型也应该支持存在两种分化。当肿瘤含有部分实体性腺癌或非角化型鳞状细胞癌时,应同时做腺癌和鳞状细胞癌所对应的免疫组化染色(最好是 TTF-1 和 p40)和黏液染色。在这种情况下,只有弥漫和明确的阳性染色才有意义。在 TTF-1 阳性细胞中出现 p63、CK1、CK5、CK10 或 CK14 阳性不应作为鳞状分化的证据。并且,只有弥漫(片状)的 p40 阳性才支持鳞状分化,而零散细胞的点状阳性在腺癌中也可看到。虽然免疫组化都阴性的实性成分可能存在,但不影响诊断。

4.鉴别诊断

浸润性鳞状细胞癌破坏肺泡壁或沿气道呈派杰样浸润时,都会将正常肺泡细胞裹入,造成在鳞状细胞癌中见到 TTF-1 阳性细胞的现象,此时应识别出这种非肿瘤性成分,而不应被误认为腺鳞癌。同样,浸润性腺癌裹入的细支气管或肺泡上皮发生鳞状化生时也很类似于鳞状细胞癌成分,也可表达 p40 和 CK5/6,不应误判为腺鳞癌。

腺鳞癌需要和高级别黏液表皮样癌鉴别,后者更多表现为:①特征性的黏液细胞和鳞状细胞混合。②近端支气管管腔内外生性的生长。③可见到经典的低级别黏液表皮样癌成分。④缺乏角化,见不到角化珠。⑤无鳞状细胞原位癌成分和管状、腺泡状或乳头状生长模式。黏液表皮样癌不表达 TTF-1 也可有助于诊断。MAML2 基因易位只在黏液表皮样癌中见到。但即便如此,并非所有的病例都能明确地区分这两类肿瘤。

还应结合临床或影像学信息,在年轻、从不或少量吸烟、影像学存在磨玻璃结节这些高度提示腺癌可能的患者中,如细胞学或活检样本中查见鳞癌,需考虑到来源于腺鳞癌的可能。

六、肉瘤样癌

肉瘤样癌是一组分化差的、含有肉瘤样形态(梭形和巨细胞癌)或真正肉瘤成分的恶性肿瘤,目前该分类中包含多形性癌、梭形细胞癌、巨细胞癌、癌肉瘤和肺母细胞瘤五种亚型。

(一)多形性癌、梭形细胞癌和巨细胞癌

1.定义

与大细胞癌类似,多形性癌、梭形细胞癌和巨细胞癌都是低分化 NSCLC,但具有一定形态学特点。多形性癌是一类低分化 NSCLC,是指:①在 NSCLC 中(如鳞状细胞癌、腺癌或大细胞癌等)中含有超过 10% 的梭形细胞癌和(或)巨细胞癌成分。②完全由梭形细胞癌和巨细胞癌两种成分混合组成。梭形细胞癌几乎完全由梭形细胞组成,巨细胞癌几乎完全由巨细胞(包括多核细胞)组成,两者中都不含有任何有分化的肺癌成分,如腺癌、鳞状细胞癌等。多形性癌、梭形细胞癌和巨细胞癌都只能在根治样本中才能作出上述诊断,并在诊断中应提及对应的组织学成分。

2.大体和形态学特点

(1)肉眼检查:边界清楚的灰/褐色包块,直径多超过 5cm,伴坏死和空洞形成。肿瘤经常侵及胸壁和纵隔。切面常见灰色胶样外观。

(2)细胞形态学:按照定义,虽然相应的形态学特征可被识别并提及,但在细胞学样本上不能诊断该类肿瘤。涂片可含有恶性的上皮样和间质样成分。梭形细胞癌中肿瘤细胞呈细长的梭形细胞单个或成束分布,具有均质的红染胞质,梭形细胞核膜较厚,核仁清楚。巨细胞癌中可见失黏附的、含有丰富嗜酸性胞质的圆形或卵圆形的肿瘤巨细胞,具有单个或多个大的分叶不规则的染色质深染的胞核。胶原或黏液样间质、核分裂、坏死组织、淋巴细胞和中性粒细胞都可见到。

(3)组织形态学:在多形性癌中,巨细胞癌/梭形细胞癌成分所占比例超过 10%,并可以和腺癌、鳞状细胞癌或大细胞癌成分混合存在,鳞状细胞癌和腺癌成分在诊断中需提到(如多形性癌伴腺癌)。多形性癌中最常见 NSCLC 成分是腺癌。仅含有梭形细胞癌和巨细胞癌两种成分,也可诊断多形性癌。按照定义,在小活检中,肉瘤样成分可被描述,但是不能直接诊断。

梭形细胞癌几乎均由梭形细胞组成,排列成束状或漩涡状,见不到有分化的形态。核染色质深染,可见核仁和颗粒状染色质。巨细胞癌几乎均由多形性肿瘤巨细胞组成,有时可见多核瘤巨细胞。巨细胞胞质丰富,呈嗜酸性或颗粒性,并含有嗜酸性小球并吞噬中性粒细胞。细胞核大、不规则,多核裂,染色质粗糙、泡状,核仁清楚。间质可呈纤维化或黏液样,也可几乎没有间质。

3.免疫组化染色

虽然多形性癌、梭形细胞癌和巨细胞癌是靠形态学诊断,但免疫组化染色能够勾勒出不同的细胞成分。上皮成分则会表达相应上皮的标记。在多形性癌中,如果其他成分很明确(如腺癌、鳞状细胞癌等),即使梭形细胞或巨细胞成分不表达 CK,仍可诊断多形性癌。细胞角蛋白和分化相关标记如 Napsin A、TTF-1、p63、

CK5/6 和 desmocolin3 在多形性癌中阳性比例不一。

4.鉴别诊断

正确的诊断有赖于肿瘤全面取材和充足的免疫组化染色判读。鉴别诊断包括肺大细胞癌、转移性肉瘤样癌、原发或转移性肉瘤或恶性黑色素瘤、恶性间皮瘤。与大细胞癌鉴别有赖于见到特征性的梭形细胞或巨细胞形态。而细胞角蛋白、TTF-1、p63 或类似标记有助于多形性癌与肉瘤或富于细胞的间质鉴别。和滑膜肉瘤鉴别可能较难,但 SS/8 融合基因的 FISH 检测有所帮助。形态学上见到形成血管,CD31 和 CD34 的免疫组化染色有助于诊断血管内皮细胞瘤和血管肉瘤。炎性肌成纤维细胞瘤或局灶性的机化性肺炎中其增生的细胞形态较温和,鉴别诊断不难。双向性或肉瘤样间皮瘤、梭形细胞恶性黑色素瘤、滤泡树突状细胞肉瘤、反应性纤维和炎性病变的鉴别诊断要靠临床病史、影像学和免疫组化染色。巨细胞癌需和多形性横纹肌肉瘤(desmin 和 MyoD1 阳性)、转移性肾上腺皮质腺癌(inhibin-α、melanA 和 MART-1 均阳性)、转移性绒毛膜癌(HCG 阳性)和其他多形性恶性肿瘤鉴别。

(二)癌肉瘤

1.定义

癌肉瘤是由非小细胞肺癌和肉瘤成分(如横纹肌肉瘤、软骨肉瘤或骨肉瘤等)混合组成的恶性肿瘤。和其他肉瘤样癌相比,癌肉瘤相对好发于中央。

2.大体和形态学特点

(1)肉眼检查:肿瘤通常为灰白肿块,伴出血和坏死。

(2)细胞形态学:癌肉瘤代表性的涂片必须包含明确的恶性上皮和间质成分。最常见的恶性上皮成分是鳞状细胞癌,可伴有明显的角化。

(3)组织形态学:癌肉瘤病理诊断中应列出所含有的癌和肉瘤的具体类型。癌多为非小细胞癌,最常见为鳞状细胞癌,其后依次为腺癌、腺鳞癌和大细胞癌。相比于多形性癌,癌肉瘤中 NSCLC 成分出现鳞状细胞癌或腺鳞癌的概率要更高。若出现神经内分泌肿瘤成分,如小细胞癌或大细胞神经内分泌癌,此时应诊断为复合型小细胞癌或复合型大细胞神经内分泌癌伴相应的肉瘤成分。癌肉瘤中的上皮性成分常决定肿瘤所在的部位,含有鳞状细胞癌的癌肉瘤多位于中央或支气管内生长,而含有腺癌的癌肉瘤多位于外周。

按频率从高到低,肉瘤成分包括横纹肌肉瘤、软骨肉瘤和骨肉瘤,同时含有上述多种成分也较常见。个别病例含有脂肪肉瘤或血管肉瘤。分化较差的区域肿瘤性梭形细胞排列成束状、漩涡状或血管外皮细胞瘤样结构。

在活检或细胞学样本中诊断癌肉瘤较困难,通常需要手术标本才能观察到两种成分。绝大多数癌肉瘤具有的是常见的非小细胞肺癌成分,但高级别胎儿型腺癌或透明细胞腺癌可出现在约 18％ 的病例中,此时可认为是癌肉瘤的母细胞瘤样变型。为了避免混淆,此类肿瘤仍应诊断为癌肉瘤,并备注含有高级别胎儿型腺癌成分。癌肉瘤转移灶中可出现癌或肉瘤成分,或两者兼有。

3.免疫组化染色

免疫组化染色有助于分别显示上皮和肉瘤成分。癌肉瘤中非小细胞肺癌成分的免疫表型和非小细胞肺癌一致。肉瘤成分则表达各自对应的标记。如癌肉瘤中含有高级别胎儿型腺癌成分,其 β-catenin 免疫组化染色特征性的定位于胞膜,而在经典型肺母细胞瘤中,在腺样和母细胞瘤性成分中 β-catenin 都定位于细胞核。

4.鉴别诊断

鉴别诊断包括多形性癌、肺母细胞瘤、肉瘤和间皮瘤。多形性癌和癌肉瘤区别在于前者缺乏肉瘤成分,广泛取材(至少 1cm 一个组织块)可有助于明确是否存在肉瘤成分。癌肉瘤缺乏肺母细胞瘤中的低级别胎儿型腺癌成分和原始间叶成分。不论是肺原发还是转移到肺的横纹肌肉瘤或软骨肉瘤都较少见,并且其缺乏癌的成分。肉瘤也能包裹或卷入正常肺泡细胞(TTF-1 阳性)或支气管壁成分(p40 阳性),给人造成癌肉瘤的错觉。双向性滑膜肉瘤的腺腔成分缺乏 TTF-1 染色且角蛋白表达不均一,同时还存在 SS18 融合基因。恶性间皮瘤多表现为弥漫性胸膜增厚而不是局部形成肺内占位,其上皮样成分会表达间皮标记。

(三)肺母细胞瘤

1.定义

肺母细胞瘤通常为大的孤立性外周型肿物,含有胎儿型腺癌(多为低级别)和原始间叶成分的双向性肿瘤。灶性区域可见特定的间叶分化(如骨肉瘤、软骨肉瘤或横纹肌肉瘤),但非诊断所必需。

2.大体和形态学特点

(1)肉眼检查:肺母细胞瘤常边界清楚,没有包膜。可表现为分叶状结构,含坏死或出血。

(2)细胞学形态:在涂片中,肺母细胞瘤可表现为非常独特的细胞学图像。腺样成分类似于胎儿型腺癌:大小均一的小柱状细胞,核相对较小。胞质内可见透明的顶浆空泡或核下空泡。核浆比多少不一。核仁欠清。间叶成分由均一的卵圆形或略扭曲的单核细胞组成,核仁欠清,核浆比高。

(3)组织学形态:肺母细胞瘤呈混合性组织形态,上皮和间叶成分比例不等。上皮成分由低级别/高分化胎儿型腺癌组成,构成分枝状的小管腔,其内衬覆假复层柱状细胞,胞核偏小、均一、圆形,胞质透明或轻度嗜酸。柱状细胞富含糖原,类似于胎儿肺假腺样阶段的气道上皮,但灶性区域可表现出多形性,类似高级别胎儿型腺癌或普通型腺癌。桑葚样结构可见于 43％～60％ 的肺母细胞瘤病例中。约

2/3 的病例中可见散在的神经内分泌细胞,但复合型小细胞癌极为罕见。间叶成分典型形态为黏液样或纤维性的背景中紧密排列的原始的卵圆形细胞,核浆比高,具有分化为更成熟的成纤维细胞样细胞的趋势。偶尔可见形态怪异的巨细胞。约25％的肺母细胞瘤中可见异源性成分,如骨肉瘤、软骨肉瘤和横纹肌肉瘤。有文献报道,肺母细胞瘤中还可出现较罕见的分化,如卵黄囊瘤、畸胎瘤、精原细胞瘤、胚胎癌和恶性黑色素瘤。

3.免疫组化染色

上皮成分(包括桑葚样结构)弥漫阳性表达 CK7、AE1/AE3、CEA、EMA、TTF-1,灶性表达 CgA、Syn、Vimentin 和肽类激素(降钙素、肾上腺促皮质激素、血清素)。间叶母细胞瘤性成分弥漫阳性表达 Vimentin 和 MSA,仅灶性表达 AE1/AE3。如出现横纹肌肉瘤、恶性黑色素瘤或生殖细胞瘤成分,则各自表达相应标记,如 desmin、myogenin、S100、AFP 和 PLAP 等。

4.鉴别诊断

主要鉴别诊断包括胎儿型腺癌、胸膜肺母细胞瘤、双向型滑膜肉瘤和转移性癌(尤其是源于妇科的恶性混合性苗勒管肿瘤)。胎儿型腺癌缺乏母细胞瘤性成分。胸膜肺母细胞瘤好发于青少年,典型病例为囊性,位于外周。肺滑膜肉瘤多为单形性,缺乏腺样成分,并含有 SS18 融合基因。双向性滑膜肉瘤中腺样成分不具有胎儿型腺癌的形态学。癌肉瘤中上皮成分可含有高级别胎儿型腺癌,但 β-catenin 为胞膜阳性,可与肺母细胞瘤区分。伴有子宫肿瘤的病史则需要排除转移性恶性混合性苗勒管肿瘤,激素受体免疫组化染色有助于鉴别诊断。

七、其他肺癌和未分化的癌

(一)淋巴上皮瘤样癌

1.定义

淋巴上皮瘤样癌常为外周型,但少量病例也可呈支气管内生长。淋巴上皮瘤样癌少见,形态学以低分化癌伴有大量淋巴细胞浸润(类似于鼻咽癌中的未分化癌)为特点。癌细胞核中存在 EBV 感染。

2.大体和形态学特点

(1)肉眼检查:肿瘤常为孤立的肿块。大小为 1～11cm。切面为淡红色,质韧,鱼肉样外观。

(2)细胞形态学:癌细胞成片分布,大细胞聚集成片伴明显淋巴细胞浸润。圆或卵圆形的泡状核呈合体样形态,核仁明显,核分裂多见,胞质丰富。

(3)组织形态学:淋巴上皮瘤样癌典型形态为合体样生长模式,大的空泡状核伴嗜酸性核仁,间质内大量的淋巴细胞浸润。灶区可见鳞状和梭形细胞分化。肿瘤边界主要呈推挤性生长,但可浸润周围肺实质。间质内偶可见非坏死性肉芽肿反应或淀粉样沉积。部分肿瘤巢内可有中央型坏死。核分裂计数多少不一。

3.免疫组化染色和原位杂交

癌细胞表达 AE1/AE3、CK5/6、p40 和 p63,提示为鳞状细胞表型。间质浸润的淋巴细胞混合性表达 CD20 和 CD3,提示为 T 细胞和 B 细胞混合组成。具有诊断性的指标是 EBER 原位杂交可见癌细胞核阳性表达。

4.鉴别诊断

淋巴上皮瘤样癌主要的鉴别诊断是低分化鳞状细胞癌伴炎细胞反应和非霍奇金淋巴瘤。与前者鉴别,依靠 EBV 检测,而淋巴瘤具有相应的淋巴细胞免疫表型。与转移性鼻咽癌鉴别较难,只能依靠临床和影像学资料综合考虑。

(二)NUT 癌

1.定义

睾丸核蛋白基因(NUT 基因)易位是 NUT 癌的特征性表现。NUT 癌是种侵袭性的低分化癌,常形成侵犯肺门的包块或沿胸膜胸壁播散,发现时常为晚期而失去手术机会。

2.大体和形态学特点

(1)肉眼检查:切面灰白鱼肉样,可有明显的片状坏死。

(2)细胞形态学:针吸涂片上表现为低分化癌的形态,可见失黏附细胞团和单个的单形性细胞,核扭曲,染色质呈颗粒状到块状,核仁明显。核分裂、核碎片和挤压现象都很常见。

(3)组织形态学:NUT 癌由未分化的小到中等大的单形性癌细胞成片成巢组成。核稍扭曲,染色质细颗粒状或粗糙。NUT 癌常可见灶性角化。肿瘤细胞在间质内浸润性生长,也可与支气管上皮相延续。但从未见到明确的原位癌形成。癌巢周围可有反应性的肺泡增生,不应误判为腺癌成分。

3.免疫组化染色

NUT 癌中诊断性标记为 NUT 蛋白染色,呈点状核阳性表达。精原细胞瘤也可有弱且灶性的 NUT 表达。多数 NUT 癌表达广谱角蛋白,但少数病例为阴性表达。其他上皮标记表达阳性率不一,如 EMA、BerEP4 和 CEA。绝大多数病例为 p63/p40 核阳性,而生殖细胞系、淋巴系和髓系标记都为阴性,提示鳞状分化。个别 NUT 癌可表达 CgA、Syn,甚至 TTF-1。

4.鉴别诊断

鉴别诊断包括各种低分化恶性肿瘤。NUT 癌易被误诊为鳞状细胞癌(尤其是基底细胞癌)、未分化癌、小细胞癌或腺鳞癌,不表达上皮标记时需和尤文肉瘤、转移性生殖细胞瘤或急性白血病鉴别。在所有缺乏腺样分化或特异病因的低分化癌中都应进行 NUT 蛋白免疫组化染色,尤其是年轻的非吸烟患者。

八、肺涎腺型肿瘤

肺的涎腺型肿瘤(SGT)是一类较少见的肿瘤,总体构成比不到肺肿瘤的 1%。该类肿瘤起源于中央气道的浆液/黏液腺,虽然和真正涎腺原发肿瘤的形态学极其类似,但发病率和构成比差异极大。例如,涎腺中最常见的多形性腺瘤,肺中却极为罕见,而肺 SGT 多数为恶性,我国人群中肺 SGT 最常见者分别为黏液表皮样癌、腺样囊性癌和上皮-肌上皮癌。近年来涎腺肿瘤的种类逐渐增加,很多新报道的实体也有了肺原发的相关报道,因此充分地认识到这类肿瘤才能保证正确的诊断,新的免疫组化染色和分子异常的检测也有助于加深对肺 SGT 的认识。

(一)黏液表皮样癌

肺黏液表皮样癌(MEC)可起源于大气道(如气管)、段支气管或外周肺组织。典型病例为边界相对清楚的支气管管腔内肿瘤,呈外生性生长。腔内部分可以是固定的、息肉样或带蒂的肿物。

1.肉眼检查

最大径可达 6cm。切面灰白灰黄,实性或囊性,可呈黏液样外观。

2.形态学特点

组织学上,肿瘤含有数量不等的分泌黏液的细胞、鳞状(表皮样)细胞或中间型细胞,排列成腺样、管状、囊性、巢团状或实性结构。分泌黏液的细胞可呈柱状、立方样、透明或嗜酸细胞样形态。鳞状细胞可见细胞间桥粒,但 MEC 与鳞状细胞癌不同的是,绝对不会出现角化或表面鳞状上皮的原位癌形成。中间型细胞呈多角形,核居中或偏位,胞质丰富,嗜酸性或双色性。间质中纤维组织呈条状分布,个别病例可呈明显硬化性改变。

基于细胞成分和形态学特点,肺 MEC 可分为低级别和高级别。低级别 MEC 中含有大量杯状细胞成分,囊性变明显,细胞异型性小,核分裂少。低级别 MEC 与气道壁和黏膜下支气管腺体关系紧密,而高级别 MEC 常会侵袭肺实质。高级别 MEC 以实性生长结构为主,主要由鳞状细胞组成。可见坏死、核分裂象增多(>4 个/10 个高倍视野)、核异型性、淋巴管侵犯和神经浸润。在高级别 MEC 中常可见低级别 MEC 成分,反而有助于诊断。

(二)腺样囊性癌

腺样囊性癌(ACC)边界欠清,好发于大气道,外周型 ACC 仅见于个案报道。

1.肉眼检查

肺 ACC 大小为 1~4cm,切面质软,呈黄白色。

2.形态学特点

与涎腺中 ACC 一样,肺原发 ACC 中可见 3 种主要生长模式,筛状、管状和实性结构。筛状结构最常见,肿瘤细胞巢或细胞岛中形成边界清楚的管腔,腔内含黏液性或基底膜样物质。管状结构为肿瘤细胞形成小的散在腺样结构,管腔较宽,管壁内衬 2～3 层立方状细胞。实性结构由肿瘤细胞巢构成,几乎不见细胞间裂隙和囊性结构,巢周有少量黏液基质。癌形胞形态温和,核圆形,染色质浓缩、致密,核仁不确切。胞质稀少,嗜酸性或嗜双色性。癌细胞多形性和异型性都不明显,核分裂、坏死和出血也很少。实性结构中核分裂数可能会偏多。三种组织学结构都可以出现围神经浸润、破坏支气管黏膜和软骨现象。

(三)上皮-肌上皮癌

肺原发上皮-肌上皮癌(EMC)是界限清楚而没有包膜的支气管内息肉样病变。

1.肉眼检查

肿瘤平均直径为 3.2cm。肿瘤表面由正常支气管上皮覆盖,切面灰白。

2.形态学特点

低倍镜下,肿瘤具有明显的双向性形态,由导管样结构组成,导管内层为上皮细胞而外层为肌上皮细胞。高倍镜下可见内层上皮细胞呈扁平、立方或柱状形态,胞质嗜酸,核呈圆形或卵圆形。见不到明显的细胞异型性或大量核分裂。肌上皮层细胞呈多角形,核偏位,胞质透明,细胞界限清楚。管腔内可见稍嗜酸性的沉积物(有时呈胶样)充填,间质呈纤维或黏液样变。个别病例中实性肿瘤成分增多,还可出现灶性鳞状化生。

(四)腺泡细胞癌

腺泡细胞癌既可发生于支气管内,也可是肺外周型肿物。

1.肉眼检查

肿瘤通常边界清楚,但缺乏明确的包膜。肿瘤大小一般为 1～4.5cm,切面均质,灰褐。

2.形态学特点

与头颈部腺泡细胞癌类似,肿瘤细胞类似于浆液性腺泡细胞。细胞圆形、多角形,含丰富的颗粒状嗜双色性或透明胞质。核圆形或卵圆形,居中或偏位,染色质粗糙,有时核仁明显。细胞呈实性片状排列,灶区呈腺泡、微囊、乳头样或器官样排列。间质可见纤维隔将肿瘤分割成模糊的小叶。核分裂散在,通常见不到细胞异型性或坏死。

(五)多形性腺瘤

肺多形性腺瘤(PA)既有中央型也有外周型的报道,中央支气管内的 PA 可形成息肉样肿物,而外周型 PA 是一边界清楚的结节。

1.肉眼检查

肺原发 PA 最大径可达 16cm。切面质软或质韧,呈灰白色或黏液样外观。

2.形态学特点

肺原发 PA 含有双相性的细胞成分,可见黏液或软骨黏液基质中分布着上皮性的小管、导管或细胞巢。与涎腺或其他器官的 PA 不同,形态良好的软骨在肺 PA 中极为少见。除了腺样或导管样的结构,肌上皮成片排列而细胞呈梭形、透明或浆细胞样形态也很常见,甚至是某些病例最主要的形态。肺 PA 中也可见鳞状化生。

(六)癌在多形性腺瘤中

肺原发的癌在多形性腺瘤中(Ca ex PA)部位通常在支气管内。

1.肉眼检查

Ca ex PA 大小一般为 2.3～5.0cm,边界清楚,分叶状,切面灰白,质软或实性,灶区出血。

2.形态学特点

低倍下,可见肿瘤侵犯支气管壁和周围肺实质。高倍可见特征性的软骨黏液样间质中上皮/肌上皮细胞排列成片状或条索样、腺样或导管样结构。与 PA 不同的是,Ca ex PA 中上皮/肌上皮细胞具有恶性特征,如核分裂增多、细胞多形性大、出现坏死或侵犯血管等形态。癌细胞小到中等大,胞核含有泡状染色质,核仁不确切,胞质少,呈嗜酸性或透明。间质成分呈良性形态,软骨黏液样背景中见散在小的、形态温和的梭形或星形细胞。看不到恶性的间叶成分。有些病例中可见残存的 PA 成分,进一步支持该诊断。

(七)肌上皮瘤和肌上皮癌

肺肌上皮瘤和肌上皮癌也是既可中央也可外周型发病的肿物。

1.肉眼检查

肿瘤呈结节状,边界清楚,大小一般为 1.5～13cm。

2.形态学特点

组织学呈多个分叶状结构,瘤细胞排列成实性片状、小梁状或网状模式。瘤细胞呈圆形、梭形、星形或浆细胞样形态,间质常呈黏液软骨样或透明样变。肌上皮肿瘤特征性形态学是可见纯粹的肌上皮增生,但不形成任何导管或小管结构。肌上皮瘤中见不到恶性形态学改变,而肌上皮癌中可有显著的细胞多形性、增多的核分裂、坏死和浸润性生长。

(八)黏液腺腺瘤

从严格意义上说,黏液腺腺瘤(MGA)不属于 SGT,但 MGA 也起源于黏膜下腺体,而且组织学上与低级别 MEC 相似。

1.肉眼检查

支气管 MGA 是孤立性的圆形或卵圆形、息肉样的外生性肿物,平均大小为

1.8cm。

2.形态学特点

MGA 有薄的包膜,切面可见囊腔形成,内含胶样物。支气管 MGA 通常是界限清楚的病变,局限于支气管壁中生长,不突破软骨板。MGA 主要形态学特点是囊性变,常形成多囊状结构。囊腔大小不一,排列成腺样、管样。囊壁内衬上皮可为高柱状、纤毛、扁平立方、复层、嗜酸性或透明细胞。胞质可呈嗜酸性、颗粒状或泡沫状,胞质量多少不一,但细胞多形性和核分裂并不常见。间质可见胶原纤维条索,厚薄不等,将肿瘤分割成器官样结构。间质中可见多少不一的淋巴细胞、组织细胞和浆细胞浸润。

(九)嗜酸细胞瘤

肺原发嗜酸细胞瘤边界清楚,中央型或周围型均可。

1.肉眼检查

肿瘤大小一般为 1.5～3.5cm,切面黄褐色到红褐色。

2.形态学特点

镜下见肿瘤呈片状排列,纤细的纤维隔将肿瘤分割成小叶或巢状。肿瘤细胞形态温和单一,体积大,多角形,细胞边界清楚。核居中,胞质呈特征性的嗜酸性或颗粒状外观,部分肿瘤细胞胞质内可见空泡形成或透明细胞改变。

(十)透明变性透明细胞癌

肺透明变性透明细胞癌(HCCC)边界清楚,来源于支气管壁。

1.肉眼检查

切面灰白,实性质韧。已报道的病例大小一般为 1.8～2.6cm。

2.形态学特点

肿瘤细胞在致密透明变性的间质中排列成巢状、条索样和小梁状。肿瘤细胞形态非常单一,小到中等大,核呈卵圆形。灶区可见黏液池形成。没有坏死(或仅为点状坏死),核分裂少。肿瘤边缘常有淋巴细胞浸润。

(十一)涎腺导管样癌

肺原发涎腺导管样癌(SDC)边界欠清,起源于支气管壁并沿管壁生长。

1.肉眼检查

切面实性均质,呈灰色或白色。仅一例报道,该病例肿瘤直径为 5.2cm。

2.形态学特点

肿瘤形态非常类似于乳腺导管原位癌或浸润型癌,瘤细胞多形性大,胞核形态不规则,核仁明显。癌细胞可呈实性或乳头样结构,可侵犯支气管周黏膜下腺体,间质可见砂粒体。

(叶磊光)

第四章　肺癌的辅助检查

第一节　痰和支气管刷片的细胞学检查

一、痰标本及支气管镜刷检标本的脱落细胞涂片制备

1.痰标本的留取方法

痰是目前呼吸道肿瘤最简单而有效的细胞学检查方法,留痰前,必须要求患者留取来自肺深部的痰。具体方法如下:①将来自口腔或咽部陈旧分泌液或食物残渣吐掉。②用清水漱口清除口腔内污物。③用力咳嗽,最终将来自肺深部痰吐出。④将咳出的痰液吐入 10～20mL 塑料痰盒、中药丸蜡纸盒或广口小瓶中。⑤痰样本的留取可以在家中(但必须在 30 分钟内或低温保存送到细胞室)、病房或直接在细胞室进行。⑥痰标本的留取时间以早晨 8 时左右为宜,以便及时将痰样本送至细胞室得到验收及涂片。

2.痰标本的肉眼所见特性及临床意义

多数情况下,有一定经验的医生可根据痰标本的肉眼所见特性来初步判断其临床意义。

(1)黏液痰:常见于慢性支气管炎、哮喘及肺癌。含有乳白色颗粒往往为肺癌痰的特征。

(2)脓液痰:黄绿色,在气管及支气管、肺部化脓性感染。

(3)黏液脓性痰:应挑取黏液丝涂片。

(4)泡沫痰:富含唾液,应挑取唾液中的黏液丝涂片。

(5)血丝痰:肺癌、结核、支气管扩张症。应在血丝及其周围的部分多取样涂片。

3.痰标本的挑取方法

痰标本的挑取一般采用以下方法:①将痰盒中的痰液倾入 15cm 见方的黑色塑料布或塑料培养皿上。②用小棍(牙签大小)挑取适量样本移入载玻片上。

4.痰标本涂片法

使用另一载玻片将盛有痰样本的载玻片通过碾压使其平展开,然后采用将两张载玻片分别向相反方向水平横拉,使痰样本均匀分布,平展铺开。

5.涂片固定

涂片完成后,如果痰较黏稠,可立即放入95％乙醇中固定30分钟;如果痰较稀(指痰液在涂片上能够流动),则可将痰液晾至潮干再于95％乙醇中固定。

6.支气管镜刷片的制备

将支气管镜刷到的标本直接涂至载玻片上后,立即放入95％乙醇中固定30分钟。

7.液基制片的痰样本留取

将咳痰直接吐入装有保存液的痰液基标本保存于小瓶中,然后拧紧瓶盖,直接送往细胞室,通常痰样本可以在液基细胞保存瓶中存放1个月以上。

二、正常咳痰及支气管镜刷检中常见的细胞

1.鳞状上皮细胞

主要为体积较大的多边形表层鳞状上皮细胞,多来自口腔。中层鳞状上皮细胞少见,少量底层鳞状上皮细胞出现于口腔或咽部的炎症或溃疡。这些细胞多出现在咳痰标本中,在支气管镜刷检标本中很少见到。

2.纤毛柱状上皮细胞

细胞圆锥形,其游离缘似平头刷,有终板及纤毛,另一极呈针尖形。细胞核呈圆形或卵圆形,有时可见小核仁。这类细胞多出现在支气管镜刷检标本中。

3.杯状细胞

细胞为高柱状,胞质内有黏液空泡。细胞核呈圆形或卵圆形,可被黏液推到基底部呈不规则形。这类细胞多出现在支气管镜刷检标本中,在咳痰标本中少见。

4.储备细胞

立方形,呈小片状分布,胞质较少,核呈圆形且居中,可见小核仁。在储备细胞周围常见弥散分布的纤毛柱状腺上皮细胞或鳞状上皮细胞。储备细胞很少见于痰中,但在支气管镜刷片中常见。

5.呼吸道中的巨噬细胞

直径10～40μm,胞质内有棕色或黑色颗粒。核直径5～10μm,呈圆形、卵圆形或肾形,单核双核及多核,染色质均匀分布,核仁小。此细胞的出现表明痰来自深部支气管。吞噬黑色尘埃颗粒者也称尘细胞。

6.呼吸道中的白细胞

(1)中性粒细胞:在涂片中最常见,尤其为吸烟者;大量出现时见于炎症。中性粒细胞有嗜碱性胞质,可见3个分叶状圆形核。

(2)嗜酸性粒细胞:多见于过敏及哮喘者。嗜酸性粒细胞有嗜酸性胞质,可见2个分叶状圆形核。

（3）淋巴细胞：多来自慢性炎症。淋巴细胞体积小，胞质很少，核呈圆形。

（4）浆细胞：多见于慢性炎症。浆细胞为椭圆形，胞质丰富，嗜碱性，核呈圆形，偏位状，车辐状染色质。

（5）单核细胞：多见于慢性炎症。

7.鳞状上皮细胞化生

鳞状上皮细胞化生是对损伤的一种常见反应，其机制尚不清楚。痰中很难见到，主要见于气管镜刷片。表现为小型立方形鳞状细胞集落成群，胞质嗜酸性，貌似基底旁层细胞，相互邻接。胞质内可见空泡。非典型鳞状化生视为癌前病变。

8.修复细胞

修复细胞是对损伤的一种反应性改变，显示支气管型上皮细胞出现非典型性，核仁明显，细胞排列成片状，有流水样极向。很少单个分布。

三、常见肺癌咳痰涂片及支气管镜刷片的细胞形态学

1.鳞状细胞癌

鳞状细胞癌分为角化型和非角化型两个类型，特点如下。

（1）角化型鳞状细胞癌细胞大小不一，分布较弥散。非角化型鳞状细胞癌肿瘤细胞大小差异不明显。

（2）角化型鳞状细胞癌常呈梭形、蝌蚪形。非角化型鳞状细胞癌肿瘤细胞常为形态较一致的短梭形细胞。

（3）角化型鳞状细胞癌核深染呈墨滴状，可见固缩核。非角化型鳞状细胞癌肿瘤细胞核染色质深而呈粗颗粒状，可见核仁。

（4）核浆比增高。

（5）角化型鳞状细胞癌胞质角化呈橘黄色或橘红色，可见角化珠。非角化型鳞状细胞癌肿瘤细胞胞质嗜双色。

（6）背景中可见坏死性肿瘤物质。

2.腺癌

细胞体积较大，圆形、多角形，有时为柱状。细胞呈两维腺样、小片状或三维立体似乳头状、桑葚状及球状结构。片块周边较光滑或有花瓣样（扇贝样）凸起。可见封入细胞、印戒细胞核偏位。核大、染色质细颗粒状，核仁明显。有时可见核内胞质包涵体。胞质内可见较多中性粒细胞。

3.小细胞癌

细胞体积小，稍大于淋巴细胞。排列成大小不一的小簇状、单行条索状及拥挤的团片，细胞邻接处挤压变形，可呈镶嵌样压迹。胞质极少嗜碱性偶嗜酸性，似裸核。核深染、固缩或空泡状核，常见胡椒盐样粗颗粒状染色质。细胞核易破碎，常

因涂片出现核拉丝。

4.大细胞未分化癌

细胞聚集成群或弥散分布,很少构成三维立体团块。肿瘤细胞体积大,胞质丰富,缺乏腺样及鳞状上皮分化特点,可见瘤巨细胞。肿瘤细胞形态可相对较规则或呈多形性;核为圆形或卵圆形,深染、异型性明显,可见不规则的大核仁。常可见肿瘤性坏死。

5.巨细胞癌

细胞体积巨大,单核或多核及奇异形核的肉瘤样肿瘤细胞,同时可见体积较小的、未分化的肿瘤细胞。梭形细胞罕见。

(杨朝阳)

第二节 经皮肺穿刺活检术

一、CT 导引下肺穿刺活检术

CT 扫描在肺部的显示中有着其他影像技术无可比拟的优势,而且穿刺针显示清晰,因而 CT 导引成为胸部病变导向活检的金标准。随着肺部肿瘤的发病率的增加及其解剖的特殊性,同时要求获取肿瘤组织学分型,以便确定的治疗方案和估计预后,胸部病变活检的比率越来越高。

1.适应证

①肺内占位性质不易确定,需要获得组织学诊断。②为进一步明确诊断,同时可给予治疗。③获取病变组织学诊断,指导治疗。④获取病变病原学诊断。

2.禁忌证

①严重心、肺、肝、肾功能不全者。②出、凝血功能障碍者。③严重的全身感染、败血症、脓毒血症未控制者。④穿刺入路存在严重溃疡或感染者。⑤病变周围有大量肺大疱,尤其是穿刺针道方向胸膜下有肺大疱者。⑥存在弥漫性肺间质病变导致的高通气量高循环量的患者。⑦不能平卧的患者。

3.患者术前准备

①术前查血常规、凝血功能、肝肾功能及心电图。②术前谈话,内容包括患者目前的病情状况、穿刺的重要性、危险性。③与患者、家属签订穿刺协议书。④仔细阅读病史及相关影像资料,必要时进行 CT 增强扫描。⑤纠正预防其他系统疾病。⑥给予止血,抗感染,必要时给予镇静药,小儿可根据体重给予水合氯醛灌肠。⑦穿刺器械及药物的准备。⑧确定手术的实施方案。⑨做碘过敏试验,保留静脉通道。

4.穿刺过程

①病变区 CT 扫描,必要时强化扫描。②采用栅栏法、胶布定位法确定进针

点。③做标记进针点。④手术区域消毒,铺洞巾。⑤进针点利多卡因局部麻醉。⑥按照设定方向角度进针。⑦CT 扫描确定针尖位置。⑧针尖位于待检部位后,根据组织类型确定检出方式。⑨组织检出,必要时进行多角度多次检出,尽可能取得满意的组织量为度。⑩用敷贴粘住皮肤针孔或加压包扎 5～10 分钟。穿刺针穿刺至病灶外侧缘检取病理组织。病理检查示间质性肺炎,部分区域纤维组织及类上皮样细胞呈结节状增生,尚不能排除结节病。经 2 个月门诊抗炎及对症治疗基本恢复。

二、磁共振导引下肺穿刺活检术

经皮穿刺胸部活检为胸部介入放射学的重要内容之一,它和经纤维支气管镜活检相得益彰,成为获取胸部病变病理诊断资料的重要手段,尤其适合于周围型肺部病灶、胸膜、胸壁病变及纵隔肿块的活检。20 世纪 70 年代 CT 的问世,以其多维成像、解剖结构显示清晰、重复性好等优势而被用作导引工具。随着医学影像的发展和日新月异,目前已发展成了 CT、MR 及超声导引下的经皮非血管途径影像微创性诊断及治疗,广泛应用于全身多脏器病灶的活检、囊肿及脓肿的抽吸引流、肿瘤的治疗等。

1.适应证

①新发现的或逐步增大的孤立性肺部结节或肿块,诊断不明,尤其是疑为肺癌可能性较大的病例。②诊断不明的纵隔肿块及纤维支气管镜活检结果阴性的肺门肿块,为了明确病理诊断。③局灶性或多发性肺实变或脓肿,感染菌种不明者。④无法手术处理的肿瘤,为了明确细胞类型以便制订合理的化疗或放疗方案,或检验肿瘤细胞对化疗、放疗的敏感性。

2.禁忌证

①严重心、肺、肝、肾功能不全者。②出、凝血功能障碍即有出血倾向者。③装置心脏起搏器者。④穿刺部位附近有金属异物者。⑤所检病灶可能为肺动静脉瘘或棘球蚴病者。⑥不能配合或不能保持恒定的穿刺体位或不能屏气的患者。

3.术前准备

(1)患者准备:术前须出示 CT 和(或)MRI 等影像资料,测定血常规、出凝血时间和凝血酶原时间,常规术前肌内注射止血药物,对个别焦虑患者适当给予镇静药。术前 4～6 小时禁食,向患者及其家属详细说明穿刺活检过程和可能发生的并发症,取得患者的主动配合,包括训练好患者平静呼吸下屏气、体位保持等,并与其签订手术协议书。

(2)环境及设备的准备:①操作室紫外线空气消毒至少 2 小时,MR 扫描仪覆盖消毒外罩。②启动 0.23T 开放式常导 MR 扫描仪,常规主磁场匀场及线性补偿,如预计术中使用完全平衡稳态(CBASS)序列,则还需行二次补偿和快速线性补偿,进入 MR 导引操作序列(MRGP)模式,将示踪器置于主磁场中心,选择 Cal(校正)菜单。③开启 ipatH$_2$O 光学追踪导引系统,调整红外线立体相机方向,使其接受来自扫描机架及示踪器上反光球的信号,进行自动校正。④将穿刺针固定在光学导引持针板上,针尖置于示踪器上方的测针点上,将红外线立体相机对准示踪器及光学导引持针板上的反光球,启动软件测针,并将测得的针长数值与手工测量值进行对照,误差不得超过 3mm。⑤根据患者体形及病变部位选择不同型号柔性多功能表面线圈。

(3)选择合适穿刺针:①选择穿刺针的一般原则是要尽可能获取较多的标本量,又不至于增加并发症的发生率,还要取决于预检病灶的位置,所在脏器及其与邻近结构的关系,以及病理科医师所需的标本量等。②MR 导引下胸部穿刺活检术时所用的穿刺器械均为磁兼容性的镍钛合金材料,如穿刺套针常用的规格有 14G、16G 及 18G,长度为 10～15cm,切割枪的规格一般有 16G、18G,长度为 20cm,也可仅用 19G 或 20G 的细针做细胞学涂片来区分肿瘤的良恶性。

(4)药物准备:2%利多卡因;酚磺乙胺;明胶海绵条。

4.操作方法与注意事项

(1)操作方法:①根据病变位置及拟进针方向,患者取仰卧位、侧卧位或俯卧位。固定多功能线圈于拟进针点附近,将穿刺针针尖对准拟进针点,调整红外线立体相机,对准光学导引持针板及扫描机架上反光球,行定位扫描,选择适当的病变定位像层面,如冠状位、矢状位、轴位或斜位,依据目的不同选择最佳的快速成像序列,必要时静脉注射磁共振造影剂增强扫描以显示病变及其周围结构。②由于计算机自动将穿刺针的空间定位信号叠加在图像上,屏幕上可显示蓝色条线,根据需要或病变强化情况,可在图像上确定穿刺靶点(为一红色圆点)。调整针的角度,确定进针路径,并进行体表标记,模拟进针时要注意尽量避开正常肺组织、血管及神经等,并使皮肤进针点和靶点之间的直线距离尽可能短。③将检查床拉出,常规消毒、铺巾,在体表标记处皮下注射利多卡因,调整持针板的方向,使虚拟针的延长线在二维扫描图像上均指向靶点,在逐步进针过程中使用场回波(FE)或 CBASS 序列在一或两个方向上重复扫描成像,确定穿刺针的实际位置,到达靶点后再次扫描以确定针尖的位置,然后拔出针芯,采用相应规格切割枪对病灶进行切割,检查切割的病变组织,将其固定于 10%甲醛溶液的容器内送病理,并涂片行细胞学检查。

(2)注意事项:①术前患者呼吸屏气训练,以保持术中扫描时处于相同呼吸相。②当穿刺针达胸膜时嘱患者屏气,以保持穿刺路径准确性,防止因呼吸波动造成穿刺误差,引起肺及血管损伤。③纵隔病变穿刺选择进针路径非常重要,应适当调整患者体位,尽可能避开肺组织穿刺或采用人工气胸法避免伤及正常肺及肺门组织结构。④拔针前行 MR 扫描,确认针尖位置,拔针后再次扫描,确认有无出血、气胸等并发症。

5.术后处理

随着影像导引设备的发展与更新,经皮穿刺肺活检并发症的发生率较过去明显降低,并发症发生率的高低一般与下列因素有关:①穿刺针的选择,较粗的穿刺针尤其是较粗的组织切割枪并发症发生率高。②影像导引设备的优劣与选择。③病灶部位与进针途径。④穿刺的次数。⑤病例的选择,凡有肺气肿的患者和年龄大者,并发症的发生率明显高于年轻而无肺气肿的患者。

(1)一般处理:术后嘱患者平卧,严密观察 4~6 小时,根据实际情况采用相应的措施。

(2)并发症及处理:①气胸。经皮肺病变穿刺活检并发症中发生率最高的为气胸,发生率从 10%~35%,通常为少量气胸,临床无须特殊处理。对原有肺疾病而产生明显临床症状者和气胸超过 50%者,应及时采用抽气或负压引流的方法治疗。②咯血及出血。术后少量咯血甚为常见,穿刺时损伤肺组织内微小血管,少量血液渗入到肺泡腔及支气管腔内被咯出,往往表现为痰中带血,临床无须特殊处理;穿刺通道或穿刺靶病变出血常见于使用粗穿刺针或切割针(>16G)和穿刺富血管肿瘤时,术后应立即注射止血药物,并密切观察病情变化,若有活动性出血且使用促凝血药物无效、伴有大量咯血及血胸时,须联合胸外科医生紧急处理。③疼痛。穿刺活检后疼痛多为轻度,1~2 天可自行消失,无须处理,若出现剧烈疼痛,应考虑损伤肋间神经或血管,除给予镇痛药外,还应给予止血药和抗生素。④感染。穿刺活检后感染多与穿刺器械或皮肤消毒不严有关,穿刺术后应常规应用广谱抗生素 2~3 天预防感染,一旦出现感染症状或体征应及时加大抗生素用量并根据感染细菌类型选用敏感抗生素。

(杨朝阳)

第三节　纤维支气管镜检查

纤维支气管镜(简称纤支镜)检查主要用于早期中心型肺癌的筛查和早诊。纤支镜检查可以获得细胞学、组织学检查标本。对于周围型肺癌,可通过支气管肺泡灌洗或跨支气管壁针吸活检获得细胞学或组织学标本。中心型肺癌纤支镜检查的阳性率可达 95%,周围型肺癌阳性率可达 50%左右。20 世纪 80 年代,荧光纤维支气管镜的诞生是高分辨率照相机、计算机和支气管镜等多项技术交叉结合的产物。目前世界上临床应用最普遍的是荧光纤维支气管镜(LIFE)。LIFE 系统的工作原理是用波长为 400~440nm 的蓝色光照射支气管树,支气管镜连接高分辨率照相机,将观察部位的荧光图像通过数据转换器输入计算机,最后将观察部位的图像反映至荧光屏幕上。Lam 等用 LIFE 及白光纤支镜检查 233 例肺癌或有肺癌危险因素者。共取活检 717 处,病理结果显示 338 处为正常组织或炎症,203 处为上皮化生或轻度不典型增生,78 处为中重度不典型增生,35 处为原位癌,63 处为浸润癌。诊断中重度不典型增生、原位癌、浸润癌的敏感性及正常组织的特异性,白光纤支镜分别为 38.5%、40.0%、98.4% 和 91.1%,而 LIFE 则分别为 73.1%、91.4%、100% 和 86.7%。可见 LIFE 对癌前病变和原位癌的敏感性有明显提高。

一、适应证

纤维支气管镜技术应用于临床以来,由于其可视范围大,患者耐受性好,对肺疾病的诊疗效用高且安全,并发症少,适应证越来越广泛。

1.诊断方面的适应证

(1)肺部占位病变的定性诊断:胸部影像学检查对肺部肿块的大小、形态、部位多能够作出明确诊断,但对肿块的定性诊断较为困难,而定性诊断对临床治疗方案的制订是非常重要的。应用可弯曲的纤维支气管镜可观测到气管至 4~5 级支气管,位于该范围内的肺癌多可直接镜检到,在内镜直视下利用双关节活检钳取得病理学诊断标本。Zavdla 报道,对可见肿瘤活检阳性率高达 97%。国内学者报道所见肿瘤活检的阳性率与肿瘤生长方式有关。增殖型病变活检阳性率最高,浸润型较低。对弥漫性病变经纤支镜盲检阳性率接近 90%,对周围型肺癌在 X 线导引下行纤支镜肺活检可获得 60%~90% 的阳性率。联合应用活检、刷检针吸可进一步提高阳性率。

(2)咳嗽:咳嗽为机体一种重要的防御机制,可清除呼吸道内的分泌物或异物,也是多种肺部疾病常见的临床症状,如呼吸道感染、急慢性支气管炎、肺炎、肺-支气管结核、肺内肿块、胸膜疾病等,但在慢性咳嗽基础上出现咳嗽性质的变化及咳嗽频率的改变、咳嗽症状加重、常规治疗无效时,则需要进行纤维支气管镜检查,以明确引起咳嗽的原因。

(3)咯血:咯血是较常见的临床症状,气管、支气管病变及肺部病变均可引起咯血。其中肺部肿瘤是高龄患者咯血的主要原因,其次为支气管炎、肺脓肿、肺结核、支气管扩张。有一组 5488 例咯血病例病因分析中,肺恶性肿瘤占 44.6%,非特异性炎症(包括支气管炎、肺炎、肺脓肿)占 35.3%,肺结核占 5.8%,支气管扩张占 4.3%。对高龄患者首次咯血的病因分析中肺部肿瘤的比率更高,所以对有长期吸烟史,年龄大于 40 岁的患者出现咯血症状时,即使 X 线检查阴性,也应行纤支镜检查。对大咯血的纤支镜诊断价值,目前尚无统一意见。有学者反对将纤支镜检查用于大咯血的病因诊断,认为纤支镜检查虽是一种微创技术,但对咽喉部位及气管黏膜的刺激不可避免,易刺激患者因咳嗽诱发更严重的咯血,甚至窒息死亡,而且由于纤支镜吸引孔道直径较小,易被血凝块堵住。另外,由于支气管内较多的血迹可造成镜面的严重污染影响视野,给病因诊断造成困难。但也有学者认为,在大咯血期间纤支镜检查不仅能够明确出血的部位和病变性质,还可以在镜下进行局部止血治疗。总之,对大咯血患者的纤支镜检查要根据患者的具体情况进行综合考虑来作决定。

(4)支气管腔内阻塞性病变:对肺不张、阻塞性肺炎、局限性肺气肿的病因诊断,纤支镜检查是最好的诊断手段之一,任何引起支气管腔内阻塞的原因均可导致阻塞性肺部病变。当管腔完全阻塞时表现为阻塞性肺不张或阻塞性肺炎;当管腔部分阻塞形成吸气性单向阻塞时则表现为阻塞性肺气肿。常见的阻塞病因有肿瘤、炎症、结核、血块、异物、痰栓及外伤等。其中肿瘤引起的阻塞最为常见,占50%以上,但中叶不张的病因分析则以炎症居多。纤支镜检查不仅能够明确阻塞的具体部位及病变性质,而且可以对阻塞的病因进行相应的介入治疗。

(5)双肺弥漫性病变:双肺弥漫性病变的诊断是临床上常遇到的难题,经纤支镜活检病理学检查,以及经纤支镜毛刷肺泡灌洗细胞学微生物学及酶学检查,对部分弥漫性病变能够明确诊断,但对肺间质性纤维化病因诊断的价值有限。

(6)肺部感染的病原学诊断:痰培养是临床常用的获取肺部感染病原学的一种方法,但痰液咳出时受到口咽部微生物的严重污染,较难反映下部呼吸道的菌群情况,对临床指导意义不尽满意。经纤支镜获取下呼吸道标本进行病原学检查是一种很好的方法。应用纤支镜的单、双套管保护毛刷技术及保护性肺泡灌洗技术可以获取几乎没有被污染的标本,得到的病原学检查结果对临床治疗有重要的指导作用。

(7)肺癌的分期:纤支镜对肺癌的诊断作用不容置疑,同时还可以协助确定肺癌的分期。通过纤支镜直接观察中心型肺癌的部位及病变范围,确定病变与隆凸的距离,同时经纤支镜针吸技术还能对肺癌引起的纵隔淋巴结转移情况进行判断,确定支气管和肺的切除范围。

(8)其他:纤支镜检查可用于不明原因的喉返神经或膈神经麻痹者的病因诊断及气管、食管瘘的诊断。经纤支针活检毛刷肺泡灌洗等技术还可用于肺部少见疾病的诊断。纤支镜也可以代替胸腔镜对各种胸膜疾病作出判断。

2.治疗方面的适应证

(1)用于支气管肺癌的治疗:纤维支气管镜对肺癌的诊断作用已被广大临床工作者所接受并普及应用,但经纤支镜对肺癌的介入性治疗因设备条件及技术因素等影响尚未得到普遍开展。经纤支镜介入治疗肺癌的方法主要有:①激光治疗。CO_2激光虽有优异的切割功能,但不能通过光纤维传导且光凝固作用不强,因此通过纤支镜的应用受到限制。临床上多选用 YAG 激光。Nd-YAG 激光比 CO_2 激光具有更强的凝固作用,在气道恶性疾病的治疗方面有重要价值。②腔内放射治疗。经支气管镜支气管腔内后装机放射治疗,多选用^{192}Ir 借助气管镜用导丝或导管将放射性核素置入肿瘤组织中。③光动力学治疗,如应用氩等离子由石英光导纤维经支气管镜引入靶组织引起组织坏死,达到治疗肿瘤的作用。④支气管支架置入治疗,可用于癌性气管、支气管狭窄。⑤经纤支镜微波治疗。⑥经纤支镜高频电刀治疗。⑦经纤支镜冷冻治疗。⑧其他,经纤支镜局部化疗或瘤体内注射无水乙醇等硬化剂治疗。

(2)肺内感染性疾病的治疗:①特异性感染。主要用于结核咯血时经纤支镜介入止血治疗及治疗由肺结核引起的支气管腔内阻塞性病变。近年来有学者应用经纤支镜介入局部注入抗结核药物的疗法,但尚未得到公认,故治疗肺结核仍要以全身化疗为主。②非特异性感染。肺脓肿,经纤支镜细导管导入脓腔内冲洗脓腔或向脓腔内滴注抗生素可提高治愈率,缩短治愈时间。其他局限性肺化脓性感染,如化脓性肺炎、支气管扩张等,经纤支镜吸痰并冲洗局部感染肺段。经纤支镜吸引痰液,用于外科手术后患者或无力咳痰患者。

(3)支气管狭窄性疾病的治疗:应用纤支镜不仅能对支气管狭窄的部位、范围、程度和病因作出诊断,同时还可以用于支气管狭窄的治疗。应用经纤维支气管镜介入技术,如激光、冷冻、高频电刀、球囊扩张、支架置入等,对狭窄部位进行治疗,已收到很好的近期疗效。对良性狭窄的支架置入治疗方法,目前尚无统一意见,不应作为首选的治疗方法。

(4)咯血的治疗作用:纤维支气管镜对引起咯血的原因有重要的诊断价值,同时可以对咯血进行治疗。通过纤支镜介入局部止血措施包括注入冰盐水、血管收缩药(如垂体后叶素和肾上腺素等)、凝血药物(如凝血酶、纤维蛋白凝血酶等),以及气囊阻塞压迫治疗咯血。

(5)取异物及支气管结石:经纤支镜联合应用取异物钳、取异物网篮等器械对气管、支气管内较小异物的取出有很高的成功率,对周围肉芽组织少、与管壁粘连轻的腔内型结石,经纤支镜钳取易取得成功。

(6)气管插管中的应用:气管插管可分为经口腔和经鼻腔两种途径,以经鼻腔途径为最好,不仅利于固定,而且刺激性小,患者耐受性高。用纤支镜导入的方法经鼻腔途径气管插管,安全且迅速,是很理想的插管方法。

(7)其他治疗应用:经纤支镜冲洗治疗肺泡蛋白沉积症,用纤支镜代胸腔镜治疗部分胸膜疾病、支气管胸膜瘘等。

二、禁忌证

纤维支气管镜术是一种相对安全但有一定创伤性的诊疗手段。随着应用技术的熟练,纤维支气管镜术的禁忌证较少,但高危疾病的患者应视为纤维支气管镜检查的禁忌对象。

1.纤维支气管镜术检查的禁忌证

①肺功能严重损害,$PaO_2 < 6.67kPa(50mmHg)$。因为即使肺功能正常患者行单纯纤支镜检查也可引起FEV_1、$FEV_1\%$、PEF、V_{75}、V_{50}、V_{25}及MEF明显下降,PaO_2平均下降$(1.19 \pm 0.45)kPa[(8.92 \pm 3.38)mmHg]$,经纤支镜进行肺泡灌洗,对肺功能影响更大,$PaO_2$可以降低$1.33 \sim 4.00kPa(10 \sim 30mmHg)$,降低的程度与灌洗液温度相关。②严重心功能不全和心律失常。纤支镜检查可引起低氧血症,缺O_2又可导致各种心律失常。在纤支镜检查中,各种心律失常可达$24\% \sim 81\%$,表现为窦性心动过速或过缓、室性期前收缩、心搏骤停,在纤支镜检查中死亡的病例大部分死于心血管意外。③不稳定型心绞痛或近期的心肌梗死。纤支镜检查所造成的低氧血症及刺激,可加重心肌缺血,诱发心肌梗死或使梗死面积扩大。④一般情况差,多脏器功能不全,体质虚弱不能耐受检查者。⑤主动脉瘤有破裂危险者或严重高血压,血压高于$21.3/13.34kPa(160/100mmHg)$。⑥麻醉药物过敏,无法用其他药物替代者。⑦精神极度紧张或精神异常不能配合检查者。

2.纤支镜活检的禁忌证

①严重的出血倾向、凝血机制障碍者。②尿毒症患者。③肺动脉高压患者。④严重贫血患者。⑤妊娠期妇女。

三、操作方法

1.术前准备

术前准备按支气管镜检查常规测定凝血功能、心电图、血常规。胸部正侧位X线摄片或胸部CT扫描确定病变位置。检查前禁食6小时,肌内注射地西泮10mg及阿托品0.5mg,用2‰利多卡因喷雾麻醉咽部及鼻腔。

2.患者体位与内镜插入

(1)患者体位:一般采用仰卧位,患者仰卧于检查床上,肩稍抬高,使头略后仰,操作者位于患者头侧进行操作。对于有呼吸困难或胸部畸形等不能平卧的患者可采用坐位或半坐卧位,要使患者头部后仰,操作者位于患者对面也可位于背后,要注意位于患者对面操作时,镜下所见病变方向与仰卧相反。

(2)插入途径:常用的有以下几种。

1)经鼻腔插入:经鼻腔插入是临床上最常用的纤维支气管镜插入途径,操作简便且容易插入,不影响患者咳痰,痛苦较少,经鼻腔插入的同时可对鼻咽腔进行全面的检查,经鼻腔插入途径另一重要优点是能避免纤支镜被牙齿咬损的危险。经鼻腔插入对初学者有一定困难,且容易造成鼻黏膜出血。

2)经口腔插入:鼻腔狭窄或双侧鼻息肉、出血、鼻甲肥大等原因不能从鼻腔插入者,可选用经口腔插入。经口腔能插入较粗支气管镜,便于反复插入,能有效吸引支气管腔内黏稠分泌物或血液。但经口腔插入对咽部刺激较大,易引起恶心及舌翻动,导致插入困难,且使分泌物无法咳出,容易造成纤支镜咬损。

3)经气管套管或气管切口插入:该插入途径应用较少,主要用于危重患者的抢救治疗。操作时应注意套管内径与纤支镜外径比例,动作迅速,应在心电图、心电监护下进行。

3.操作步骤

(1)纤支镜检查步骤:开启纤支镜冷光源,调节光源亮度,固定纤支镜前端并对准参照物调节屈光调节环,使视野达到最好的清晰度。

术者根据患者不同体位,处于合适操作位置,左手握住纤支镜操作部位,左手拇指放置于角度调节钮上,示指放于吸引按钮上,中指、环指及小指紧握手持部,右手持纤支镜可弯曲部分远侧,距端口约 8cm,左手拇指向上拨动角度调节钮,使纤支镜远端可调部分向后向上翘起,右手将其送入患者鼻腔,沿下鼻道缓送入后鼻腔,左手拇指将角度调节钮回复原位并稍向下拨动。经鼻咽部向下进入咽喉部,窥视会厌,部分患者会厌有变形或紧贴咽喉后壁,需挑起会厌才能直视声门,挑起困难时可经会厌侧方接近声门,应仔细观察声带活动情况,必要时可让患者拉长声音说"咿—"。对未做气管局麻的患者,可经纤支镜操作孔插入细导管,通过声门,滴入气管利多卡因 1~2mL,3~5 分钟后,在患者声门张开时,迅速将纤支镜远端送入气管。此时,多数患者会因刺激而咳嗽,是严重气管痉挛最易发生的时间。若患者不能耐受,需立即退出声门。该情况多发生于极度紧张或气管局麻不彻底的患者,多数患者能够继续接受检查。操作者要尽量保持纤支镜远端在气管腔的中央,避免镜体对气管壁黏膜的刺激,并在直视下一面推入纤支镜,一面观察气管内腔,直到气管隆嵴。当气管腔因各种原因有明显狭窄时,不要贸然强行通过狭窄部位以防引起患者窒息。观察气管隆嵴要注意其随呼吸的活动程度、有无增宽,以及黏膜是否光滑等。插入左、右侧主支气管前应经活检孔追加注入局麻药物,充分麻醉隆凸部位。检查双肺支气管一般按照先健侧后患侧、先上后下的原则。检查右肺支气管时,将左手腕部内屈,使镜体右旋,结合调节角度钮,将纤支镜沿支气管外侧壁插入右总支气管,可见第一个支气管开口即为右肺上叶支气管开口,左手拇指轻压角度调节钮,纤支镜进入右肺上叶支气管内,纤支镜插入后可见右肺上叶各段管口。气管镜外径较细或患者段支气管较粗时,纤支镜可以进入亚段窥视到亚段情况。检查完上叶支气管后,退镜至右中间支气管开口,继续下行,可见到位于支气管前壁的中叶开口及下叶支气管开口,下叶背段开口基本平中叶开口水平,位于下叶支气管后壁,左拇指向下拨动角度调节钮,使镜前端稍前翘起,进入中叶支气管,可以见到中叶内、外基底段支气管,退出中叶支气管,将角度调节钮向上拨动,使镜前端向下、向后侧弯曲,进入右下叶背段支气管。沿背段支气管口稍向前插入可见位于下叶支气管内侧壁的内基底段开口,其余各基底段开口略低于内基底段。自外向内依次为前基底段、外基底段和后基底段开口。右侧支气管检查结束后将纤支镜退到支气管隆凸,并向左旋转镜体或操作者站于患者右侧,插入左侧主支气管,支气管前外侧壁可见左肺上叶和舌叶开口,舌叶支气管开口靠近下叶支气管口,分为上舌段和下舌段支气管,上叶支气管分为尖后段及前段支气管。沿下叶支气管继续进镜可见位于下叶支气管后壁的背段支气管,在进镜见到自外向内排列的内前基底段、外基底段和后基底段开口,完成双肺支气管镜的检查。

纤支镜检查中,对各支气管的检查要注意观察黏膜是否光滑、纵行皱襞是否连续、气管腔是否通畅、有无外压狭窄、是否有赘生物,同时观察病变的部位、范围、形态,对病变部位要进行进一步的辅助操作检查。

(2)辅助操作:纤支镜检查发现病变或疑似病变,为进一步明确诊断应采集标本,做有关的组织学和细胞学检查。

1)组织学检查:对腔内病变的活组织检查,要固定内镜深度,调节好方向和前段弯曲度,使病变部位能很好地暴露在内镜视野内。活检前要尽量吸除病变表面的分泌物及坏死组织,对已有渗血的病灶可局部滴入止血药物 1∶10000 肾上腺素或垂体后叶素。活检时内镜前端与病变部位保持 1～3cm 的距离,左手固定内镜,右手将活检钳插入纤支镜操作孔,操作者在内镜视野内看到活检钳伸出并送到病灶部位,此时请助手张开活检钳,术者将活检钳准确压在病变处,嘱助手关闭活检钳后,迅速把活检钳拽出。同时观察活检部位有无出血。必要时给予盐水冲洗或局部应用止血药物。用小片滤纸将活检的标本由活检钳取下,并立即放入盛有10%福尔马林溶液(或 4%甲醛溶液)的小瓶内,再重复取病变不同部位的活组织3～4 块送检,钳取部位以病灶边缘或肿块基底最好。

对支气管壁浸润性病变或管外形病变,活检阳性率较低,可采用特制穿刺针针吸组织学活检技术,对吸出的组织碎屑经一定措施处理后,做组织学检查,同时也可对吸出的细胞进行细胞学检查。

对周围型肺肿块可在 X 线电视透视导引下进行经纤支镜钳取或针吸活检,对双肺弥漫性病变,可直接经纤支镜盲检。

2)细胞学检查:细胞学检查的标本获取方法,多选用刷检,另外还有针吸细胞学检查、冲洗液细胞检查等。

对可视性病变的刷检在直视下进行,将毛刷送至病变部位,稍加压力,旋转刷擦数次,然后将毛刷退至纤支镜前端,同纤支镜一起拔出后,立即涂片 3～4 张送检,细胞学检查的涂片要放入 95%乙醇内固定。

针吸细胞学检查,应用经纤支镜的穿刺抽吸针自病灶穿刺后,将抽吸物直接涂片或注入生理盐水内离心后涂片细胞学检查。

对不能直视的病变,根据 X 线检查结果确定在某一肺段后,对其进行盲检,或穿刺后灌洗,也可直接进行灌洗,收集灌洗液离心取沉渣涂片行细胞学检查。

四、常见并发症及处理

纤支镜检查室必须配备有效的抢救药品和器械,以便在发生并发症时能及时有效处理。

1.麻醉药物过敏或过量

丁卡因过敏反应的发生率高于利多卡因,要在正式麻醉之前先用少许药物喷喉,如出现明显的过敏反应,不能再用该药麻醉。气道注入麻醉药后约有 30% 吸收入血液循环,因此,麻醉药不宜用量过多。如利多卡因每次给药量以不超过 300mg(2% 利多卡因 15mL)为宜。对发生严重过敏反应或出现不良反应者应立即进行对症处理,如使用血管活性药物、抗抽搐药物等,对心动过缓者应用阿托品,心搏停止者进行人工心肺复苏,喉水肿阻塞气道者立即行气管切开等。

2.插管过程中发生心搏骤停

多见于原有严重的器质性心脏病者,或麻醉不充分、强行气管插入者。一旦发生应立即拔出纤支镜,就地施行人工心肺复苏术。

3.喉痉挛或喉头水肿

多见于插管不顺利或麻醉不充分的患者,大多在拔出纤支镜后病情可缓解。严重者应立即吸氧,给予抗组胺药或静脉给予糖皮质激素。

4.严重的支气管痉挛

多见于哮喘急性发作期进行检查的患者,应立即拔出纤支镜,按哮喘严重发作进行处理。

5.术后发热

多见于年纪较大者,除了与组织损伤等因素有关外,还可能有感染因素参与。治疗除适当使用解热镇痛药外,应酌情应用抗生素。

6.缺氧

纤支镜检查过程中动脉血氧分压(PaO_2)下降十分常见,进行纤支镜检查时 PaO_2 一般下降 20mmHg(1mmHg=0.133kPa)左右,故对原来已有缺氧者应在给氧条件下,或在高频通气支持条件下施行检查。

7.出血

施行组织活检者均有出血。在病变部位应用活检钳钳夹组织,注意尽量避开血管,夹取有代表性的组织。少量出血经吸引后可自行止血,或用肾上腺素 2mg+

生理盐水 20mL 局部灌注 5～10mL 止血。出血量大于 50mL 的出血须高度重视，要积极采取措施。可用下列方法止血：①经纤支镜注入冰盐水。②经纤支镜注入稀释的肾上腺素（肾上腺素 2mg 加入生理盐水 20mL 内，每次可注入 5～10mL）。③经纤支镜注入稀释的凝血酶（凝血酶 200μg 加入生理盐水 20mL 内）。④必要时同时经全身给予止血药物，出血量大者尚可进行输血、输液等。⑤纤支镜的负压抽吸系统一定要可靠有效，以保证及时将出血吸出，不使其阻塞气道。

（杨朝阳）

第四节　肺癌的影像学检查

肺癌的诊断一直是影像学诊断的一个难题，CT、磁共振（MRI）和正电子发射扫描（PET）在肺癌诊断中都取得了很大的进步，但 CT 仍然是目前主要的检查手段。各种诊断方法都有其可取的优势，如高分辨率 CT（HRCT）对肺部小结节形态和血流动力学的判断特异性较高，MRI 对肿瘤周围和纵隔情况的判断比较直观，PET/CT 在结节代谢和寻找全身转移病灶时有不可替代的作用，多种影像学手段的合理应用是比较明智的选择。

一般来说，胸部 X 线检查可确定直径≥10mm 的肺内非钙化小结节。多层螺旋 CT（MSCT）低剂量扫描是目前最高水平的肺癌筛查技术，该方法对检出周围型非钙化小结节特别是早期肺癌的灵敏度大大高于胸部 X 线检查。低剂量 MSCT 能十分准确地检测出直径＞5mm 小肺癌。MRI 采用快速扫描序列（如 HASTE）T_2WI 可充分显示直径≥5mm 的肺结节。PET/CT 的优势是可进行全身同时检查，有更高的特异性，但分辨率相对较低，因此适用于定性诊断。

在筛查出的结节中，良性病变占绝大部分（90%～95%），因此最终诊断需要慎重。对于特殊人群，如 45 岁以上的吸烟者，肺内实性或部分实性的直径＞2cm 的结节，恶性概率达 40% 以上，需要关注。直径＜1cm 的实性结节恶性概率＜3%，直径＜5mm 的实性结节恶性概率＜0.3%，而直径＜1cm 的磨玻璃样阴影（GGO）结节恶性概率接近 0，这些需要定期随访。目前，对于 CT 筛查出的非钙化小结节的处理原则已经有了基本共识：对于直径＜5mm 的结节每年常规筛查即可，无需特殊处理；直径在 5～9mm 的结节可以于 3～6 个月、12 个月和 24 个月时进行随访；直径＞10mm 的病灶原则上需要积极处理，纳入积极诊断过程。

一、肺癌的影像学特点

肺癌的影像学分型与肿瘤的病理大体类型一致，根据肿瘤的发生部位分为中央型、周围型和弥漫性。中央型肺癌是指肿瘤发生于肺段或肺段以上支气管。周围型肺癌是指发生于段以下支气管的肺癌。弥漫性肺癌是指肿瘤在肺内弥漫性分布。由于胸部X线检查和胸部CT扫描是肺部疾病检查的常用影像手段,并且所示图像与肿瘤形态学特点基本一致,因此它们是发现肺癌的最重要和最基本的检查方法。影像学对肺癌的认识主要基于这两种技术,并且它们的应用经验已成为其他检查方式的参照。

(一)中央型肺癌的影像学表现

中央型肺癌的影像学表现包括直接征象和间接征象两方面。直接征象主要为支气管的改变及肺门肿块;间接征象为支气管阻塞征,包括阻塞性肺不张、阻塞性肺气肿、阻塞性炎症及黏液嵌塞等。另外,其他常见表现有肺门及纵隔血管改变、肺门及纵隔淋巴结肿大、胸腔积液、肺内转移等。

1.直接征象

(1)支气管改变:早期中央型肺癌是指肿瘤局限于支气管腔内、或在肺叶或肺段支气管内浸润性生长,未侵及周围肺实质,并且无转移。早期中央型肺癌影像学上主要表现为支气管壁增厚和管腔狭窄。对于中央型肺癌的支气管改变胸部X线检查也可以显示,但是密度对比远远不及CT图像确切,特别是CT各方位重建薄层图像。对于近似前后走行的右肺上叶前、后段、右肺中叶及两下叶背段支气管开口的受累情况,CT显示更具优势。

1)支气管壁增厚:正常情况下,无论CT扫描层面与支气管走行方向呈垂直还是平行,图像显示气管及支气管的管壁厚度均匀,为1~3mm。当肿瘤浸润范围增大、管壁增厚时,在周围充气肺组织或纵隔脂肪层衬托下,增厚的支气管壁易于显示。如支气管周围缺乏充气肺组织和纵隔脂肪对照时,尤其是当中央型肺癌的早期仅为黏膜浸润时,管壁的轻度增厚改变,CT不易显示,也不甚可靠(图4-1)。在发现管壁增厚时,采用多平面重建或曲面重建显示支气管的长轴影像,有助于了解病变长度及范围,可以提高对支气管病变的显示率。应用其他常用图像后处理技术(如可疑支气管病变区薄层重建、仿真内镜等)及增强扫描能提高支气管壁轻度增厚者的检出率。

2)支气管腔狭窄:中央型肺癌的支气管腔改变,依肿瘤生长方式和病变发展程度,在影像图像上常可呈现以下3种形态:①向支气管腔内突入的软组织影,自轻微隆起到明显息肉状,伴支气管腔狭窄。②管壁浸润增厚时,当扫描层与病变支气管近于平行时,见支气管管腔狭窄,局部管壁不规则增厚。病变范围大小,管腔狭窄可表现为局限性环形狭窄,也可表现为管状狭窄。③支气管管腔可由轻度狭窄到完全闭塞呈向心锥状或呈鼠尾状,管腔突然截断,或管腔呈偏心性狭窄。管壁可光滑也可凹凸不平(图4-2)。

CT能清晰显示支气管腔狭窄的形态、程度和范围。MRI通过应用脂肪抑制技术及局部预饱和黑血效应,纵隔肺门脂肪的高信号消失,周围血管为低信号或无信号结构,对于叶及以上支气管管壁增厚及狭窄情况也可以作出明确诊断,但对于叶及以下支气管改变的显示不如 CT。在脂肪抑制序列 T_2WI 图像上病变呈较明显的高信号,易于识别。

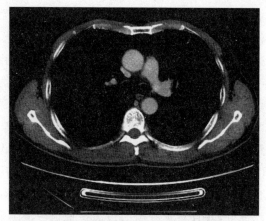

图 4-1 支气管鳞状上皮原位癌

CT 增强纵隔窗,显示左肺上叶支气管管壁局部轻度增厚

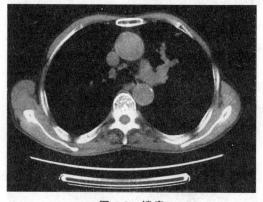

图 4-2 鳞癌

CT 纵隔窗,显示肿瘤组织沿左肺上叶前段支气管壁浸润生长并填充管腔

(2)肺门肿块:肺门肿块为进展期中央型肺癌最直接、最主要的影像学表现。肿瘤组织穿透支气管壁在血管、支气管鞘内及淋巴结内浸润,并侵入周围的肺实质,形成肺门部软组织肿块。病变晚期,原发灶和转移或直接受侵犯而肿大的淋巴结融合,同样可形成肺门肿块。

肺门肿块通常表现为结节状、边缘不规则,也有分叶表现,同时可见阻塞性肺炎、肺不张。肺门肿块的大小有时与支气管的狭窄程度并不相称,某些恶性程度高的肺癌(如低分化腺癌),在受累支气管明显狭窄之前往往已经出现明显肿块,这主要是由于肿瘤迅速浸润支气管壁伴肺门淋巴结转移所致。有时肿块周围见沿肺血管、支气管向肺野呈放射状分布的细条影,其形成的病理机制是由于肺门肿块所致的阻塞性淋巴管炎,亦多见于高度恶性的中央型肺癌形成肺门肿块。肿瘤的淋巴浸润及间质的纤维化反应,在影像上表现为肿瘤边缘的毛刺,在中央型肺癌亦可出现,且具有较高的特异性,但当肺门肿块伴相应肺叶的阻塞性改变时,肺-瘤界面受到掩盖,因此,毛刺的显示率不高。

　　中央型肺癌瘤体征象在胸部 X 线检查时显示为肺门肿块影,肿块位于一侧肺门,突向同侧肺野,边缘多较清晰。但是,胸部 X 线检查显示的肿块影,可能是瘤体本身,也可能是原发肿瘤与肺门转移淋巴结的融合影像。一般情况下,CT 或 MRI横断扫描可明确肿块的部位及大小,常见受累支气管被肿瘤包绕。典型者以病变支气管为轴心向周围浸润(图 4-3),但更多见的是肿瘤偏支气管的一侧生长,并推压支气管。进展期肺癌,肿块常与肿大淋巴结混合。肿块有的呈椭圆形,其长轴与支气管长轴一致。CT 平扫时肿块内部密度均匀或不均匀,伴肺不张时常难以衬托完整的肿块形态,增强扫描有利于区分肿块与不张肺组织;MRI 可以较好地显示肺门肿块内部的组织成分,并且对于肿瘤的边缘特征也可清晰显示。肺癌肿块表现为块状或分叶状结节状影,多表现为等 T_1,稍长 T_2 信号,部分癌灶内信号欠均匀,T_2WI 呈小结节状或散在斑点状高信号,为肿瘤内的坏死成分,并且由于 T_2WI抑脂加权像肺癌肿块信号稍高而不张肺组织及阻塞性肺炎由于含有较多的水分信号较癌组织更高而可清晰地与癌灶区分。

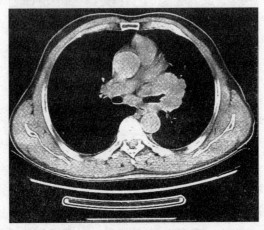

图 4-3　左肺上叶中央型肺癌

CT 纵隔窗,显示左侧肺门处见软组织肿块,气管呈锥状狭窄

　　进展期中央型肺癌常伴有肺门、纵隔淋巴结肿大,肺门淋巴结肿大与癌组织相融合,两者边界在常规 CT 扫描图像往往不易区分,即使采用增强 CT 扫描有时也难以区分。但是中央型肺癌的肺门肿块与单纯肺门、纵隔淋巴结肿大构成的肿块通常可以鉴别。前者常见支气管的改变,主要表现为管壁本身异常增厚、管腔内肿

块、管腔狭窄和中断。而单纯淋巴结肿大边界尚光滑,支气管本身无异常,仅受压移位。

2.间接征象

(1)支气管阻塞征象:中央型肺癌,常最先出现受累支气管阻塞的临床和影像表现。早期中央型肺癌在胸部 X 线检查时往往仅表现为相同肺叶或肺段反复出现的斑片状影或实变影,即阻塞性炎症表现,也可表现为肺叶或肺段的不张阴影。肺部 CT 扫描,可发现胸部 X 线检查不能清楚显示的局限性肺气肿及肺段以下轻度阻塞性肺炎或肺不张,尤以 1~3mm 薄层 CT 显示最佳。如侧支通气发达,个别病例即使支气管狭窄很明显,也无阻塞征象。

1)阻塞性肺气肿:支气管阻塞征象中最早的改变为局限性阻塞性肺气肿。肿瘤自支气管黏膜向支气管腔突入或环绕支气管壁生长,渐渐使管腔狭窄到一定程度时便会形成活瓣样阻塞,即吸气时气流尚可顺利通过,但呼气时气流受阻,因而造成受累支气管所支配的肺叶内空气滞留,形成呼气性局限性肺气肿,该征象称为空气捕捉现象或 Rigler 征。从理论上讲,大多数中央型肺癌由小到大,均可产生此征,但在临床日常工作中很少见。究其原因,一方面是处于此阶段的患者自觉症状少,未能及时就医,另一方面是检查技术上的原因。胸部 X 线检查及 CT 扫描主张深吸气并且屏气摄片,因此不利于呼气性肺气肿的显示,明确分辨常有困难。但是 CT 密度分辨率高,在病变可疑肺叶区域易在深吸气、深呼气时行扫描,以对比观察。呼气性肺气肿通常表现为受累肺叶密度减低,支气管血管束稀疏,以呼气相明显,或仅在该相出现改变,这要与健侧相应区域或同侧同一层面前、后肺野对比观察。但须注意,正常情况下,尤其对于老年人或长期卧床的患者,由于"坠积效应",在仰卧时前方的肺组织位置在上,充气较好,密度比后部肺野更低;后方肺野由于重力作用,肺血液分布较多,其密度值偏高。呼气相扫描时,此种现象更为明显,后方胸膜下肺组织可呈致密改变,不能将此误诊为肺炎,或将前方误诊为肺气肿。必要时可将扫描体位改变为俯卧位,以进一步显示所疑区域。

2)阻塞性肺炎:随着支气管狭窄程度加重,狭窄以远的肺组织因分泌物引流不畅而发生感染,致肺炎或肺脓肿。通常伴部分性肺不张。受累肺实变与肺门肿块一同构成肺门区"肿块"。

阻塞性肺炎若出现在中央型肺癌的较早阶段,经抗炎治疗可完全吸收,胸部 X 线检查及 CT 图像均表现为小斑片状边缘模糊影,按段、叶分布。有时范围局限,密度较淡,CT 纵隔窗往往不能显示。中央型肺癌所致阻塞性肺炎往往在同一部位反复发生,且逐渐加重,进一步发展成整个肺段或一叶或一侧肺实变,与一般非阻塞性细菌性肺炎相似。此时经抗炎治疗后病变不吸收或仅部分吸收,故又有不可逆肺炎之称。反复炎症则产生纤维条索,故有时在片状实变影内见条索影。通常在阻塞性肺炎实变区域内缺乏支气管充气相,此点可用以鉴别单纯的非支气管阻塞所致的细菌性炎症(如大叶性肺炎)。

阻塞性肺炎进一步发展偶可形成单发或多发肺脓肿,CT图像上在大片实变背景中见液-气平面,但洞壁较难显示。

3)阻塞性肺不张:阻塞性肺不张也是中央型肺癌最常见的间接征象之一。肺不张的发生原因是支气管严重狭窄及受累支气管被分泌物完全阻塞。肺不张可以发生于一个肺段,也可以发生于肺叶或一侧全肺,这取决于肿瘤侵犯支气管的部位与范围。癌组织沿支气管蔓延,可累及邻近支气管开口,如起源于下叶支气管的肺癌,可侵及右中叶导致右中叶、下叶肺不张,进一步可浸润右上叶致右全肺不张。

不张的肺组织在胸部X线检查时表现为相应区域肺组织体积缩小、密度增高,其边界清晰。周围结构向病变移位,最常见于横膈及叶间裂移位。若肺叶或一侧肺不张,不张肺叶向肺门、纵隔移位,同时纵隔亦常出现向患侧偏移。CT扫描对肺不张的显示更加清晰,不张肺叶呈高密度,肺叶体积缩小。以叶间胸膜为界,常见叶间胸膜向患肺中央凹陷。肺门肿块较小时,不张肺叶可掩盖肿瘤本身。当肺门肿块较大时,尽管不张肺叶体积缩小,紧贴肺门,叶间裂向内凹陷,但肿块处不张肺缘仍凸出,即该处叶间胸膜不但不向内凹反而凸出,此时不张肺间胸膜呈曲线状。在右肺上叶肺不张时,肺叶体积缩小并向上移位,其凹向下的下缘与肺门肿块向下的隆起的下缘相连,形成横置的或反置的S状,故称为S征或反S征。该征象被认为是中央型肺癌的典型表现,X线平片、断层、CT和MRI均可显示(图4-4)。

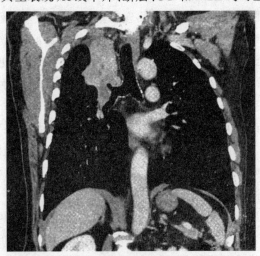

图4-4 右肺上叶中央型肺癌伴上叶肺不张

CT纵隔窗冠状位重建,显示右肺上叶体积缩小,叶间胸膜向内凹陷

当肺不张的发生时间短,肺泡内仍有气体残留,在肺不张伴侧支通气时,不张肺叶密度仍较低,此时CT扫描见肺纹理聚拢,叶间裂稍移位。如肺实变在先,肺

不张在后或两者同时存在,则肺叶体积缩小、叶间裂的移位均不明显。除不张肺本身的改变外,尚可见纵隔、横膈向患侧移位但合并胸腔积液时纵隔移动不明显。肺不张时肋间隙变窄,CT 或 MRI 表现为同一水平扫描图像上患侧肋骨段数较对侧增多。不张肺邻近的肺叶或对侧肺见代偿性肺气肿改变。

阻塞性肺炎、肺不张发生后,受累肺叶形成实变,在平扫 CT 图像上与肺门肿块密度差异甚小,实变肺将肿块完全或部分掩盖(图 4-5)。动态增强扫描有利于显示肺门肿块,并与肺实变区分,这主要是由于两者的血供不同。不张肺的血供是以肺动脉分支为主,血管相对粗大,造影剂经静脉团注,循环到右心后立刻进入肺循环,造影剂循环路线相对短;而肺癌的血供主要是口径相对细小的支气管动脉分支,造影剂要经肺循环入左心到主动脉后,再入支气管动脉,故循环路线相对较长。这样,造成不张肺与肿瘤血流灌注的时间差。但是单期常规 CT 增强 CT 扫描对肺癌、肺不张、肺炎的鉴别能力有限。多期动态 CT 扫描可以在增强的峰值期(2 分钟内)完成扫描,可显示不张肺叶与肿瘤有各自不同的增强表现。在增强的早期,在肺实质到达峰值之前,在不张肺叶内可见高密度的血管影;体积缩小的不张肺强化后密度明显增高,内见无强化的分支状条索影(为正常或略扩张的支气管),而肺癌肿块此时强化不明显,与不张肺叶构成鲜明的对比,衬托出肿瘤形态。有学者认为,这种密度差以注射造影剂后 40~120 秒扫描最显著。值得注意的是,肺癌的血供也因组织类型之间及个体之间的差异,其强化表现可能多种多样。

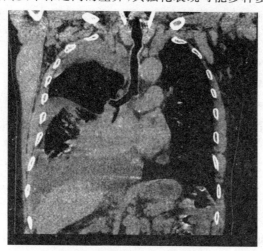

图 4-5　右肺下叶中央型肺癌

CT 冠状位重建,显示右肺下叶肿瘤与不张肺组织分界不清共同构成肺门区肿块

MRI 对区分中央型肺癌与继发性肺改变具有明显优势。在 T_2WI 图像上,不张肺叶内的支气管如仍有气体存在,表现为低信号,如充满黏液仍表现为高信号;通常,不张肺的信号高于肿块的信号,两者可以区分。吴华伟等应用磁共振 T_2WI

及 T_2WI 脂肪抑制序列对 14 例中央型肺癌合并阻塞性肺炎（9 例）和阻塞性肺不张（5 例）的患者进行研究，可以清楚区分 10 例肿块与炎症不张的肺。T_1WI 对肿块与炎性不张的鉴别帮助较小，两者的信号强度相似。但是增强 T_1WI 可以对两者进行区分。Kono 等对 27 例中央型肺癌应用 T_1WI 增强进行研究，其中 23 例（85%）可以明确区分肺癌与远端继发性改变，18 例（67%）肿瘤的信号强度低于继发肺病变，5 例（18%）肿瘤的信号强度高于继发肺病变，这些信号强度方面的差异主要是由于肿瘤对肺部血管系统侵犯的表现。

DWI 技术是 MR 功能成像方法，通过在体无创性评价组织、器官内的水分子运动情况。肿瘤组织细胞密度高，细胞外空间减少，水分子运动受限。基于以上原理，肿瘤与非肿瘤组织在 DWI 上可能存在信号强度与 ADC 值的差别。某学者研究显示在 DWI 图像上，大部分中央型肺癌的信号强度明显高于肺不张的信号强度。与 T_2WI 图像相比，DWI 图像肿瘤与肺不张的信号比明显增高，从而使肿瘤突出显示。但是对于沿着支气管壁生长的、体积较小的肿瘤或以阻塞性炎症为主的病例，单纯利用 DWI 图像难于鉴别肿块和阻塞性改变。另外，DWI 图像解剖细节显示较差。吴华伟等利用 ADC 图对中央型肺癌肿块和阻塞性炎症的 ADC 值进行定量分析，研究结果显示，中央型肺癌肿瘤实质及远端炎症间 ADC 值不同，肿瘤的 ADC 值要低于炎性病变区，并且尝试以 $1.38 \times 10^{-3} \, mm^2/s$ 作为炎性病变与恶性肿瘤的 ADC 值界值，诊断结果令人满意。

中央型肺癌伴随的肺部阴影也可以是肺梗死，这是由于一方面肺部血管受到肿瘤侵犯致管腔狭窄，肺循环血量减少；另一方面肺血管受肿瘤损害致局部肺组织通气血流比例失调，局部低氧，导致反射性肺血管痉挛狭窄，发生肺梗死。但是肺梗死所占比例较少，合理的鉴别技术有待于进一步研究。

4）黏液嵌塞：一些中央型肺癌病例在阻塞远端的支气管内有黏液潴留，即支气管内分泌物和黏稠的白色黏液、脓液或其他分泌物积聚、浓缩，构成支气管铸型，故称阻塞性黏液嵌塞。

黏液嵌塞见于多种情况，以支气管肺癌最常见，受累支气管内残存的黏液腺受肿瘤等刺激而持续分泌黏液，与炎性渗出物等混合滞留于管腔内，直至管内压超过分泌压。持久的张力过高，致相应支气管扩张。胸部 X 线检查和 CT 平扫时因阻塞性肺炎、肺不张而难以显示支气管黏液嵌塞。但在平扫图像上，少数患者可由于侧支通气，不产生明显阻塞性肺炎和肺不张，而表现出一条或几条呈索形条状或分叉状软组织密度影，其长轴指向肺门，肺门增大。增强 CT 扫描时，在不张而被强化的肺叶内，含黏液的气管未强化，呈低密度条状影，形态多种多样，有呈 V 形、Y 形等（图 4-6）。在肿瘤筛查过程中，支气管黏液嵌塞的出现常提示肺癌的可能，应当引起重视。

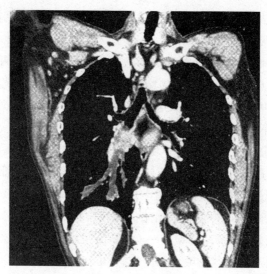

图 4-6 黏液嵌塞

CT增强纵隔窗冠状位重建,显示右肺门肿块,下叶支气管管腔内条状低密度黏液栓,无强化

(2)其他征象:主要包括以下几种。

1)纵隔及肺门血管改变:中央型肺癌晚期,肿瘤可侵犯纵隔内的大血管、心脏、食管等结构,如右肺上叶的肿瘤可直接浸润上腔静脉,将其包绕,造成管腔狭窄甚至完全梗阻。更多见的是淋巴结转移压迫上腔静脉,在增强图像上常见上腔静脉近心端不规则狭窄,出现颈部、上胸部侧支循环。肺血管改变的病理机制主要有两种:①癌组织直接侵犯邻近肺血管,或癌性肿块和(或)肿大淋巴结压迫邻近肺血管,导致血管结构变形、狭窄、形态不规则,甚至中断,常见于右中间段支气管及左中央型肺癌。②伴随支气管梗阻而出现的肺血管改变,如肺不张时,相应肺叶内肺血管移位和聚拢,而局限性肺气肿时,该区域的肺血管变稀少。

CT、MRI 对于中央型肺癌对纵隔、肺门区域的大血管浸润、粘连及包绕情况的显示,对于肿瘤的外科治疗至关重要。肿瘤浸润血管周围脂肪组织时,原来低密度的脂肪层密度增加(或高信号消失);肿瘤包绕血管时,见血管壁不规则增厚,边缘模糊。

2)肺门、纵隔淋巴结转移:CT、MRI 显示肺门、纵隔淋巴结肿大很灵敏。淋巴结的大小、形态、边缘情况对判断有无转移有一定帮助。目前多依据淋巴结的大小来评判是否异常。一般以淋巴结长径>1.5cm、短径>1.0cm 作为淋巴结转移的诊断标准,而长径>2.0cm 大多为转移。但是淋巴结肿大并非代表淋巴结已转移;而部分肺癌淋巴结转移者,淋巴结并不肿大。超声内镜(EUS)可以帮助诊断肺癌纵隔淋巴结转移,尤其是主动脉窗、隆凸下及食管旁淋巴结。恶性淋巴结在声像图上表现为圆形或椭圆形、低回声或无回声结节,短径>1.0cm,边界清晰或不清晰。单纯 EUS 检查仍无法获得病理诊断。进一步借助超声内镜导引下的针吸活检术（EUS-FNA）可以获得病理诊断结果。

3）胸腔积液：肺癌患者发生的胸腔积液多在肺癌的同一侧胸腔，其胸部 X 线检查及 CT 检查表现与其他原因引起的胸腔积液无明显差别。因为中央型肺癌多合并肺不张，发生在中央型肺癌患者的胸腔积液不产生明显占位效应，即纵隔不向健侧移位，膈肌位置不下移等，这是与普通胸腔积液的主要不同之处。胸部 X 线检查显示，大量胸腔积液往往掩盖肺门肿块和肺不张，而在 CT 图像上则较易显示。其他原因引起的大量胸腔积液也可造成压迫性肺不张，但无支气管阻塞和肿块表现。对胸腔积液的诊断超声更为优越。超声检查除了可以显示积液量的多少外，还可以将位于膈下的积液或肝病变显示出来。胸膜转移瘤合并胸腔积液，由于肿瘤较小并被胸腔积液掩盖，胸部 X 线检查及 CT 检查很难显示胸膜上的肿物，而超声正可利用胸腔积液为声窗发现胸膜上的肿物，并可在超声引导下穿刺活检。

（二）周围型肺癌的影像学表现

周围型肺癌较中央型肺癌多见，其影像学表现也多种多样。以常用 CT 图像为例，瘤体内部、瘤-体交界带、周围邻近结构就可表现出多种征象，但是仍缺乏专一性和特异性较强的征象，并且对于同一病灶常规 10mm 层厚与层距的 CT 扫描图像与薄层 CT 图像会产生不同的 CT 表现，尤其对于瘤径≤3cm 的肺结节差别更甚。参照 CT 扫描图像，周围肺癌的征象可从以下几方面进行分析。

1.瘤体内部的 CT 表现

主要包括空泡征、支气管充气征、钙化、坏死液化及空洞形成等。薄层 CT 图像能更加准确地显示瘤体内细微的改变。

（1）空泡征：指肿瘤内直径≤5mm 的气体密度影或低密度影，多为 1～2mm，一个或多个，边界尚清（图 4-7）。多个者呈蜂窝状（图 4-8）。以瘤径≤3cm 的周围型小肺癌多见，常见于瘤体中央区，少数近边缘，甚至可见于瘤-肺交界区域。单个时肺窗不一定能显示。该征象为沿肺泡壁生长的癌组织未封闭肺泡腔，腔内遗留大量黏液，使肺泡腔扩张所致。部分原因是由于小灶坏死。在坏死组织少量排出后形成小空腔，或坏死组织脱水、体积缩小形成真空时表现为空泡征。多见于肺泡癌、腺癌、鳞腺癌等。空泡征的出现率随肿瘤增大而明显减少。彭光明等对于空泡征的发生率相对减低的解释是，直径≤3cm 的肺癌在体积增大后，由于受到小叶间质结构的阻挡，扩张空间有限，因而原来较疏散的组织结构会变得更致密。由于结构相互重叠，普通 X 线对空泡征的显示不满意。

（2）支气管充气征：多见于小肺癌，典型者表现为瘤灶内管状低密度影。长短不一，有的可见分支（图 4-9）。非典型者表现为单个圆形或椭圆形气体密度影，出现于数个相邻扫描层面。这主要由肺内不同部位的肿瘤内含气支气管走行的方向不一。利用多平面重建技术(MPR)可以清晰显示肿瘤内支气管形态。一般认为,支气管充气征的形成与肿瘤生长方式有关,该征多见于呈伏壁式生长的肺癌,癌组织在细支气管和肺泡表面生长,而管腔仍通畅。但是,任何一种肿瘤的生长方式不是单一的。

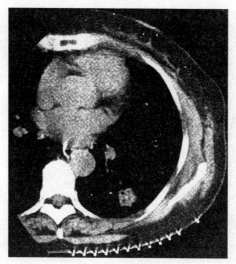

图 4-7　空泡征

右肺下叶周围型肺癌(腺癌)CT 纵隔窗,显示软组织结节内多个小圆形及斑点状气体低密度影

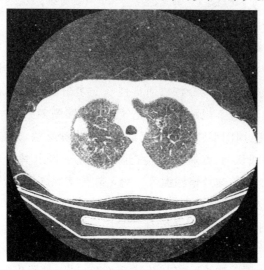

图 4-8　空泡征

右肺上叶中分化腺癌CT 肺窗,显示软组织结节内多发小点状及条形气体低密度影

支气管充气征多由肺实质的病变导致,也有近端支气管阻塞,导致远端肺实质炎症与不张,其内支气管仍残留空气,形成支气管充气征,由于胸腔负压增加,可导致支气管扩张。影像学上以往认为支气管充气征主要见于细支气管肺泡癌和肺淋

巴瘤,具有特异性。有研究表明,支气管充气征见于所有不同组织类型的肺癌,不过以肺泡细胞癌出现率最高。炎性病变,特别是局灶性机化性肺炎亦可见支气管充气征。故支气管充气征虽有一定特征性,但不是肺癌的特异性表现,应结合其他征象综合判断。

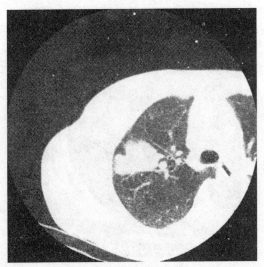

图 4-9　支气管充气征

右肺上叶高分化腺癌 CT 肺窗,显示结节内纤细的分支状含气低密度影

有学者采用径向支气管内超声探头进行支气管内超声检查,并对 78 例病灶良恶性诊断明确者进行了分析,其中恶性病例 47 例,良性病例 31 例。结果表明在支气管内超声图像中,恶性病变常表现为低回声病灶中出现不规则支气管充气征(24/47)或无支气管充气征(22/47);而良性病变多出现规则同心圆状分布的支气管充气征(25/31)。出现不规则支气管充气征者以腺癌多见,占 55.2%(16/29)。

(3)肺癌的钙化:周围型肺癌的钙化常表现为细沙砾状,分布弥散,或偏瘤体的一侧(图 4-10)。一般认为,普通 X 线检查肺癌钙化的检出率为 1%,明显低于良性病灶钙化检出率,如结核球及错构瘤等钙化。故传统观念认为,肿块内出现钙化为良性病变的主要征象。随着 CT 的普遍应用(因其密度分辨率很高),肺癌钙化的 CT 检出率明显高于胸部 X 线检查和体层摄影,而高分辨率 CT 的检出率又明显优于常规 CT(常规 10mm 层厚、10mm 层距的 CT 扫描对肺癌钙化的检出率为 6%～7%)。有资料显示,周围型小肺癌高分辨率 CT 扫描,对钙化的检出率为 13.5%。因此,在 CT 图上,肿块内钙化的有无对良、恶性病变的鉴别,以及对原发和继发性肺癌的区分均无明显帮助,而相对重要的是病灶内钙化的形态。肺癌钙化主要见于鳞癌、腺癌,中央型和周围型均可发生。钙化机制归纳起来有以下几种可能:①营养不良性钙化,因肿瘤血液供应障碍,瘤细胞变性、坏死,局部酸碱度改变,钙质沉积。见于瘤体较大的肺癌。②瘢痕或支气管软骨钙化被肿瘤包裹。③瘢痕癌钙化,在瘢痕或肉芽肿基础上发生的肺癌,易钙化,钙化位于肉芽肿内,钙化出现的时间可能在癌症发生前,亦可在癌变之后。④与癌细胞的内分泌功能有关,即肿瘤本身所致的钙化。如黏液性腺癌,其内分泌因子使瘤体内钙质沉积。⑤其他原因,如肿瘤间质细胞化生为成骨细胞,常见于类癌。

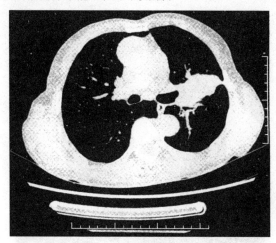

图 4-10　肺癌钙化灶

左肺上叶腺癌CT骨窗,显示肿块内弥漫分布沙砾状、斑点状高密度灶

一般而言,大多数良性病变(如肉芽肿、结核球、错构瘤等)的钙化类型较特殊,钙化多呈弥漫性,同心圆状(包壳状)、爆米花样。而肺癌的钙化多呈弥散性细小点状,而斑片状钙化属不典型钙化表现,较少见。对于无定形钙化,若钙化越细小、越少,呈细盐或沙砾状,则恶性的倾向性越大。需要指出的是,肺部转移性肿瘤亦可发生钙化,其原发灶多位于骨、甲状腺、乳腺或胃肠道。

(4)肺癌的空洞:空洞是结节、肿块或实变病灶内坏死液化经支气管排出内容物并引入空气而形成。病变内未引入空气者不属于空洞,而被称为坏死或脓肿。在影像上肺部空洞是具有完整的壁包绕的含气腔隙,洞壁厚度在 1mm 以上。空洞只有在其外壁与含气组织相邻时才能显示空洞壁的厚度,如果实变的肺组织掩盖了空洞的边界,则不能准确观察空洞壁的厚度。一般将洞壁厚度≥3mm 者称为厚壁空洞,<3mm 者称为薄壁空洞。周围型肺癌空洞壁厚度数毫米至数厘米不等,以>4mm 多见。根据胸部 X 线检查统计,肺癌空洞发生率为 2%～16%。按组织类型统计,鳞癌空洞发生的概率较其他类型的肺癌要高得多,而小细胞癌极少发生。癌性空洞典型的 CT 表现为厚壁或壁厚薄不均(0.5～3cm),内壁凹凸不平,或呈结节状(图 4-11);外壁呈波浪状或分叶状;多数为中心性,少数为偏心发生;大小不一。个别病例壁非常薄,与肺大疱、支气管囊肿的壁相仿,这类空洞多系真性肺大疱或支气管囊肿内发生肺癌,CT 表现为囊壁或间隔厚壁不均;另一种可能是肿瘤内广泛坏死,或肿瘤压迫或阻塞邻近支气管致肺气肿、肺大疱形成,之后肿瘤向肺大疱壁靠近生长而成。CT 扫描对空洞显示更敏感,尤其是薄层高分辨率 CT 可进一步显示空洞的细节,对鉴别诊断甚有帮助。CT 测量壁的厚度较准确。一般而言,壁厚≤4mm 的空洞倾向于良性,≥15mm 的空洞倾向于恶性。不论壁的厚薄,如显示内壁不规则,尤其是有壁结节,则为癌性空洞的重要依据。

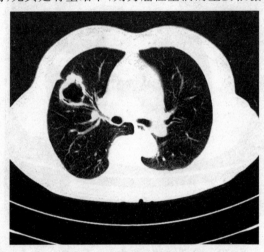

图 4-11　周围型肺癌癌性空洞

CT 肺窗,显示右肺上叶厚壁空洞,内壁凹凸不平,呈结节状

2.肿瘤-肺交界带

肺癌瘤体与周围肺交界带包括瘤灶、瘤灶边缘的形态与瘤灶周围肺组织即紧靠肿瘤的周围肺的改变与肺癌的生长方式相关。一般而论,肿瘤以堆集式生长为主时,瘤体边缘光整,而以伏壁式生长的肺癌则边缘不整。对于交界带细节的显示,CT 扫描尤其是薄层高分辨率 CT 为最佳选择。但必须强调应用合适的技术参数和窗口技术,如窗宽、窗位选择不当,交界带的细节将损失。肿瘤-肺交界带的CT 表现有以下几点。

(1)毛刺征:从肺窗上观察,毛刺征表现为自瘤体边缘向周围肺伸展的、不与胸膜相连的、呈放射状无分支的、细短线条影,近瘤体处略粗(图 4-12)。有时在某一扫描层可显示毛刺位于宽窄不一气肿带内。病理基础为肿瘤细胞向邻近支气管血管鞘或局部淋巴管浸润,或肿瘤的促结缔组织生成反应的纤维带。

目前,毛刺征的准确定义应包括:①不与胸膜相连,否则定义为胸膜凹陷征。②放射状但无分支,借此与血管影相区别。③细短毛刺称为毛刺征,以宽度 2mm 为界将毛刺分为粗或细毛刺,以长度 5mm 为界分为长或短毛刺。④边缘的条索或线状影,而不是尖角、三角形或锯齿状,后者称为"棘突征"。根据以上几点可以把毛刺征与胸膜凹陷征、棘突征区别开来。

　　毛刺征在很大程度上提示结节恶性，但是对于直径＜3cm 的周围型小肺癌敏感性不高，其原因可能为以下 2 点：①早期肺癌，肿瘤向周围浸润或形成癌性淋巴管炎的程度较轻。②短细毛刺并不是所有层面或整个一周都可清楚显示，往往以远肺门侧显示概率最高。多层螺旋 CT MPR 图像能提高此征象的显示率，而常规 10mm 层厚的 CT 扫描，常表现为晕圈状或毛刷状。有学者注意到，肺癌在开始时边缘锐利，后因浸润程度、宿主对肿瘤的反应而出现边缘模糊，形成毛刺。一般认为，毛刺征以腺癌发生率最高。而肿瘤部分或全部边缘清楚者，多见于堆积式生长为主的鳞癌、未分化癌、类癌和部分腺癌，CT 扫描图上肿瘤轮廓的表现就如同铅笔所绘，这往往是瘤体挤压肿瘤-肺交界带内的肺泡壁及小叶间隔，使肺泡萎陷、靠拢，形成假包膜之故。这种情况以瘤径≥3cm 时相对多见。

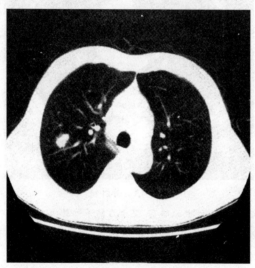

图 4-12　毛刺征

鳞癌Ⅱ级 CT 肺窗，显示右肺下叶结节灶边缘见放射状的短细线状影

　　(2)分叶征：表现为肿瘤边缘凹凸不平，呈花瓣状突出；相邻两个突出之间为相对凹入的切迹，切迹处有的可见肺血管进入(图 4-13)。据文献资料，在 X 线检查时，肺癌的分叶占 80% 以上，基本上呈弧形。分叶突出部分与 CT 扫描层部分相切时可见自肿瘤边缘突向肺野、呈尖角状的棘状突起，典型者其边缘隆起，此时部分病例在肺窗上观察可见较粗毛刺影与棘突相连。棘突处为肿瘤生长的前端部位，病理学检查可见向邻近肺浸润的肿瘤组织。关于分叶形成的病理基础，一般认为是由于肿瘤发育过程中，所处空间位置上瘤体各部位所受阻力不一、生长速度不均所致。但具体意见并不统一，部分学者认为肿瘤各部分生长速度的差异是形成分叶的基本原因，其理由是有的肺癌各部分在组织学有不同的表现，并且有的肺癌虽

然各部分同为一种组织类型,但分化程度存在差异。另有一些学者认为是肿瘤在生长过程中遇到血管、支气管或瘢痕组织阻挡所致。肖湘生等对肺癌分叶进行组织学检查,在 48 个肿瘤分叶中,有 39 个分叶表面可见小叶间隔纤维增生而成的包膜,并且肿瘤内的小叶间隔内也有纤维增生,因此认为分叶形成的主要病理基础是小叶间隔的纤维增生。要注意的是,某些炎性肿块(如结核球)、炎性肿瘤等也可见浅分叶表现。肿瘤分叶深度对良、恶性的判断也有一定帮助。在 CT 扫描图上利用分叶弧线长与弦长的比值,将分叶深度分为三型,即比值≥0.4 的为深分叶,比值=0.3 的为中分叶,比值≤0.2 的为浅分叶。深分叶对周围型小肺癌具诊断价值,有时尽管肺窗上见块影轮廓清晰,纵隔窗见钙化,但分叶明显时仍强烈支持肺癌。

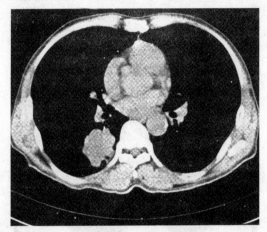

图 4-13　分叶征

低分化腺癌 CT 纵隔窗,显示右肺下叶肿块,边缘分叶

　　总之,肿瘤-肺交界带的形态学改变主要取决于肿瘤的生长方式和宿主的反应。对肿瘤-肺交界带的显示仍强调高分辨率 CT 扫描的优势。分叶、毛刺为肺癌可靠征象。通常在纵隔窗上重点观察肿块的分叶与棘状突起,在肺窗上重点显示病灶边缘毛刺征。除毛刺表现外,病灶边缘可光整或模糊,模糊者以肿块近胸膜一侧多见。其病理学基础较复杂,可能与淋巴反流致胸膜或小叶间隔增厚等有关,易被误诊为炎性病灶,此乃肿瘤-肺交界带 CT 表现中的非典型表现,发生率为23.1%,但常与毛刺征同时出现。

　　3.肿瘤邻近结构的改变

　　肿瘤邻近结构异常主要包括胸膜、瘤周血管及支气管的改变。

　　(1)胸膜改变:最常见的是胸膜凹陷,其次为肿瘤的胸膜浸润和播散。肺癌时,胸膜凹陷在 X 线、CT 上表现为肿瘤远端与胸壁间线状影和(或)小三角形影(图 4-14)。多见于腺癌和肺泡癌。胸膜凹陷的病理基础一般认为是瘤灶间质中大量成纤维细胞增生及胶原纤维形成并收缩造成的。当瘤-壁距离较近(≤2.0cm,

且>0cm)时,间质收缩力通过瘤体外周肺支架系统(包括肺泡间隔、小叶间隔)传递到脏胸膜面,将脏胸膜拉向瘤灶形成凹陷。线状影为脏胸膜凹入而靠拢、相贴形成。凹入处与壁胸膜间构成空隙,内为生理性液体充填。凹入中心周围肺组织具有弹性,以及在凹入过程中凹入区所受阻力不一,故使得凹入区呈现为不规则的多条沟槽。凹入中心一般较深,多与瘤体相连。胸膜凹陷进入瘤体内部,切入点位置的瘤体边缘呈分叶切迹或 U 形切迹改变,称为胸膜凹陷相关结节切迹(NNPI)。因此,凹陷中心、周围沟槽及肿瘤边缘胸膜凹陷相关结节切迹构成胸膜凹陷的完整形态。

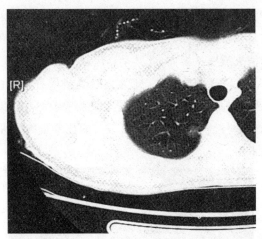

图 4-14　胸膜凹陷征

高分化腺癌 CT 肺窗,显示右肺上叶磨玻璃结节与胸膜间三角形影,结节内侧缘分叶

胸膜凹入的方向与 CT 扫描层面的位置关系决定了胸膜凹陷的 CT 表现。典型胸膜凹陷呈喇叭口形或类三角形影,喇叭颈与线影相连。但在常规横断面 CT 扫描中比较少见,因为常规横断面扫描较少能恰好通过胸膜凹陷中心线,而且许多胸膜凹陷中心线呈上下斜行走向,与横断层面形成夹角。因此,近肺尖、横膈和叶间胸膜处的肺癌产生的胸膜凹陷与其他区域胸膜凹陷的 CT 表现不完全相同。当扫描层偏离凹陷中心时,线状影由一条分为两条或两条以上,有时见其与瘤体渐分开,三角形影由大变小,分成两个以上小三角形。当凹入中心方向与扫描层呈垂直关系时,胸膜凹陷则呈条影,反映的是胸膜凹陷的正位观,主要见于肺尖及横膈部位的肿瘤。位于叶间裂胸膜凹陷又有其特殊形态,斜裂胸膜凹陷时,因凹入区被邻近肺叶代偿充填,使液体无法滞留,一般不形成凹入空间,故 CT 图像上只见主裂胸膜向瘤灶处倾斜或僵直,贴近瘤体。少数因凹入主裂胸膜邻近肺代偿失调,也可出现胸膜凹陷的典型表现。

　　CT 的检查方法对完整胸膜凹陷的显示极为关键,螺旋高分辨率 CT 最为理想。MPR技术能在任意角度的层面重建图像而突破成像角度限制。炎性病变（如结核球）、机化性肺炎或炎性假瘤等可引起邻近肺的纤维组织增生,延伸达脏胸膜下而产生胸膜凹陷,并常伴邻近胸膜增厚,表现为病灶邻近肺野不规则纤维索条,部分伸达脏胸膜面,产生胸膜凹陷。某学者对肺结节胸膜凹陷征的诊断价值进行Meta分析,研究表明胸膜凹陷征诊断直径<3cm的周围型小肺癌不具有特异性,只有根据胸膜凹陷征的具体特征,如胸膜凹陷相关切迹,才能提高其诊断的特异性与准确性。

胸膜浸润见于胸膜下肿瘤或肿瘤体积增大直接浸润壁胸膜,常表现肿块与胸壁间胸膜线消失,与胸壁广基相贴,交角变钝(图4-15)。具体标准有:①肿块与胸膜面所成夹角为钝角,接触面长度>3cm。②相应区域胸膜增厚。③肿块与其邻近胸膜间脂肪间隙消失或密度增高,尤其呈锯齿状受侵时,胸部有可能受侵。④肋骨、胸骨或椎体骨质破坏或胸壁肿块,此为胸壁受侵最有价值的征象。⑤胸腔积液。CT检查对于区分肿瘤紧贴胸膜还是侵犯胸膜、胸壁常难以准确区分,因为继发感染、出血也可造成邻近胸膜增厚。最有意义的征象是胸壁骨骼破坏,脂肪层模糊仅具有相对诊断价值。

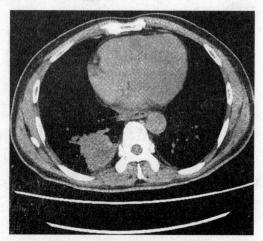

图4-15　右肺低分化腺癌累及胸膜

CT纵隔窗,显示右肺下叶软组织肿块累及右侧胸膜

(2)邻近血管、支气管改变:肺内支气管与同级肺动脉伴行,位于肺叶、肺段、亚段及小叶的中心,而肺静脉及其属支单独走行在肺段、亚段及小叶的边缘。周围型肺癌多起源于支气管黏膜上皮或腺上皮,故较易出现支气管截断。肺动脉与支气管伴行,早期受累时可表现为边缘走行伴僵直、牵拉、变窄等,进一步受累严重时可表现为截断。肺静脉与支气管有一定间距,故周围型肺癌体积较小时多表现为边缘走行伴僵直、牵拉、变窄等。

周围型肺癌与肺动静脉、支气管间的关系可出现 5 种类型。Ⅰ型，在肿瘤边缘被截断（图 4-16）；Ⅱ型，在肿瘤内部截断（图 4-17）；Ⅲ型，在肿瘤内部穿过（图 4-18）；Ⅳ型，在肿瘤边缘走行，僵直、牵拉或变窄；Ⅴ型，在肿瘤边缘走行，向外推压呈光滑弧形。有学者利用多层螺旋 CT（MSCT）后处理技术，分析了 54 例经外科手术病理证实的周围型肺癌与其支气管、肺动脉、肺静脉的影像表现，认为肿瘤与肺动静脉、支气管间的具体关系，主要取决于肿瘤的大小和内部的密实程度，支气管和肺动脉Ⅰ型均多见于直径 2.0cm 以上、实性、Ⅱ～Ⅳ期周围型肺癌；Ⅱ型多见于直径 2cm 以下、部分实性或非实性、Ⅰ期周围型肺癌。肺静脉分型中Ⅳ型最多见，其原因是肺静脉为肺段或亚肺段的边界，肿瘤体积逐渐增大累及，同时肺静脉管壁薄弱，被肿瘤包埋挤压时多闭塞，故不易表现为在肿瘤内部穿过（Ⅲ型）。但是应当注意，在连续系列薄层扫描图像上，见病灶邻近肺静脉中断、包绕时常提示恶性。理由是周围型肺癌直径在 3cm 左右时，70％以上累及 2 个以上相邻肺段，即使肿瘤位于某一肺段内，也可能累及相邻亚段。至于肿瘤与支气管、血管的关系是否与其病理组织学类型有关，目前仍存在争议。

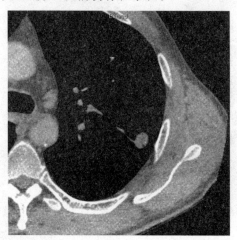

图 4-16　血管截断，止于肿瘤边缘

中-低分化腺癌 CT 纵隔窗，显示左肺下叶分支血管止于肿瘤内侧缘

4.周围型肺癌的转移

（1）纵隔、肺门淋巴结转移：正常纵隔淋巴结周围为纵隔脂肪，短径＜1cm，增强 CT 扫描图像上表现为无强化的椭圆形软组织密度。但在 CT 图像上部分肿大的淋巴结并非肿瘤转移，而正常大小的淋巴结却可能有肿瘤转移。但就密度而言，如果在肿大淋巴结中央见脂肪密度，系良性病变。PET 对于阳性结果的判断标准不依赖于淋巴结的大小，而取决于其代谢的强度，从而弥补了 CT 的不足。Gupta 等比较了不同大小淋巴结 CT 和 PET 的诊断结果，两者在检出淋巴结上的正确性

分别为 61% 和 94%，发生差异的主要原因在于 PET 检出了≤1cm 的有转移的小淋巴结。

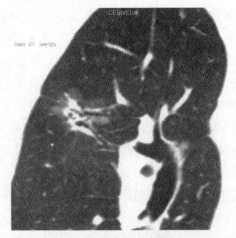

图 4-17 支气管瘤内截断

高-中分化腺癌 MPR 重建肺窗，显示混合磨玻璃病灶内部分支气管管腔截断

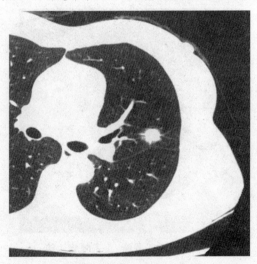

图 4-18 血管从肿瘤内穿过

CT 肺窗，显示左肺上叶舌段结节内可见分支血管穿过

　　肺的淋巴结分浅、深两组，深组淋巴管在肺组织内，分别组成小叶间淋巴管和小叶内淋巴管，在肺实质内走向肺门。因此，肺淋巴回流经由肺内淋巴结→肺门淋巴结→纵隔淋巴结途径。浅组淋巴结分布于肺表面，从多个方向集中于肺门，在肺门处与深组集合管合并或单独注入肺门淋巴结。一般认为，在纵隔胸膜反折外侧，被脏胸膜所包绕的淋巴结称为肺内淋巴结（包括肺门淋巴结），所有位于纵隔胸膜反折以内的淋巴结称为纵隔淋巴结。

对于非小细胞型肺癌,不同肺叶发生的肺癌其淋巴结转移也有各自的特点。右上叶肺癌通常累及同侧气管旁、奇静脉及气管隆嵴前淋巴结,越过中线到气管左前或血管前的淋巴结者只占10%;右肺下叶常转移到右肺门、气管前、气管隆嵴下前、下肺韧带淋巴结(图4-19);而左肺上叶肺癌中35%累及双侧纵隔淋巴结;左下肺叶的肺癌转移广泛,可转移到几乎所有的纵隔淋巴结。肺癌在无肺门淋巴结转移时发生纵隔淋巴结转移(N_2)称为跳跃性纵隔淋巴结转移,这可能与解剖因素有关,因为肺段胸膜下淋巴管可直接回流汇集到纵隔淋巴结。但是,N_2跳跃性转移率很低,占肺癌淋巴结转移患者的3.9%。淋巴结转移机会与周围型肺癌病理类型、瘤体大小相关。在同等条件下,肺腺癌的淋巴结转移率显著高于鳞癌。对于直径≤3cm的周围型非小细胞肺癌,肿瘤直径越大,其纵隔淋巴结转移率越高,肺泡细胞癌、直径≤2cm的鳞癌和≤1cm的腺癌其纵隔淋巴结转移率相对较低。

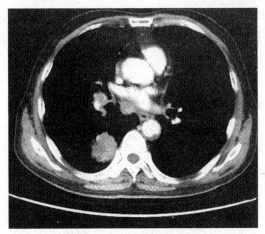

图4-19 右肺下叶周围型肺腺癌

CT增强纵隔窗,显示右肺下叶肺癌并右侧肺门及纵隔淋巴结转移

(2)肺癌肺内转移:肺癌可通过破坏叶间裂播散到相邻肺叶,亦可经血行或淋巴转移到同侧或对侧肺。在CT图像上,肺癌肺内转移表现多样。肺癌肺内血行转移主要以实性结节最为常见,其少见影像可表现为空洞转移,磨玻璃转移、转移病灶边缘毛糙和(或)胸膜凹陷征,以及转移灶内可见含气支气管气像等,主要见于腺癌;淋巴道转移表现为支气管血管束不规则结节状增厚,小叶间隔增厚呈串珠状或胸膜下多角形细线结构。有时对侧肺结节灶或肿块可能为第二个原发灶或为转移灶。

(3)肾上腺转移:肾上腺转移常为双侧性,单侧转移以左侧多见。肺癌患者若出现单侧肾上腺结节,需要与无功能性肾上腺腺瘤鉴别。MRI检查可根据信号强度不同对两者鉴别有一定帮助,转移瘤在T_2WI图像上较亮并且高于肝脏,而腺瘤多呈等信号。

5.肺癌的强化

研究表明,肺内恶性结节的血供,在质和量上与大多数良性病灶间具有差别。理论上,肺结节灶强化程度取决于结节血供的多少及病灶内血管外间隙造影剂的浓度。研究发现,周围型肺癌病灶在增强后一般有 3 种表现:①病灶均匀强化型,多见于 8~15mm 的瘤灶。②外周强化型,在病灶外周见宽窄不一的高密度带,而中心区强化不明显,多见于 3.0~4.5cm 的瘤灶。③不均匀增强型,表现为结节状强化。Swensen 等所做的一项多中心研究结论为,在 CT 上没有明显强化的肺结节强烈提示为良性,并选定增强值 15HU 作为良恶性鉴别标准,但是,他们发现具有活动性炎性改变的早期肉芽肿的增强通常超过 15HU,因此单纯依靠增强值在鉴别恶性结节与炎性结节方面存在困难。

根据病灶强化的时间、强化幅度和类型有助于进一步定性诊断。孤立性肺结节(SPNs)的影像学诊断是十分棘手的问题。动态对比增强功能 CT 提供了 SPNs 血流模式的定量信息。张敏鸣等对 80 例患有无钙化的 SPNs(直径≤3.0cm)的患者进行动态增强 CT 扫描,采集注射后 15 秒(早期)和 75 秒(晚期)2 个系列的动态增强 CT 扫描数据,并对多项指标和参数进行评价和比较,如 SPNs 的时间-密度曲线(T-DC)模式;增强前密度值、增强峰值(PH)、SPN 与主动脉 PH 的比值(S/A)及 SPNs 的强化模式;SPNs 的灌注值。结果发现,恶性、良性及炎性结节显示了不同的 T-DC 模式。恶性结节通常在对比剂出现在胸主动脉时即有一个中等的增强,并逐渐达到峰值,然后保持在一个稳定水平。良性结节则在注射对比剂后仅有少量增强,或者没有增强。而炎性结节在注射对比剂后即出现一个快速的升高,曲线到达峰值后即开始下降,随后又有一定的升高。恶性和炎性结节的 PH 和 S/A 比值显著高于良性结节,所有的恶性结节 S/A 比值均高于 6%;而恶性和炎性结节之间的 PH 差异则无显著性意义。恶性和炎性结节的灌注值均高于良性结节,而恶性结节与炎性结节灌注值之间的差异则无显著性意义。炎性结节增强前密度低于恶性结节。综上所述,CT 增强扫描除 T-DC 外,其他指标或参数对于恶性结节和炎性病变鉴别困难。但是,由于活动性炎性结节组织结构较为疏松,在 CT 平扫中密度值较低,并且边缘有浸润;在 CT 增强扫描中通常有不规则的周围强化。这些特点有助于与恶性结节相鉴别。

(三)弥漫性肺癌的影像学表现

弥漫性肺癌是一种原发病灶不明确而表现为沿支气管或淋巴管蔓延的肺癌,病理学及影像学表现为肿瘤在肺内弥漫性分布(图 4-20)。肿瘤可表现为肺炎型或多发结节型。肺炎型,表现为一叶或多叶实变,形态类似于大叶性肺炎,其病理学基础为癌组织沿肺泡壁蔓延形成肺泡实变;多发结节型,表现为一叶、多叶或两肺多发粟粒大小的结节灶,其发生原因为肿瘤沿淋巴管蔓延形成小结节或粟粒状病灶。此型过去一般诊断为细支气管肺泡癌。但是细支气管肺泡癌(BAC)的病理学概念备受争议,2004年WHO分类对BAC的诊断做了严格的规定,只有肿瘤细胞沿着以前存在的肺泡结构呈贴壁状生长,而无间质、血管或胸膜浸润证据才能诊断。实际病理诊断时仍包含了从非浸润性腺瘤、低度到高度恶性的肿瘤,这给临床诊治和研究,以及癌症登记流行病学研究造成很大混乱和困难。因此,在2011年肺腺癌的国际多学科分类中去除了这一诊断术语。所以,对弥漫性肺癌的影像学再认识非常必要。

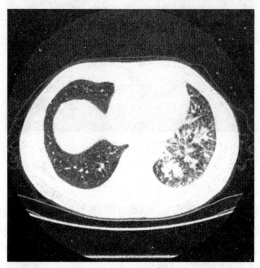

图4-20　弥漫性肺腺癌

CT肺窗,显示左肺下叶多发结节、斑片及条索影

二、不同组织类型肺癌的CT表现

1.鳞癌

中央型多见,发生在肺周围者仅占35%。体积往往较大,多数边界清。中央常见坏死、液化(图4-21),形成空洞,其洞壁厚,内壁不规则。肿瘤位于肺上叶时,空洞更常见。邻近血管和支气管扭曲、聚集较轻。胸膜凹陷,不如腺癌典型。远处转移相对少见。

2.腺癌

肺癌最常见类型,周围型多见,在周围型肺癌中占64%。CT图像上表现为圆形或类圆形,直径多小于4cm,分叶、毛刺、胸膜凹陷较为明显。在多处瘢痕基础上发展所致者,可见多发灶。一般认为,周围型腺癌除继发浸润或压迫支气管外,一般早期与支气管管腔无关。

当腺癌以周围小结节的形式出现时,其生长速度可相当缓慢,或在一定时间内相对稳定,有的在几年后才突然增大,常易被误诊。一般认为,这种相对稳定的现象可能是肿瘤内继发成纤维化反应所致。

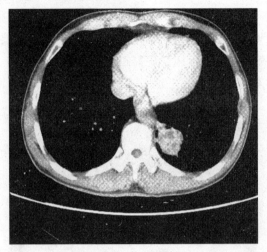

图 4-21　鳞癌

CT 增强纵隔窗,显示左肺下叶肿瘤内部坏死

3.大细胞癌

CT 表现与腺癌相似。最常见的表现为周围型肿块,生长迅速。肿块直径常大于 4cm。肿块边缘分叶,少见空洞(图 4-22)。与腺癌不同的是转移相当晚。

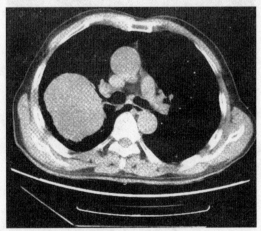

图 4-22　大细胞癌

CT 纵隔窗,显示右肺下叶巨大软组织肿块,内部密度均匀,边界清晰,浅分叶

4.小细胞癌

占肺癌总数的 20%~30%。病灶起自段支气管内,管腔无狭窄、梗阻现象。原发灶一般很小而难以由常规 X 线检查发现,有时 CT 检查亦难发现。另外,不少病例,病灶位于肺门部,与肿大淋巴结相互融合而不能分辨正常范围,即使手术也

难以分辨。小细胞癌一般早期就有淋巴结和血行转移。小细胞癌表现为周围型肿块者只占 14%,CT 扫描见外周肺内肿块的同时,常见肺门、纵隔淋巴结明显肿大(图 4-23,图 4-24)。X 线及 CT 检查见同侧肺门和(或)纵隔淋巴结肿大征象,肺门和纵隔肿大淋巴结多发生融合,表现为纵隔内巨大肿块,将大血管包绕,使气道受压;胸腔积液常见。小细胞癌在检出时或病程中易发现脑部、骨髓、肾上腺、肝及对侧肺等处转移。

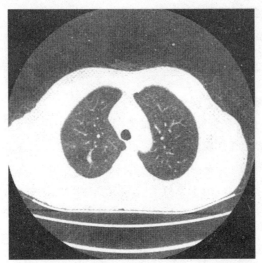

图 4-23　小细胞癌

CT 肺窗,显示右肺上叶后段小条样结节,边界稍欠清晰

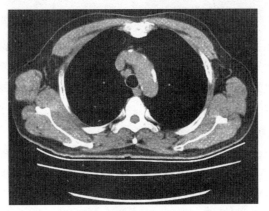

图 4-24　纵隔淋巴结肿大(与图 4-23 同一病例)

CT 纵隔窗,显示纵隔内腔静脉后淋巴结转移

5.肺上沟癌

又名 Pancost 肿瘤,为周围型肺癌中的一种特殊类型。须注意肺上沟并非真正的解剖学名称,该处相当于肺尖部,贴近胸膜顶。肿瘤位于上肺尖段,沿胸膜顶

下蔓延生长。由于肺尖部空间甚小,肿瘤长大时,易早期侵及周围结构而产生相应的症状。细胞学类型以鳞癌多见。

肺尖部肿块呈分叶及不规则边缘。肿块在生长发展过程中常累及纵隔、胸椎、胸膜、神经及血管甚至下颈部结构。MRI 检查由于其有多方位显示能力、组织分辨率高且不需要碘造影剂,所以在判断肿瘤的大小、部位方面,以及显示神经、血管的受累情况方面,优于 CT 横断面扫描图像。

6.多原发性肺癌

少见,多原发灶的细胞类型相同也可以不同。

三、鉴别诊断

(一)中央型肺癌的鉴别诊断

导致肺段及以上支气管腔阻塞的最常见原因为中央型支气管肺癌,但也可见于支气管内膜结核、支气管腺瘤。

1.支气管内膜结核

支气管内膜结核患者,由于支气管黏膜充血、水肿、溃疡、肉芽组织增生和瘢痕形成,引起支气管的狭窄和阻塞,从而导致远端的炎症和肺不张,单凭胸部 X 线检查鉴别困难,但 CT 表现有一定特征性:①病变范围广,常有多个支气管受累,侵犯的长度也较大。②支气管扩张常为狭窄和扩张相间。③狭窄支气管周围无肿块。④有支气管播散,常见多肺叶或肺段炎性、结节性和空洞形成。⑤肺门、纵隔常无增大淋巴结。

2.支气管腺瘤

支气管腺瘤主要发生于主支气管和叶支气管,发生于肺段以下支气管者少见。腺瘤表现为从一侧壁向腔内突入息肉样或弧形软组织影,表面光滑,其基底部一般较窄。而肺癌主要表现为管壁不均匀增厚及管腔向心性狭窄,肿瘤表面凹凸不平,并且基底部较宽,周围淋巴结肿大多见。

(二)周围型肺癌的鉴别诊断

肺内单发性病变组织学类型很多。周围型肺癌缺乏特异性征象,并且部分征象为良、恶性病变所共有,因此,需要综合分析不同病变的形态学特点,并合理运用影像检查技术获得更多的细节和信息。

1.错构瘤

为肺内正常组织的异常组合。胸部 X 线检查及 CT 扫描图像表现为圆形或类圆形结节,边缘光滑锐利,典型者病变内见爆米花样钙化。

2.支气管囊肿

为肺芽发育缺陷形成,多见于肺门周围及肺下叶。透视下可见其大小随呼吸变化,病灶边界光滑。CT 值一般为液性密度,但有感染或出血时密度类似于软组织或更高密度。

3.机化性肺炎

形态多不规则,边界模糊,其内可有支气管充气征,增强后强化明显;邻近胸膜明显肥厚。机化性肺炎多有肺部感染病史,有助于鉴别。

4.肺肉瘤

少见,多发生于肺外带。病变体积大,直径常超过 10cm。肺肉瘤边缘一般光滑锐利,出现毛刺现象较少,其内部密度均匀或不均匀,不规则状钙化多见。病灶周围阻塞性炎症及肺不张少见。

(三)弥漫性肺癌的鉴别诊断

与肺炎鉴别较困难,病变经抗炎治疗后不吸收,有淋巴结肿大,有助于与肺炎鉴别。另外,弥漫性肺癌实变灶内含有黏液成分,因此密度较低,平扫可以显示其中的血管影,增强扫描时血管影更突出,称为 CT 血管造影征,颇具特异性。

(杨朝阳)

第五节　肺癌标志物检查

近年来,肿瘤标志物(TM)的研究十分活跃。肿瘤标志物主要是指由肿瘤细胞产生、分泌、释放到体液或组织中的物质,并以抗原、酶、激素或代谢产物的形式存在于肿瘤细胞内或宿主体液中,这些物质不存在于正常人体内而只见于胚胎中,或在正常人体内含量极低,或在肿瘤组织中的含量大大超过在正常组织里的含量。肿瘤标志物具有特异性高、灵敏度高、方便、标本易获取及创伤小等优点,在肿瘤倾向患者的防治、恶性肿瘤的诊断及病程分析、药物治疗后患者的生存期观察中得到了广泛应用。因此肿瘤标志物的检测、筛选一直是肺癌早期诊断研究的重点,它们在肺癌的早期诊断、病程分期、指导治疗、评估疗效、监测复发或转移及提示预后等方面均起着重要作用。临床上常应用高特异性的肺癌肿瘤标志物协同其他检测手段进行肺癌诊断。

一、常用免疫学检查方法

(一)免疫组织化学检查方法

免疫组织化学简称免疫组化,是应用免疫学基本原理中的抗原抗体特异性反应,对组织或细胞内的抗原或抗体物质进行定性和定位的一种组织学技术。

免疫组化中抗体的标记方法很多,主要有荧光物质、放射性核素、胶体金属、酶类等标记法。免疫荧光法必须有荧光显微镜,且存在荧光强度随时间延长而逐渐消退、阳性部位定位不准确等缺点,使其应用受到一定限制。

放射性核素(如^{32}P、^{35}S、^{14}C、^{3}H 等)均可作为抗体的标记物,但由于其操作需要有一定的技术设备,且存在放射性污染、操作复杂等缺点,故已逐渐被酶标记法取代。

胶体金属标记法主要采用胶体金标记,胶体金是分散相粒子的金溶胶,常用直径为 5~15nm 的胶体金粒子。金溶胶颗粒表面带有较多电荷,能与蛋白质分子吸附结合,利用此作用使抗体吸附于金溶胶粒子表面,即金标记抗体,可识别组织或细胞中相应的抗原。也可用金催化还原银离子的原理,结合摄影技术以银来增强金标记抗体的可见性,即免疫金银法(IGSS)。由于在电镜下金溶胶能呈现高电子密度,对比度强,故可用免疫电镜进行细胞超微结构的抗原定位、定性及定量研究。

酶标记的抗体与相应抗原特异结合后,加入酶的底物,在酶的催化下引起底物水解、氧化或还原反应而显色。常用的酶有辣根过氧化物酶(HR:P)、碱性磷酸酶(AP)、葡萄糖氧化酶(GO)等。HR:P 具有制备方法简便、价格低廉、易于与其他蛋白质偶联、呈色反应好等优点,是应用最广泛的酶,其显色剂为二氨基联苯胺四盐酸盐(DAB),反应后可在细胞内形成稳定的褐色沉淀;AP 的显色剂为坚固蓝(BB)或坚固红(TR),与萘酚(AS-MX 或 AS-TR)磷酸钠盐反应后分别产生蓝色或红色产物。为消除内源性 HR:P 或 AP,在加抗体前需要分别用 0.3％过氧化氢溶液或左旋咪唑封闭。葡萄糖氧化酶及 α_2-半乳糖苷酶也是近年来常用的酶类,由于人体组织不含这两种酶,因此不存在内源性酶活性干扰的问题,不需封闭。

免疫酶标法的基本方法有直接法、间接法、间桥法、PAP 法、A 蛋白-PAP 法及ABC 法。

(二)血清免疫学检查方法

血清免疫学检查方法是肿瘤标志物检测一类最常用方法的总称,这类方法灵敏度高、特异性强、稳定性好,大部分属于第三代超微量检查方法,常用的检查方法包括放射免疫技术(包括 RIA 及 IRMA)、化学发光免疫分析技术(包括 CLIA 及ECLIA)、时间分辨荧光免疫分析技术(TrFIA)、酶免疫分析技术(EIA)、荧光偏振免疫分析技术(FPIA)、二维电泳技术和免疫芯片技术等。

1.放射免疫技术

放射免疫技术是利用放射性核素的可探测性、高灵敏性、高准确性与抗原抗体反应的高特异性相结合而建立的一类免疫测定技术。该技术是测量微量及超微量生物活性物质常用的一种技术手段,具有灵敏度高(可达 $10^{-15}\sim10^{-9}$g/L 水平)、特异性强、重复性好、操作简便、易于标准化等特点,已被广泛应用于生物医学研究和临床诊断领域中各种微量蛋白质、激素、小分子药物和肿瘤标志物的定量分析。

按照放射免疫技术的原理与方法,主要分为两种技术类型,即放射免疫分析

(RIA)和免疫放射分析(IRMA)。

放射免疫分析(RIA)是放射免疫技术中最早创立的、也是最经典的一种模式,它以放射性核素标记的抗原(Ag*)与反应体系中待测样品内的未标记抗原(Ag)竞争结合有限数量的特异性抗体(Ab),根据剂量-反应曲线,可以计算出待测抗原的含量。

免疫放射分析(IRMA)是在 RIA 的基础上发展起来的一种超微量分析技术,与 RIA 不同的是,它以过量的标记抗体(Ab*)与待测抗原进行非竞争性结合反应,其灵敏度、重复性和可测范围均优于 RIA,操作程序也更简便。

目前临床应用的绝大多数肿瘤标志物属于大分子蛋白质,适用于标记抗体的非竞争性结合分析,因此在肿瘤标志物检测方面,IRMA 技术被广泛采用。

2.化学发光免疫分析技术

化学发光免疫分析技术是利用在化学反应中释放大量自由能产生激发态中间体,激发态不稳定,当中间体回到稳定的基态时会发射出光子(hγ),利用发光信号测量仪器对发出光子的量进行定量测定,即可测定出待测物质的含量。化学发光免疫分析技术的灵敏度与放射免疫技术基本上处于相同水平,它克服了放射免疫技术试剂有效期短、存在放射性污染等缺点,同时实现了全自动化,为临床上大批量样品的常规检测提供了便利条件。根据反应原理的不同,化学发光免疫分析技术主要有两种类型,即化学发光免疫分析(CLIA)和电化学发光免疫分析(ECLIA)。

CLIA 的原理是将发光物质(或触发产生发光的物质)直接标记在抗原或抗体上,或经过酶促放大发光底物的发光反应,先进行抗原抗体的免疫反应,再启动化学发光反应,通过定量测定光子的量多少,可以计算出待测抗体或抗原的含量。

ECLIA 是一种在电极表面由电化学引发的特异性化学发光反应,包括了电化学和化学发光两个过程。ECLIA 与 CLIA 的差异主要在于 ECLIA 是由电启动发光反应,而 CLIA 则是通过化合物混合启动发光反应。ECLIA 的基本原理是三联吡啶钌$[Ru(bpy)_3]^{2+}$和三丙胺(TPA)在电场作用下通过氧化还原反应产生化学发光,TPA 起传递电子体的作用。其优点是发光时间长、强度高、可循环利用,使发光更易测定,灵敏度高(可达 pg/mL 水平),反应时间短,试剂稳定性好。

3.时间分辨荧光免疫分析技术

时间分辨荧光免疫分析(TrFIA)又称解离-增强镧系荧光免疫分析(DELFIA),是对以往荧光免疫测定中不易克服的本底荧光干扰加以改进而建立起来的一种超微量检测技术。其基本原理是以镧系元素螯合物进行荧光标记,利用这类荧光物质有长荧光寿命的特点,延长荧光测量时间,待寿命较短的本底荧光完全衰退后再进行测定,则所测得的荧光信号完全为长寿命镧系螯合物的荧光,从而可以有效地消除非特异性本底荧光的干扰。该技术具有超灵敏、动态范围宽、稳定性好、易于自动化、不损害样品、可同时测定两种或两种以上抗原等特点。

4.酶免疫分析技术

酶免疫分析(EIA)是用酶标记抗原或抗体来进行免疫反应的一类超微量分析技术,其原理与放射免疫技术相似。待反应结束后,加入底物显色,根据显色的程度不同可以计算出待测抗体或抗原的含量。EIA 中目前应用最多的是酶联免疫吸附分析(ELISA)。

ELISA 法既可标记抗体又可标记抗原,可以定量测定抗体的效价或可溶性抗原的含量。ELISA 的基础是抗原或抗体的固相化及抗原或抗体的酶标记。ELISA 法灵敏度高、特异性强、试剂有效期长,可广泛用于肿瘤标志物的临床检测,其主要方法有以下几种。

(1)间接法:是检测抗体最常用的方法。其原理是将已知可溶性抗原吸附于固相载体(聚苯乙烯板或管、琼脂糖小珠),洗涤后加入待检血清,若其中含有特异性抗体,则与固相抗原结合;洗涤,加入酶标记抗抗体,与附着在固相上的免疫复合物结合,洗涤,最后加入底物显色,测定显色程度以计算待测抗体量。本法只要更换不同的固相抗原,就可以用一种酶标记抗体检测各种与抗原相应的抗体。

(2)双抗体夹心法:是检测抗原最常用的方法。其原理是将已知特异性抗体吸附于固相载体,洗涤后加入待检标本,使待测抗原与固相抗体结合,洗涤,加入酶标记第二抗体,洗涤,加入底物显色,通过检测显色的程度计算出待测抗原的含量。根据同样原理,用大分子抗原分别制备固相抗原及酶标记抗原,可以用双抗原夹心法测定标本中的抗体。

(3)竞争法:是检测小分子抗原常用的方法,此法也可用于测定抗体。以测定抗原为例,其原理是将已知抗体吸附于固相载体上,加入酶标记抗原和待检抗原,竞争结合固相抗体,洗涤,加入底物显色,通过与只加入酶标记抗原未参与竞争的显色程度相比较,即可计算出待测抗原含量。

5.荧光偏振免疫分析技术

荧光偏振的原理是荧光物质经单一平面的偏振光(波长 485nm)照射后,可吸收光能跃入激发态,回到基态时释放能量并发射出单一平面的偏振荧光(波长 525nm),偏振荧光的强度与荧光物质受激发时分子转动的速度成反比。荧光标记的小分子抗原在溶液中旋转速度快,其荧光偏振光强度小,荧光标记的小分子抗原与其相应抗体结合成免疫复合物后,形成的大分子在溶液中旋转速度变慢,荧光偏振光强度增大。荧光偏振免疫分析(FPIA)就是依据荧光标记抗原与其抗原抗体复合物之间荧光偏振程度的差异,用竞争法测定出溶液中小分子抗原的含量。

6.二维电泳技术

第一维电泳是等电聚焦,在细管(直径 1～3mm)中加入含两性电解质、8mol/L 的脲及非离子型去污剂聚丙烯酰胺凝胶进行等电聚焦电泳,蛋白质根据其等电点的不同在细管中移动不同的距离,从而达到分离的目的。然后将凝胶从管中取出,用 SDS 缓冲液处理 30 分钟后,将凝胶条放在 SDS-聚丙烯酰胺凝胶电泳浓缩胶上,加入丙烯酰胺溶液或融化的琼脂糖溶液使其固定并与浓缩胶连接。在第二维电泳过程中,结合了 SDS 的蛋白质从等电聚焦凝胶中进入 SDS-聚丙烯酰胺凝胶,在浓缩胶中被浓缩,在分离胶中依据其相对分子质量的不同而被分离并分布在二维图谱上。

二维电泳可分离等电点相差不足 0.01 个 pH 单位的蛋白质,分离度极高,在分离蛋白混合样品、比较差异方面具有不可替代的作用,但其一次所能处理的样品量较小,只适用于分离微量的高纯度产物。对细胞提取液进行二维电泳,可分辨出 1000～2000 个蛋白质,有的甚至高达数千乃至上万,具有很高的分辨率。因此,通过二维电泳技术,可分离出正常组织细胞与肿瘤细胞之间具有差异的蛋白质组分,这在肿瘤研究的多个领域中发挥了重要作用。

7.免疫芯片技术

免疫芯片又称抗体芯片,是最重要的蛋白质芯片,是将抗原抗体反应的特异性与电子芯片的高密度聚成原理相结合而建立的一种生物芯片检测技术。其原理是将几个、几十个,甚至几万个抗原或抗体高密度排列在一个芯片上,与待检样品进行反应,可一次性获得芯片中所有已知抗原或抗体的检测结果,其优点是信息量大、速度快、操作简便、成本较低、用途广泛、自动化程度高等。

免疫芯片除可在基因组计划和生物医学领域对重要的蛋白质进行功能鉴定及诊断疾病外,还可在高通量药物筛选、环境及农业检测、食品卫生、生物武器等方面发挥重要作用。

二、肺部肿瘤的主要标志物

(一)肿瘤相关抗原及分化抗原

1.癌胚抗原(CEA)

CEA 是 1965 年由加拿大学者 Gold 和 Freedman 从结肠腺癌和胎儿肠中提取的一种胚胎抗原,是一种糖蛋白,由胎儿体内能分泌多糖-蛋白质复合物的腺管上皮细胞合成,等电点为 4.8,沉降系数 7～8S,电泳位于 β-球蛋白区。胎儿胃肠管及某些组织细胞具有合成 CEA 能力,存在于细胞表面。通常在妊娠 6 个月内 CEA 含量升高,出生后血清中含量已很低了。偶见于正常成人细胞及良性上皮性肿瘤组织,健康成人血清中 CEA 浓度小于 2.5ng/mL。CEA 基因位于第 19 对染色体,其基因产物的部分结构与免疫球蛋白十分类似,因此属于免疫球蛋白超家族的一员,该家族至少含有 10 个基因,36 种糖蛋白,其代表即为 CEA 及非特异性交叉免疫蛋白(NCA)。

正常细胞分泌的 CEA 进入胃肠道,因而正常成人血清中 CEA 含量极低,而失去极性的癌细胞分泌的 CEA 则进入血液和淋巴液,导致部分癌症患者血清 CEA 水平升高。CEA 是最具特异性的癌胚蛋白之一,也是最早用于 NSCLC 的肿瘤标志物之一,目前认为 CEA 的增高与肺癌的病理分型有关,对肺腺癌的阳性预测率为 58%,在 SCLC 中有 10%～30% 的患者 CEA 阳性。在癌性胸腔积液中测定 CEA 几乎无假阳性。50%～80% 的结肠癌、卵巢癌(尤其是黏液性腺癌)患者血中 CEA 水平升高,手术切除 2 周后血中 CEA 开始减少,1 个月左右恢复至正常水平。癌复发的患者,血中 CEA 水平会再次升高。体内有肿瘤残余时,CEA 可维持在较高水平。所以,消化道癌及妇科癌症患者定期复查血 CEA 水平,对观察疗效、监视复发、估计预后具有重要临床意义。

约有 2/3 的 NSCLC 患者和 1/3 的 SCLC 患者血清中 CEA 含量升高,且与临床分期有关,越接近晚期阳性率越高。其他肿瘤,如胰腺癌、乳腺癌晚期、甲状腺癌、胃癌和其他一些腺上皮来源的恶性肿瘤,均可出现不同程度的 CEA 水平升高,乳腺癌患者的 CEA 水平与肿瘤分期、有无转移相关,还可用于化疗及复发的监测。此外,一些良性疾病,如肺脓肿、肝硬化、肝炎、直肠息肉、溃疡性结肠炎、胆囊炎、胰腺炎、肝外胆管阻塞和重度吸烟者等亦呈现 CEA 水平升高。

2.糖类抗原 19-9(CA19-9)

1979 年,Koprowski 利用人大肠癌细胞株 SW1116 免疫 BALB/C 纯种小鼠获得了单克隆抗体 1116NS19-9,与此抗体相应的抗原称为 CA19-9。CA19-9 相对分子质量为 20 万～100 万,在血液中以唾液酸黏液形式存在,抗原决定簇为唾液酸化 II 型乳酸岩戊糖,其结构与 lea 血型抗原相似。

现已证实 CA19-9 是一种非特异的肿瘤抗原,除胰腺癌外,大肠癌、乳腺癌、肺癌、子宫癌、前列腺癌、胆囊癌等其他恶性肿瘤患者血清 CA19-9 亦可明显升高。有研究报道,肺腺癌细胞可直接产生 CA19-9,其敏感性达 31%～60%,特异性达 60%～92%。CA19-9 在有肺内转移的患者中升高幅度最大,敏感性为 50%。一般 CA19-9 的升高可作为肿瘤复发转移的亚临床诊断或重要的辅助诊断指标。

3.糖类抗原 242(CA242)

CA242 是从人结肠直肠细胞系 Colo-205 单克隆抗体发现并识别,不同于 CA19-9、CA50、CA125 等肿瘤相关抗原的一种鞘糖脂抗原,以唾液酸糖蛋白和唾液酸脂质为主要成分,能识别 CA50 和 CA19-9 的抗原决定簇。

CA242 存在于正常胰腺、结肠黏膜,但含量很低,在胰腺癌、直肠癌、肺癌和胃癌等患者中 CA242 浓度升高。Pujol 等对 NSCLC 患者血清 CA242 水平的研究发现,CA242 的敏感性为 28.5%,特异性为 95.6%,腺癌及大细胞癌患者血清 CA242 水平明显高于鳞癌,且其浓度与疾病状态有关,发生远处转移者其 CA242 水平高于未转移者,与随 TNM 分期的 Ⅰ~Ⅳ期 CA242 浓度逐渐增高。该研究还发现,CA242 可用于疗效观察,未接受化疗、对化疗无反应或病情未控制者的 CA242 水平明显高于对化疗有反应者。

由于 CA242 敏感性较低,对 NSCLC 的诊断意义不大,但其浓度水平与NSCLC 的分期密切相关,且能预测化疗反应,但还应该注意一些良性疾病,如胰腺炎、肝硬化、肝炎及腹水等,也可出现 CA242 的轻微升高。

4.细胞角蛋白 21-1 片段(CYFRA21-1)

细胞角蛋白是细胞体的中间丝,根据其相对分子质量和双向二维电泳中等电点的不同,可将细胞角蛋白分为 20 种不同类型,其中 CYFRA21-1 存在于肺癌、食管癌等上皮性起源的肿瘤细胞胞质中,肿瘤细胞溶解或坏死后,CYFRA21-1 可释放至血清中,从而可作为肺癌的一种肿瘤标志物。Niklinski 等研究发现,CYFRA21-1 对鳞癌的敏感性(76.5%)比腺癌(47.8%)和 SCLC(42.1%)高($P<$0.01和 $P<$0.05),对鳞癌 Ⅰ~Ⅳ期的敏感性分别为 60.0%、88.8%、80.0% 和100%。而且,CYFRA21-1 对鳞癌的敏感性要显著高于 SCC(47.1%,$P<$0.05),因此 CYFRA21-1 对鳞癌的诊断价值要高于 SCC,提示 CYFRA21-1 有可能成为肺鳞癌的首选肿瘤标志物。该研究还显示,CY-FRA21-1 在血清中的水平与淋巴结转移的数目成正相关,且随病情进展而升高,在 Ⅰ、Ⅱ期肺癌患者中 CYFRA21-1 的水平增高提示有微小转移灶的存在。

CYFRA21-1 还是手术后肺癌患者判断预后的一项独立因素。术后 2 周,肿瘤切除彻底的患者其血清 CYFRA21-1 的水平可降至正常,而 CYFRA21-1 水平下降幅度较低者提示预后较差;CYFRA21-1 水平不降反而升高者,其无病生存期短于CYFRA21-1 水平正常者。因此,术后定期复查 CY-FRA21-1 有助于较早地发现肺癌的复发、转移。

CYFRA21-1 的器官特异性不强,在多个系统、多种器官的疾病中均有不同程度的升高,如脑梗死、肾功能不全、冠心病等,而且 CYFRA21-1 在胸腔积液、腹水中的浓度水平要明显高于血清。因此,在临床应用中,对 CYFRA21-1 的价值要客观分析,采用多项标志物联合检测,以提高对肺癌诊断的敏感性和特异性。

5.鳞状细胞癌相关抗原(SCC-Ag)

SCC-Ag 是肿瘤抗原 TA4 的一个组分,最早由 Kato 和 Torigoe 从宫颈鳞癌中分离得到,最初用作宫颈癌的肿瘤标志物,后来发现 SCC-Ag 也存在于肺、咽、食管、口腔等多个部位的肿瘤组织中,尤其是鳞状细胞癌。肺鳞癌患者的 SCC-Ag 阳

性率为 $40\%\sim60\%$，而其他类型的肺癌中 SCC-Ag 的阳性率极低，因此，SCC-Ag 是肺鳞癌比较特异的肿瘤标志物。

SCC-Ag 有助于肺癌的诊断和分型，尽管其敏感性为 $30\%\sim50\%$，低于 CEA，但其特异性高于 CEA。有研究表明，SCC-Ag 的水平升高与肿瘤的 TNM 分期无明确关系，但可提示预后不良。SCC-Ag 可用于临床疗效的观察，在肺鳞癌患者手术前后动态观察中发现，行根治手术的患者 SCC-Ag 在术后 72 小时内转阴，而行姑息切除或探查术的患者 SCC-Ag 则仍高于正常，且 SCC-Ag 血清水平的高低不受吸烟的影响。此外，SCC-Ag 在观察肿瘤的复发及转移中亦有一定意义，当出现复发及转移时，SCC-Ag 血清水平的升高要早于临床。

6.糖类抗原 125(CA125)

CA125 最初是用卵巢癌细胞作为免疫原而制备的单抗 OC125 的相应抗原，故命名为 CA125，后来发现其在肺癌中亦有较高的阳性率。据报道，CA125 对肺癌的敏感性为 $30\%\sim61\%$，特异性为 $34\%\sim67\%$。CA125 可用作肺癌患者的独立预后指标，且不受肿瘤大小、TNM 分期、组织类型及患者年龄的影响。研究表明，肺癌根治术前 CA125 高于正常的患者，其术后 30 个月的生存率明显低于 CA125 正常者($30\%\sim68\%$)；CA125 升高的 NSCLC 患者其 36 个月生存率明显低于 CA125 水平正常者($20\%\sim67\%$，$P<0.01$)，与其是否手术无明显关系，且其 36 个月无病生存率也相应低于 CA125 水平正常者($13\%\sim64\%$)。

由于 CA125 最初是从卵巢癌中发现的，故其在妇科肿瘤中有较多应用。随着临床认识的逐步深入，发现 CA125 在妇科良性疾病如盆腔炎、子宫内膜异位症、子宫肌瘤、子宫腺肌病、卵巢囊肿等中均有一定程度的升高，其中子宫腺肌病患者 CA125 的阳性率可达 80%。此外，CA125 在其他系统的良性疾病中或特殊生理时期也有一定的阳性率，最常见的是肝硬化、心功能减退及妊娠 3 个月内。因此，在解释 CA125 的结果时，应该综合分析。

7.糖类抗原 15-3(CA15-3)

CA15-3 是一种由腺体分泌的黏蛋白，于 1984 年由 Hilkens 等自人乳脂肪球膜上糖蛋白 MAM-6 制备出的小鼠单抗 115-DB 及 Kufu 等自肝转移乳腺癌细胞膜制备出的单抗 DF-3 所识别的一种糖类抗原，可以存在于多种腺癌组织内，如乳腺癌、卵巢癌、胰腺癌等，故临床上常用于乳腺癌及卵巢癌的检测，近年来对 CA15-3 在肺癌诊断中的作用已有了一定的认识，发现 CA15-3 对肺癌的诊断、疗效监测及预后判断等有较高的临床价值。研究显示，肺癌患者的 CA15-3 水平升高，以肺腺癌升高最明显，SCLC 次之；当 CA15-3 特异性为 92% 时，其对肺癌诊断的敏感性为 58.8%，其中肺腺癌敏感性为 74.0%，SCLC 为 46.4%；研究还发现，CA15-3 的血清水平具有随肺癌 TNM 分期而增高的趋势。

8.组织多肽抗原(TPA)

TPA 是瑞典学者 Bjorklund 于 1957 年发现的一种多肽类肿瘤标志物,无器官特异性,可被细胞角蛋白 8、18 和 19 的抗体所识别,分子量为 20~45kD。TPA 与某些细胞分裂素、细胞骨架蛋白有广泛的同源性,当细胞分裂时,其浓度增高。TPA 在上皮性肿瘤中表达增加,由增殖细胞产生和释放,因此,TPA 的水平直接反映了细胞增殖、分化率和肿瘤的浸润程度。研究表明,肺癌患者血清及胸腔积液中的 TPA 水平升高,对肺癌具有辅助诊断价值。与肺良性病变相比,肺癌患者的 TPA 水平均增高,尤以肺鳞癌升高最明显。Paone 等研究发现 TPA 对 NSCLC 与 SCLC 的分类准确率达 92%,未经治疗的肺癌患者血清中 TPA 浓度与原发肿瘤、局部区域型淋巴结转移具有一定的相关性。一般认为,肿瘤越大 TPA 水平越高,治疗后 TPA 水平的变化与病情相一致。

需要注意的是,血清 TPA 水平的升高也可见于一些非肿瘤性疾病,如肺气肿、支气管炎、肝良性疾病、消化性溃疡、胰腺炎、胃炎、前列腺炎、前列腺增生及妊娠等。

9.铁蛋白(SF)

SF 是 1884 年由 Schmiedeburg 发现的水溶性铁储存蛋白,1937 年由 Laufberger 定名为铁蛋白,1965 年 Richter 等从恶性肿瘤细胞株中分离出铁蛋白。SF 是由脱铁蛋白组成的具有大分子结构的糖蛋白,由 24 个亚单位聚合而成,每个分子可储存 4500 个铁原子,在体内铁的储存和代谢方面具有重要作用。由于 SF 在人体组织内分布广泛,多种恶性肿瘤及急性感染、活动性结核等情况下血清 SF 水平均可升高,一般认为 SF 不是一种特异性的肿瘤标志物,在肺部疾病的鉴别诊断中意义不大,也无助于肺癌的早期诊断,但其在肺癌的病情监测、肿瘤的消长及转移方面具有一定的临床价值。通过观察发现,约有 34% 的肺癌患者 SF 增高,在各病理类型间 SF 水平无明显差别,但其浓度可随肺癌病期的进展而增高。对肺癌患者 SF 的动态观察发现,在肺癌病情较轻及稳定期,SF 水平较低,而在肺癌进展或病情加重时 SF 则明显升高。

(二)酶类

1.神经元特异性烯醇化酶(NSE)

NSE 是一个具有高度特异性和高灵敏性的肿瘤标志物,可用于 SCLC 的辅助诊断。NSE 是一种普遍存在于哺乳动物组织中的糖酵解酶,由 α、β、γ 三种亚基构成,存在于神经内分泌细胞和神经源性肿瘤中,如 APUD 细胞系。SCLC 是一种神经内分泌起源肿瘤,可表现出神经内分泌 APUD 细胞系的某些特征,患 SCLC 的患者大多数血清 NSE 水平明显升高,因此,NSE 是 SCLC 最有价值的血清肿瘤标志物之一,敏感性可达 40%～70%,特异性可达 65%～80%,在局限期有 40%～70% 的 SCLC 患者 NSE 增高,在广泛期则有 83%～98% 的 SCLC 患者 NSE 增高。研究表明,早期 SCLC 患者血清 NSE 活性升高率明显低于晚期 SCLC 患者,说明 NSE 并不能作为 SCLC 的早期诊断指标,但血清 NSE 的活性改变与 SCLC 的临床过程有很好的相关性,可作为疗效观察、判断预后、监测病情的指标。有报道称,NSE 水平与 SCLC 转移程度相关,但与转移的部位无关,NSE 水平与其对治疗的反应性有较好的相关性。

NSE 是鉴别 SCLC 与 NSCLC 比较有用的肿瘤标志物,如以 20ng/mL 作为限值,SCLC 的阳性率为 91.8%,而 NSCLC 的阳性率仅为 12.4%。NSE 还可作为 SCLC 与其他肺部良性疾病的鉴别指标,肺部良性疾病的阳性率仅为 3.3%,血清平均水平为 (7.9±6.5)ng/mL。

NSE 提示肿瘤复发通常要比临床发现早 4～12 周,Johnson 等发现 SCLC 复发时 NSE 会再次升高,而此时影像学检查尚不能发现肿瘤复发的 SCLC 患者。当再次进行化疗时,NSE 水平则第二次降低。

研究表明,NSE 是判断 SCLC 生存率的最佳指标,单独一项 NSE 的水平变化即可判定患者的预后,随后的一些研究也进一步证实了上述观点。因此,目前已公认 NSE 可作为 SCLC 的一种高特异性、高灵敏性的肿瘤标志物。

由于 NSE 在人脑组织中含量最高,因此,对于缺血性脑血管病及脑外伤等可引起脑部缺血缺氧的疾病,均可导致神经元的坏死,致使神经元胞质中的 NSE 进入脑脊液,通过血脑屏障使血液中的 NSE 水平增高。此外,NSE 存在于正常红细胞中,因此溶血也会导致 NSE 的检测结果偏高。

2.胸苷激酶(TK)

TK 可催化脱氧胸苷(dT)转变为 dTMP,是嘧啶代谢中的关键酶之一,又称补救酶,有 4 种同工酶,以 TK1 和 TK2 较为重要,TK1(细胞质 TK)和 TK2(线粒体 TK)是具有不同遗传起源的同工酶,受 2 个不同的基因编码,其细胞定位、组织分布、动力学及底物特异性均不同。TK1 在胎儿期合成,可控制人体细胞内 DNA 合成前期至 DNA 合成期的增殖,主要存在于迅速增殖的细胞中,其活性水平与增殖速度呈正相关,静息组织或血清中其活性几乎检测不到。TK2 在增殖细胞中也存在,但活性较低。因此,TK1 被认为是一种肿瘤标志酶,在 SCLC 中 TK 的水平与肿瘤的 TNM 分期和分级呈正相关,但与病理分级关系更密切,提示 TK 水平较低的患者其预后较好。资料显示,TK 分析有助于 SCLC 的诊断,CEA 次之,TK 可作为 SCLC 患者判断预后和随访的指标之一。

其他 TK 活性增高的情况,主要见于单纯疱疹、带状疱疹、巨细胞病毒感染及

维生素 B_{12} 缺乏症等。

（三）激素类

1.胃泌素释放肽前体(ProGRP)

神经内分泌组织的异常分化可使 ProGRP 水平增高,ProGRP 与肺癌的病理类型呈良好的相关性,对 SCLC 具有较高的敏感性。ProGRP 是 SCLC 的自主生长因子,大多数 SCLC 均可产生 ProGRP。Yonemort 等报道,ProGRP 可预测接受预防性脑照射的局限性 SCLC 患者的脑转移,通过观察发现放疗前 ProGRP 水平升高是影响脑转移及生存的因素。ProGRP 可用于 SCLC 患者的鉴别诊断、疗效观察及复发监测。需要注意的是,部分慢性肾衰竭患者血清 ProGRP 也可升高,故临床上在检测 ProGRP 的同时应检查患者的肾功能。

2.促肾上腺皮质激素(ACTH)

ACTH 是腺垂体分泌的激素之一,其分子结构为由 39 个氨基酸组成的直链多肽,相对分子量约为 4500,半衰期 $7\sim12$ 分钟,生物活性主要在 N-末端的 26 个氨基酸,C-末端的 13 个氨基酸对其生物活性无影响,但可起到分子结构稳定作用。ACTH 的分泌不仅受下丘脑的促肾上腺皮质激素释放激素(CRH)的影响,而且各种应激反应皆可刺激 ACTH 的分泌。此外,糖皮质类固醇对 ACTH 的分泌呈负反馈性抑制。ACTH 是肾上腺皮质生长和分泌的主要调节因素,其分泌呈现昼夜节律变化,一般上午 $6\sim8$ 时达高峰,晚上 $6\sim11$ 时最低。ACTH 作为肿瘤标志物,主要应用于 SCLC 的辅助诊断,患者血清 $ACTH>200ng/L$ 时提示有 ACTH 异位分泌现象,其中约 50% 为 SCLC 所致,其他则为胸腺瘤、胰岛细胞瘤、甲状腺髓样癌等。

3.降钙素(CT)

CT 是 Copp 等于 1962 年发现的一种具有降低血钙作用的激素,由甲状腺 C细胞产生,它是由 32 个氨基酸组成的多肽,相对分子量 3500,它具有调节血钙平衡作用,与骨代谢密切相关。血中钙、磷、镁升高可刺激 C 细胞分泌 CT,促胃液素、胰高糖素、肠促胰酶素也可促进其分泌。CT 的主要生理作用是抑制破骨细胞活性,减少溶骨作用,从而降低血钙、磷的浓度,影响骨质代谢。CT 作为一种肿瘤标志物,对甲状腺髓样癌具有特异性诊断价值,甲状腺髓样癌患者血清 CT 水平可达 $2000\sim5000ng/L$,其他部位肿瘤(如乳腺癌、肺癌、胃肠道癌、胰腺癌、嗜铬细胞瘤等)患者的血清 CT 水平也均有升高。肺癌时 CT 可达 1342ng/L,局限性 SCLC 时CT 平均水平近 200ng/L,病变浸润广泛时可达 1346ng/L,CT 水平持续剧烈升高表明有癌症转移,肺癌转移时,CT 水平增高可比其他诊断提前 $4\sim5$ 个月给予提示。

三、肺癌血清肿瘤标志物的联合检测

血清肿瘤标志物的应用,对肺癌的早期诊断、临床分期、预后判断及疗效观察等起到了很大的帮助作用,但迄今为止,尚未有一种肿瘤标志物能够特异性地诊断肺癌,上述各种肿瘤标志物在单独检测时均存在着敏感性和特异性方面的局限性,因此,联合检测多项标志物可以大大提高诊断的敏感性及特异性。

不同研究提示,联合检测 CEA＋CY-FRA21-1 对肺癌的敏感性为 66％～80％,特异性为 69％～82％;CYFRA21-1＋NSE 的敏感性为 44％～72.4％,特异性为 52％～75％;CEA＋CA125＋CA15-3＋CA19-9 的敏感性为 77.6％,特异性为 82.4％;CEA＋CA125 的敏感性为 72％,特异性为 79％;CEA＋CA125＋NSE 的敏感性为 82％,特异性为 78％;CEA＋NSE 的敏感性为 76％,特异性为 79％;CA15-3＋CYFRA21-1 的敏感性为 84.9％,特异性为 84％;联合检测 CEA＋CYFRA21-1＋NSE 对晚期 NSCLC 和 SCLC 患者的阳性率可达 95％以上;CEA＋CYFRA21-1＋SCC-Ag 对所有肺癌患者的阳性率超过 90％,CEA＋NSE＋SCC-Ag 的阳性率为 80％～85％。各组不同的研究得到的结果虽然有一定差异,但各组多种肿瘤标志物联合检测结果的敏感性和特异性均高于单独一种标志物的检测结果。

研究表明,SCLC 患者的血清 NSE 水平要明显高于肺鳞癌和肺腺癌,而 CEA 水平则低于肺鳞癌和肺腺癌,肺鳞癌患者的CYFRA21-1 水平要明显高于 SCLC 和肺腺癌。根据这一特点,可通过 NSE 与 CYFRA21-1 的比值(N/C)来预测患者的病理类型,通过比较发现设定 N/C 的界限为 4 时区分 SCLC 及 NSCLC 的效率最佳。SCLC 中 81.8％的患者 N/C≥4,NSCLC 中有 77.2％的患者 N/C＜4,区别的总符合率为 78.5％。

不同的研究提示,NSE＋ProGRP 可以作为 SCLC 的首选标志物检测方案,CYFRA21-1＋CEA＋p53 抗体可作为 NSCLC 的首选方案,p53 抗体对肺癌的辅助诊断有很高的特异性,CYFRA21-1 对鳞癌的辅助诊断有一定作用。不同病理类型的肺癌有其各自的优势指标,可用于诊断及初步判断其病理类型,如 CEA、CA15-3 在肺腺癌中升高最明显,SCC-Ag、CYFRA21-1 在肺鳞癌中升高最明显,NSE、ProGRP 对 SCLC 应用价值较高,TPA 在各种类型的肺癌中均有升高且无明显的组织特异性,肺癌发生转移的患者 CA15-3、CA19-9 升高比较明显且其在有效治疗时变化比较明显,因此,通过使用不同的标志物联合检测有助于对肺癌的诊断、病理分期、疗效观察及预后判断。

由于各种肿瘤标志物本身的局限性,在临床应用过程中,应综合考虑检测结果及良性病变、吸烟、妊娠、年龄等因素,以作出一个合理的评判。

(杨朝阳)

第五章　肺癌的诊断与分期

第一节　肺癌的临床诊断

恶性肿瘤的治疗效果主要取决于其早期诊治,肺癌亦不例外。要做到肺癌的早期诊断需注意以下两方面的重要内容:一是普及肺癌的防治知识,对任何可疑的肺癌症状要及时进一步检查,尤其是高危人群;二是提高医务人员对肺癌早期征象的认识,避免漏诊、误诊。

一、高危人群

肺癌是多基因参与、多时相细胞混杂、多因素影响发病的一类复杂性疾病,其病因及发病机制至今尚未明了,正因为如此,对高危人群的肺癌知识普及显得极为重要。肺癌高发区或有高危因素的人群需定期查体或在有可疑征象时进行排除肿瘤的有关检查,特别是 40 岁以上有长期重度吸烟史(吸烟指数大于 400 支/年,烟龄 10 年以上)、高危职业接触史(如冶金、开矿、接触石棉、水泥粉尘等)及恶性肿瘤家族史等因素者,但近年来肺癌发病年龄日趋年轻化,且非吸烟者发病率明显增加,尤其是女性的肺癌发病率呈逐年上升趋势,据资料显示可能与被动吸烟及环境污染有关,所以定期查体时可重点关注高危人群,是肺癌筛查重点,在临床工作中,不要把高危人群的概念看得过重,有下列情况者应作为可疑肺癌对象进行相应检查:①刺激性咳嗽持续 2~3 周以上,经仔细查找仍然原因不明,对症治疗无效者。②原有慢性呼吸道疾病,咳嗽性质改变者。③痰中带血丝或者血块,持续存在或短期内反复出现而无明显原因可解释者。④肺炎,特别是段以下肺炎,治疗后反复在同一部位发生者。⑤影像学怀疑肺脓肿,但无异物吸入史,无中毒症状,无大量脓痰,抗感染治疗效果不佳者。⑥四肢关节疼痛及杵状指(趾),排除结缔组织性疾病、慢性缺氧性肺疾病和发绀性先天性心脏病等已知原因者。⑦影像学(X 线、CT、MRI)发现局限性肺气肿或段、叶性肺不张,无明显原因可解释者。⑧影像学发现肺内孤立性圆形病灶伴有毛刺、分叶或胸膜牵拉征者或单侧性肺门阴影增大者。⑨原有肺结核病灶已稳定,而形态变饱满、性质在钙化病灶基础上新增软组织密度改变者。⑩胸腔积液,尤为血性并进行性增加,无结核中毒症状,无明确感染性原因存在者。⑪有慢性呼吸系统疾病、出现肺癌标志物明显升高或进行性升高者。

二、临床表现

临床表现与肿瘤大小、类型、发展阶段、所在部位、有无并发症或转移密切相关。有5%～15%的患者常无症状,仅在体检、胸部影像学检查时发现。按表现部位可分为支气管肺局部表现、肺外胸内扩展表现、胸外转移表现和胸外表现。

(一)肿瘤引起的局部临床表现

1.咳嗽

为早期症状,常无痰或少痰的刺激性干咳,肿瘤引起支气管狭窄后可加重咳嗽,多为持续性,少数表现为高调金属性咳嗽。细支气管-肺泡细胞癌可有大量黏液痰。伴感染时痰量增加,且呈黏液脓性。

2.痰血或咯血

多见于中央型肺癌。肿瘤向管腔内生长者可有间断或持续性痰中带血,如肿瘤侵蚀大血管则引起大咯血。

3.呼吸困难或喘鸣

肿瘤向管腔内生长,或转移到肺门淋巴结,导致气道阻塞或压迫主支气管和隆突时,可有呼吸困难、气短、喘息,偶可表现为喘鸣,听诊时可发现局限或单侧哮鸣音。

4.不规律发热

肿瘤组织坏死物可引起发热,由肿瘤引起的阻塞性肺炎亦可导致发热,且抗生素治疗效果不佳。

5.体重下降

消瘦为常见症状之一。肺癌发展到晚期,由于肿瘤毒素和消耗的原因,合并感染、疼痛导致食欲减退,可表现为消瘦或恶病质。

(二)肿瘤胸内扩展引起的临床表现

1.胸痛

近半数患者有难以描述的胸痛,由于肿瘤细胞侵犯胸膜所致,也可由阻塞性炎症波及胸膜或胸壁引起。若肿瘤位于胸膜附近,则产生不规则的钝痛或隐痛,于呼吸、咳嗽时加重。肋骨、脊柱受侵犯时可有压痛点,而与呼吸、咳嗽无关。肿瘤压迫肋间神经,疼痛可累及其分布区。

2.声音嘶哑

约5%的患者肿瘤直接压迫或转移至纵隔淋巴结压迫喉返神经(多见左侧),导致声音嘶哑。

3.咽下困难

肿瘤侵犯或压迫食管,可引起咽下困难,尚可引起气管-食管瘘。

4.胸腔积液

约10%的患者有不同程度的胸腔积液,通常提示肿瘤转移累及胸膜或肺淋巴回流受阻。

5.上腔静脉阻塞综合征

由上腔静脉被附近肿大的转移性淋巴结压迫或右上肺的原发性肺癌侵犯,或者腔静脉内癌栓阻塞静脉回流引起。表现为头面部和上半身淤血水肿,颈部肿胀,颈静脉怒张,患者常诉进行性领口变紧,前胸壁可见扩张的静脉侧支循环。

6.Horner 综合征

肺尖部肺癌又称肺上沟瘤,易压迫颈部交感神经,导致患侧眼睑下垂、瞳孔缩小、眼球内陷,同侧额部与胸壁少汗或无汗。如肿瘤压迫臂丛神经则以腋下表现为主,向上肢内侧放射的烧灼样疼痛,以夜间尤甚。

(三)肿瘤胸外转移引起的临床表现

胸外转移的表现可见于3%~10%的患者。以 SCLC 居多,其次为未分化大细胞肺癌、腺癌、鳞癌。

1.中枢神经系统表现

可引起颅内压增高,包括头痛、恶心、呕吐、精神状态异常。少见癫痫发作、偏瘫、小脑功能障碍、定向力和语言障碍。此外还可有脑病、小脑皮质变性、外周神经病变、肌无力等。

2.骨骼表现

有1%~2%的患者由于肿瘤转移到骨骼,引起骨痛和病理性骨折。常见于 SCLC。大多为溶骨性病变,少数为成骨性。肿瘤转移至脊柱后可压迫椎管引起局部压迫和受阻症状。此外,股骨、肱骨和关节的转移也常见,甚至引起关节腔积液。

3.腹部表现

部分 SCLC 可转移至胰腺,表现为胰腺炎或阻塞性黄疸。其他细胞类型的肺癌也可转移到胃肠道、肾上腺和腹膜后淋巴结,多无临床症状,需依靠 CT、MRI 或 PET 协助诊断。

4.淋巴结表现

锁骨上淋巴结是肺癌转移的常见部位,可无症状。典型者多位于前斜角肌区,固定且坚硬,逐渐增大、增多,可融合,多无痛感。

(四)胸外表现

指肺癌非转移性胸外表现或称为副癌综合征。

1.神经肌肉表现

癌性神经肌肉病变是肺癌最常见的非转移性胸外表现,发生率约为15%。研究表明,其中56%为 SCLC,22%为鳞癌,16%为大细胞肺癌,5%为腺癌。半数患者没有其他肺癌症状,且 1/3 的神经肌肉病变发生在其他症状出现前或肺癌明确诊断前一年。

主要表现异常如下。

(1)小脑退行性变:如共济失调、眩晕、构音障碍。

(2)运动神经病变:表现为进行性消耗,虚弱和肌纤维自发性收缩。

(3)多神经炎合并混合的运动和感觉障碍。

(4)感觉性神经病变:常开始于麻木,有时面部肢体疼痛,逐渐失去全身各种感觉,反射减弱,偶出现耳聋。

(5)精神异常:进行性痴呆,时有抑制性精神错乱,木僵或精神不稳定。

(6)肌病:萎缩性轻瘫,特别是肢体肌肉和近端肢体。

(7)多发性肌炎:特别是肌肉和近端肢体肌肉疲劳,如盆部和大腿肌肉,消耗明显且有原发肌纤维变性。

(8)自主神经系统异常:如直立性低血压。

(9)骨骼表现:肥大性肺性骨关节病,常见于肺癌,也见于局限性胸膜间皮瘤和肺转移癌(胸腺、子宫、前列腺)。多侵犯上、下肢长骨远端,发生杵状指(趾)和肥大性骨关节病。

2.库欣综合征

最常见的为 SCLC 或支气管类癌。2%～5% 的 SCLC 患者会有此表现,在肿瘤组织中甚至循环血液中可测到促肾上腺皮质激素(ACTH)增高。地塞米松不能抑制 ACTH 在尿中的终末代谢物 17-OHCS。

3.抗利尿激素分泌

可引起畏食、恶心、呕吐等水中毒症状,还可伴有逐渐加重的神经并发症。其特点是低钠(血清钠<135mmol/L)、低渗(血浆渗透压<280mOsm/kg)。

4.类癌综合征

其典型特征是皮肤、心血管、胃肠道和呼吸功能异常。主要表现为面部、上肢躯干的潮红或水肿、瘙痒、胃肠蠕动增强、腹泻、心动过速、喘息和感觉异常。这些阵发性症状和体征与肿瘤释放不同的血管活性物质有关,除了 5-羟色胺,还包括缓激肽、血管舒缓素和儿茶酚胺。

5.异位促性腺激素

大部分为大细胞肺癌,主要表现为男性轻度乳房发育和增生性骨关节病。

6.低血糖

见于鳞癌,是胰岛素分泌增加或胰岛素样活动的结果,切除肿瘤后症状可减轻。

7.高钙血症

常见于鳞癌,由骨转移或肿瘤分泌过多甲状旁腺素相关蛋白引起。表现为嗜睡、畏食、恶心、呕吐和体重减轻及精神变化。肿瘤切除后血钙水平可恢复正常。

三、体格检查

多数肺癌患者在早、中期无特异性阳性体征,当压迫、侵犯邻近器官及出现转移等情况后可能会有如下相应体征:①体检可有声带麻痹、上腔静脉阻塞综合征、Horner 征、Pancoast 综合征的体征。②体检可有肺不张、阻塞性肺炎、胸腔积液的体征。③体检发现肝大伴有表面凹凸不平、皮下结节、锁骨上窝淋巴结肿大、肋骨或脊椎棘突压痛等提示发生远处转移的可能。④少数患者出现原因不明,久治不愈的肺外征象,如杵状指(趾)、非游走性肺性关节疼痛、男性乳腺发育、皮肤黝黑或皮肌炎、共济失调及静脉炎等。

四、影像检查

对肺部有孤立结节的患者应当追问其过去有无影像学检查史,如对比发现病灶增大、性质改变或出现新的病灶,影像学诊断疑为恶性肿瘤者应进一步检查。胸部 X 线检查一般用于健康查体,强化 CT 检查是目前临床诊断肺癌和评价治疗疗效的重要手段,B 超、MRI 可作为转移部位的补充检查,骨扫描检查是用于判断骨转移的常规检查,特殊情况下可进行全身 PET/CT 检查,简单概括如下。

1.胸部 X 线检查

胸片是在查体时早期发现肺癌的一个重要手段。

2.胸部 CT 检查

胸部 CT 可以进一步验证病变所在的部位和累及范围,也可根据病灶的毛刺征、分叶征、胸膜牵拉征、厚壁偏心空洞及病灶对周围组织的侵袭特征或者淋巴结、血行转移的征象大致区分其良、恶性,是目前诊断肺癌的重要手段。CT 可清楚显示肺叶中 0.5cm 以上的肿块阴影,对肺门及纵隔、锁骨上下及腋窝淋巴结转移的情况,以及是否侵犯脏胸膜、壁胸膜及其他脏器、胸腔积液、肿瘤空洞内部情况等可提供详细信息;CT 引导下经皮肺占位穿刺活检是获取细胞学、组织学诊断依据的技术,在各种影像学检查手段中显示肺结构的清晰度最好。

3.B 超检查

B 超主要用于发现腹部重要器官及腹膜、腹膜后淋巴结有无转移,也用于颈部淋巴结的检查;对于邻近胸壁的肺内病变或胸壁病变,可鉴别其囊、实性并进行超声引导下穿刺活检,最大优势是实时监控,可实时显示穿刺路径,对于穿刺路径上的血管显示最清晰,避免活检时损伤血管引起大出血;超声对液体的诊断优于目前所有其他影像学设备,在肺癌并发少量胸腔积液时尤显其重要性,常用于胸腔积液抽取定位、定量、置管引流和治疗效果随访。

4.MRI 检查

MRI 检查对肺癌的临床分期有一定价值,特别适用于判断脊柱、肋骨及颅脑有无转移;因开放性 MRI 扫描系统可进行 360°扫描,MRI 引导下进行经皮肺占位穿刺活检,尤其对某些特殊部位的肿物较扫描角度受限的 CT 有无可比拟的优势,配有 MRI 兼容的导引系统时可相对实时显示穿刺路径。

5.骨扫描检查

骨扫描检查反映的是骨代谢率,发现骨转移病灶可早于 X 线、CT 等影像学检查3~6 个月,是用于判断骨转移的常规筛选检查,当骨扫描检查提示骨转移可能时,可对可疑部位进行 CT 和 MRI 检查验证。

6.正电子发射断层扫描(PET/CT)检查

PET/CT 检查是一种功能影像学检查,反映的是组织代谢能力高低,由于多数肿瘤是高代谢,故可用于肿瘤的诊断和疗效评价。因目前价格昂贵,不推荐常规筛查使用,主要用于临床表现及各项检查高度怀疑恶性肿瘤而 CT、MRI 等常规检查不能确诊或未发现原发灶的患者,也可作为判断肺癌根治性手术切除可能性及术后、放化疗治疗后的疗效评价手段。

五、内镜检查

1.纤维支气管镜(简称纤支镜)检查

纤支镜检查是诊断肺癌最常用的方法,包括纤支镜直视下刷检、支气管灌洗获取细胞学及活检进行组织学诊断,对中心型肺癌诊断的阳性率较高,由于段以下支气管太细,目前的纤支镜不适于段以下支气管检查。

2.TBNA 和 EBUS-TBNA

经纤支镜引导下的透支气管壁穿刺术(TBNA)和超声纤支镜引导下的透支气管壁穿刺活检术(EBUS-TBNA)对周围型肺癌及普通纤支镜难以到达的部位可取得针吸细胞涂片标本;在可疑局部晚期病例,可望获得纵隔淋巴结 N_1 和 N_2 的病理诊断结果,有助于术前评估根治性手术切除的可能性。

3.纵隔镜检查

可直接观察气管前隆凸下及两侧支气管区淋巴结情况,并可获取标本做组织病理检查,这对局部晚期病例的分期和手术可能性评估尤其重要,是目前临床评价肺癌纵隔淋巴结状态的"金标准",尽管 CT、MRI 及近年应用于临床的 PET/CT 能够对肺癌治疗前的 N 分期提供极有价值的证据,但仍是影像学表现,纵隔镜可提供纵隔淋巴结和器官组织的组织标本,得到的是病理学诊断,故纵隔镜的诊断价值难以取代。

4.胸腔镜检查

胸腔镜主要用于肺癌脏胸膜、壁胸膜转移的诊断及近脏胸膜的肺占位的切除，尤其是肺部微小结节病灶行胸腔镜下病灶切除，可达到既明确诊断又进行了病灶切除的目的。对于中晚期肺癌，胸腔镜下可以行淋巴结、胸膜和心包的活检，胸腔积液及心包积液的细胞学检查，为系统地制订治疗方案提供可靠依据。

六、其他诊断性检查技术

与其他恶性肿瘤的诊断标准一样，组织病理学是诊断的"金标准"，肺癌的诊断也不例外。

1.痰细胞学检查

痰细胞学检查是目前诊断肺癌简单方便的无创伤性诊断方法之一。对起源于较大支气管的中央型肺癌，特别是伴有血痰者，痰中找到癌细胞的概率较高。标本取材要求是，最好晨起留取，先漱口洗脱口咽分泌物，再以诱发的方式诱发深咳获得深部痰，必要时在医生认为病情许可的前提下深吸一口烟诱发深咳。为避免细胞自溶性坏死，标本要及时送检，时间限定在 2 小时最好 1 小时内为好。一般最好连续查 3 次，其阳性率可达 60%。痰液细胞学的阳性结果不能作为肺癌的唯一确诊依据，应尽可能获得纤支镜下针吸细胞学或经皮肺穿刺活检的病理组织学结果。

2.经胸壁肺占位穿刺活检术(TTNA)

TTNA 可以在 CT 或 B 超或 MRI 引导下进行，获取组织进行普通病理、组织化学检测及分子病理学相关检查，敏感度和特异性均较高。不但可完成肺癌的组织学来源、性质、分类，还可通过基因检测，测定其分子生物学行为，为后续治疗原则、具体方案和预后分析提供依据。

3.胸腔穿刺术

当胸腔积液原因不明时，可以进行胸腔穿刺，获得细胞学诊断，细胞学的结果与肺癌的分期密切相关，细胞学阳性时分期为 M_{1a}。必要时抽取胸腔积液做离心处理后，取其沉淀做涂片，可提高阳性率。需要强调的是，与痰液脱落细胞学一样，胸腔积液涂片易误诊，不能作为确定肺癌诊断的唯一细胞和组织学证据，只用于分期判断。

4.胸膜活检术

当胸腔积液穿刺未发现细胞学阳性结果时，胸膜活检可以提高阳性检出率。

5.淋巴结活检术

对于肺部占位病变或已临床诊断为肺癌的患者，如果伴有浅表淋巴结肿大，此时行淋巴结活检是简单可靠的获得病理学诊断的方法，有助于判断肺癌的分期，确定治疗原则，制订个体化的治疗方案，指导治疗。

七、血液和体液免疫生化检查

对于原发性肺癌,尽管某些化验结果与肺癌的组织类型、分化程度和细胞生物学行为有一定的相关性,但目前尚无特异性的血液和体液免疫生化检测方法,多用于病情程度的判断和肺癌治疗过程中的评估。

1.血液生化检查

对于原发性肺癌,肺癌患者血清碱性磷酸酶(ALP)或血钙升高考虑骨转移的可能,但中国人出现血钙增高的较少。肝转移时,由于肝细胞受损或胆系受侵,血清碱性磷酸酶、谷草转氨酶、乳酸脱氢酶或胆红素可升高,但一般见于肝转移肿瘤负荷较大时。

2.血液肿瘤标志物检查

与肺癌相关性较明显的肿瘤标志物有癌胚抗原(CEA)、神经特异性烯醇化酶(NSE)、细胞角蛋白19(CK19)及鳞状细胞癌抗原(SCC)等。血清肿瘤标志物CA50、CEA、CYFRA21-1和SCC在肺癌诊断中的价值,检测260例肺癌患者、65例肺良性病变患者及117例健康体检者,结果肺癌患者CA50、CEA、CYFRA21-1和SCC在肺癌患者中的阳性率分别为46.9%、66.5%、57.7%和58.1%,显著高于肺部良性病变患者和健康对照组。CA50、CEA、CYFRA21-1和SCC在SCLC患者中较NSCLC患者表达水平低,CA50和CEA在肺腺癌高表达,CY-FRA21-1在肺鳞癌高表达。CYFRA21-1、NSE和CEA在肺癌诊断中的价值,发现3个瘤标对肺癌的诊断灵敏度分别为44.7%、22.6%和38.7%,如三者联合检测则诊断灵敏度显著提高至71.9%。探讨7种血清肿瘤标志物单项和联合检测对肺癌诊断的临床价值,结果肺癌患者的7种血清肿瘤标志物水平均明显高于肺良性病变组和健康对照组,肺癌组7种血清肿瘤标志物阳性率均明显高于肺良性病变组,肿瘤标志物测定水平与病理类型有关,血清NSE水平升高以SCI-C为主,CYFRA21-1以鳞癌为主,而CA125则以腺癌为主。有学者探讨了CYFRA21-1和SCC对肺鳞癌的临床意义,发现CYFRA21-1诊断肺鳞癌敏感性为57.84%、特异性为92.45%、准确性为69.68%,SCC诊断肺鳞癌敏感性为33.33%、特异性为92.45%、准确性为53.55%。

3.浆膜腔积液的肿瘤标志物检查

胸腔积液、心包腔积液的肿瘤标志物可数倍于相应的血清肿瘤标志物检查结果,一般以4倍于血清值为阳性标准。

八、病理组织学诊断

手术或组织活检标本的组织病理学诊断是肺癌确诊的"金标准",是个体化治疗的重要参考依据。如因活检取材的限制,活检病理不能确定病理诊断,建议临床医师重复活检或结合影像学检查情况进一步选择诊断方案,必要时临床与病理科医师联合会诊确认病理诊断。

(杨朝阳)

第二节　肺癌的鉴别诊断

一、肺结核

(1)肺结核球应与周围型肺癌鉴别(表 5-1)。结核球多见于年轻患者,病灶多位于结核好发部位,如肺上叶尖后段和下叶背段。一般无症状,病灶边界清楚,密度高,可有包膜,时含钙化点,周围有纤维结节状病灶,多年不变。

表 5-1　周围型肺癌与肺结核球的鉴别

项目	周围型肺癌	肺结核球
发病年龄	40 岁以上多见	40 岁以下多见
部位	不定,上叶多于下叶,右侧多于左侧	好发于上叶尖段和下叶背段
大小	多在 3cm 以上	多在 3cm 以下
边缘	清或不清,多有分叶和毛刺	清楚,较光滑
形态	类圆形或不规则形、结节状	圆形或椭圆形
密度	多较均匀,无钙化	不均匀,常见钙化
卫星灶	无	可有可无
空洞	较少见,壁厚、偏心、内缘凹凸不平	壁薄、居中、内缘光滑整齐
生长	较快,3 个月可明显长大	较慢,3 个月可无变化
胸膜反应	无胸膜肥厚,可有侵袭	常见胸膜粘连、肥厚
骨侵蚀	可见,为其特征性改变	罕见
咯血	常见,少量咯血	少见
痰检	可见癌细胞	可见结核分枝杆菌

(2)粟粒性肺结核应与弥漫型细支气管肺泡癌相鉴别。通常粟粒性肺结核患者年龄较轻,有发热、盗汗等全身中毒症状,呼吸道症状不明显。影像学表现为细小、分布均匀、密度较淡的粟粒样结节。经支气管镜肺活检有助于明确诊断(表 5-2)。

表 5-2　弥漫性肺泡癌与粟粒型肺结核的鉴别

项目	弥漫性肺泡癌	粟粒型肺结核
性别	女性多见	男女无差别
年龄	中老年多见	青少年多见
病史	原发性	近期有结核接触史

项目	弥漫性肺泡癌	粟粒型肺结核
中毒症状	多无	明显,高热、寒战、头痛、盗汗等,常伴有结核性脑膜炎
咳痰	明显,少数可咳大量水样或黏液样泡沫痰,达2000mL/d以上	不明显
咯血	有	多无
胸痛	明显,常为早期主要症状	无
呼吸困难	常为早期症状,大多与肺部病变不相平行	有,极少,多为气短
肝脾大	无	可有
血白细胞	无明显改变	血白细胞总数减低或呈类白血病反应
X线检查	病灶大小不等,分布不均,中下叶较密集,边界清楚、密度较高,随病情发展增多、增大伴网织状阴影增深	早期两肺透光度减低,2周后两肺自肺尖至两底有大小相等、均匀密布的小点状阴影,有时肺野可有原发综合征或支气管淋巴结结核
痰液检查	可发现癌细胞	可发现结核分枝杆菌
结核菌素	(一)	(+++)
眼底检查	(一)	约50%可见脉络膜结核结节
临床治疗	无效	抗结核治疗有效

(3)肺门淋巴结结核易与中央型肺癌相混淆。多见于儿童、青年。多有发热、盗汗等结核中毒症状。PPD试验常阳性,抗结核治疗有效。

二、肺炎

约1/4的早期肺癌以肺炎形式表现。若无毒性症状,抗生素治疗后炎症吸收缓慢,或同一部位反复发生肺炎时,应警惕肺癌的可能,尤其是段、叶性病灶,伴有体积缩小者。

肺部慢性炎症机化后形成团块状炎性假瘤,也易与肺癌相混淆。但炎性假瘤往往形态不规则,边缘不光滑,有密度较高核心,易伴有胸膜增厚,病灶长期无明显变化。

三、肺脓肿

癌性空洞继发感染,应与原发性肺脓肿鉴别。原发性肺脓肿起病急,中毒症状严重,多有寒战、高热、咳嗽、咳大量脓臭痰等症状。影像学表现为均匀的大片状炎性阴影,空洞内常见较深液平。血常规可发现白细胞和中性粒细胞增多。癌性空洞继发感染,常为刺激性咳嗽、反复血痰,随后出现感染、咳嗽加剧。影像学可见癌性肿块影有偏心空洞,壁厚,内壁凹凸不平。结合支气管镜检查和痰脱落细胞检查可助于明确诊断。

四、结核性胸腔积液

结核性胸膜炎的胸液多为透明,草黄色,有时为血性。癌性胸液则多为血性,但肿瘤阻塞淋巴管时,可有漏出性胸液。胸水常规、结核分枝杆菌和病理检查有助于明确诊断。

五、结节病

典型的结节病为双侧肺门及纵隔淋巴结对称性肿大,可伴有胸内网状、结节状阴影。组织活检病理证实或符合结节病。

六、纵隔淋巴瘤

颇似中央型肺癌,常为双侧性,可有发热等全身症状,支气管刺激症状不明显,痰脱落细胞检查阴性。

七、肺部良性肿瘤

许多良性肿瘤在影像学上与恶性肿瘤难鉴别。其中尤以支气管腺瘤、错构瘤等更难鉴别。

（杨朝阳）

第三节　肺癌的临床分期

国际肺癌研究学会(IASLC)对肺癌分期系统进行了更新,并于 2017 年 1 月正式颁布和实施。第八版 IASLC 肺癌 TNM 分期。其中最明显的改变是关于 T 分期,改变的理由是基于肿瘤大小对患者预后所产生的影响,即肿瘤越大其预后越差。研究表明,对于那些肿瘤直径≤5cm 的患者,肿瘤大小每增加 1cm,其预后会明显的不同,故以 1cm 作为每个分期的间隔。由于肿瘤最大径≤3cm 及>3cm 的生存差异很大,因此仍将 3cm 作为 T_1、T_2 的分界点。而对于肿瘤最大径>5cm 而≤7cm 的肿瘤仍统称为 T_3。肿瘤最大径>7cm 者仍归为 T_4。

另外,主支气管受累距气管隆嵴的距离不再作为 T 分期的依据,只要未侵犯气管隆嵴,无论距离气管隆嵴多远均归为 T_2。肺不张/阻塞性肺炎的范围不再作为 T 分期依据,无论肺不张或阻塞性肺炎范围大小、累及全肺与否均归为 T_2。删除了纵隔胸膜受累的 T 分期因素(难以界定),但侵犯膈肌归为 T_4。

第八版 IASLC 肺癌 TNM 分期如下。

1.T 分期

T_x:未发现原发肿瘤,或者通过痰细胞学或支气管灌洗发现癌细胞,但影像学及支气管镜无法发现。

T_0:无原发肿瘤的证据。

Tis:原位癌。

T_1:肿瘤最大径≤3cm,周围包绕肺组织及脏层胸膜,支气管镜见肿瘤侵及叶支气管,未侵及主支气管。

T_{1a}:肿瘤最大径≤1cm。

T_{1b}:肿瘤最大径>1cm,≤2cm。

T_{1c}:肿瘤最大径>2cm,≤3cm。

T_2:肿瘤最大径>3cm,≤5cm;侵犯主支气管(不常见的表浅扩散型肿瘤,不论体积大小,侵犯限于支气管壁时,虽可能侵犯主支气管,仍为 T_1),但未侵及气管隆嵴;侵及脏层胸膜;有阻塞性肺炎或者部分或全肺肺不张。符合以上任何一个条件即归为 T_2。

T_{2a}:肿瘤最大径>3cm,≤4cm。

T_{2b}:肿瘤最大径>4cm,≤5cm。

T_3:肿瘤最大径>5cm,≤7cm。直接侵犯以下任何一个器官,包括:胸壁(包含肺上沟瘤)、膈神经、心包;同一肺叶出现孤立性癌结节。符合以上任何一个条件即归为 T_3。

T_4:肿瘤最大径>7cm;无论大小,侵及以下任何一个器官,包括纵隔、心脏、大血管、隆突、喉返神经、主气管、食管、椎体、膈肌;同侧不同肺叶内孤立癌结节。

2.N 分期

N_x:区域淋巴结无法评估。

N_0:无区域淋巴结转移。

N_1:同侧支气管周围及(或)同侧肺门淋巴结以及肺内淋巴结有转移,包括直接侵犯而累及的。

N_2:同侧纵隔内及(或)隆突下淋巴结转移。

N_3:对侧纵隔、对侧肺门、同侧或对侧前斜角肌及锁骨上淋巴结转移。

3.M 分期

M_x:远处转移不能被判定。

M_0:没有远处转移。

M_1:远处转移。

M_{1a}：局限于胸腔内，包括胸膜播散（恶性胸腔积液、心包积液或胸膜结节）以及对侧肺叶出现癌结节（许多肺癌胸腔积液是由肿瘤引起的，少数患者胸液多次细胞学检查阴性，既不是血性也不是渗液，如果各种因素和临床判断认为渗液和肿瘤无关，那么不应该把胸腔积液纳入分期因素）。

M_{1b}：胸腔外单个器官单个病灶转移。

M_{1c}：胸腔外多个器官或单个器官多个病灶转移。

虽然第八版 TNM 分期较第七版更加全面，能够更好地反映患者的预后，但仍然存在一些问题。

（杨朝阳）

第六章　肺癌的外科治疗

第一节　肺癌的手术适应证

肺癌手术患者适应证应从两个方面来讲:①从肿瘤方面来讲是否合适手术。②患者能否耐受手术。通常Ⅰ、Ⅱ期 NSCLC 为早期肺癌,大多数据证实手术疗效较好,5 年生存率分别可达Ⅰ A 期 73%、Ⅰ B 期 58%、Ⅱ A 期 46%、Ⅱ B 期 36%,而Ⅲ B $T_4N_0 \sim N_1$ 为 13%~28%,N_3 的 5 年生存率为 0。越是早期手术疗效越好,肺癌术前精确 TNM 分期,选择肺癌外科手术治疗受益人群是现代肺癌外科发展趋势。因此,外科治疗肺癌一定要有严格的适应证。NSCLC 的诊疗已进入了规范化的多学科治疗阶段。每一个 NSCLC 的患者都应经肺癌多学科团队的严格讨论,这样才能避免单一手段过度治疗给患者造成伤害,或治疗不足给患者带来的生存时间、生活质量的下降。同时也避免了或减少因为伴发疾病给患者带来的治疗风险。其内容包括肿瘤学多学科讨论和大医学多学科讨论,前一多学科应包括肿瘤内科、胸外科、放疗科、以影像为主的诊断科、病理科以及肿瘤心理学。后一个团队应以外科学为主,包括胸外科、麻醉科、ICU、心内科、呼吸内科、内分泌代谢科等其他可能涉及的学科。

一、手术适应证及禁忌证

1.适应证

(1)Ⅰ、Ⅱ期非小细胞肺癌。

(2)病变局限于一侧胸腔能完全切除的Ⅲ A 期及个别Ⅲ B 期非小细胞肺癌。

(3)临床高度怀疑肺癌或肺癌不能除外,经各种方法检查均不能确定,估计病变能切除者。

(4)原无手术指征,经放疗、化疗等综合性治疗,病变明显缩小,全身情况改善者,应争取手术治疗。

(5)已确诊的非小细胞肺癌,病变侵犯胸壁、心包、大血管、膈肌,但范围局限,技术上能完全切除者。

(6)多原发癌。

(7)特定血行转移肺癌。

2.绝对禁忌证

(1)已有远处转移,如肝、骨骼等。

(2)广泛纵隔淋巴结转移,胸部 X 线检查显示纵隔明显增宽,CT 扫描见纵隔淋巴结广泛融合;或胸内脏器,如心脏、大血管、食管等广泛受侵者。

(3)对侧肺、肺门或气管旁淋巴结转移者。

(4)严重心肺功能损害者,3 个月内患有心肌梗死者。

(5)伴有严重肝肾功能疾病、出血性疾病、恶病质不能耐受手术者。

3.相对手术禁忌证

(1)气管隆嵴增宽固定。

(2)一侧喉返神经或膈神经麻痹。

(3)肺功能轻、中度损害,在一定程度上应限制肺切除范围。

ⅢA 期病变手术疗效则极具争议。2007 年 chest 上发表一篇文章将 N_2 分为 ⅢA1:术中偶然发现纵隔淋巴结转移;ⅢA2:术中发现纵隔淋巴结单站转移;ⅢA3:术前确认纵隔淋巴结转移;ⅢA4:纵隔淋巴结融合。对于ⅢA1 及ⅢA2 建议手术,单纯手术治疗 5 年生存率为 14%～30%。而对ⅢA3 及ⅢA4 手术是不建议的,放化疗效果与手术治疗效果是一致的。但又有文章显示单区 N_2 淋巴结转移与多区 N_1 淋巴结转移的生存率类似,从而对"所有 N_2 淋巴结转移的患者不适宜手术"的观点提出质疑。对于ⅢB 期多数情况下不建议手术,仅有肿瘤外侵(同肺叶卫星灶,侵犯隆突,侵犯上腔静脉等),无纵隔淋巴结转移($T_4N_{0\sim1}$),还是建议手术的。

多原发癌:组织学类型不同。组织学类型相同同时位于不同肺叶且无 N_2 及 N_3 淋巴结转移,无远处转移;或者两者发生时间≥4 年且无全身其他部位远处转移。这种情况下 5 年生存率可达 16%。

肺癌出现血行转移为Ⅳ期,无手术指征。但在肾上腺转移中手术＋化疗患者的生存率明显好于单纯化疗。脑转移手术治疗优势:明显改善症状,长期局部控制,偶有长期生存。但因满足以下条件:单发转移;患者一般情况良好,无其他转移;为非小细胞肺癌;肿瘤及转移灶切除后患者预计会有较好功能状态。

二、术前评估

1.肿瘤临床分期评估

由于分期决定着 NSCLC 的疗效,因此讨论的主要目的为精确分期。除组织诊断外,分期手段应包括胸(或胸腹)CT、腹(或腹、双锁骨上区)B 超、脑 MRI(或至少脑 CT)骨扫描(有症状者加做骨 MRI 或骨 CT)和纤支镜,有条件者可加做 PET/CT。由于胸外科医生掌握着手术技术,因而更能积极投入到精准分期,尤其是可疑病灶的组织获取方法,如经支气管超声内镜(EBUS)、纵隔镜、胸腔镜甚至传统手术活检。

2009 年第 11 届全国肺癌大会推荐三套可行方案供不同级别医院对肺癌患者进行肿瘤术前分期。方案一:胸壁 CT+颅脑 CT+腹部 CT+骨扫描。方案二:PET-CT+方案一。方案三:纵隔镜+方案二或方案一。方案一适合大多数医院,方案二适合少数大城市医院,方案三适合极少数大城市医院肺癌中心。

2.肺功能评估

COPD 是影响肺功能的主要因素,也是肺切除手术最重要的限制因素,因为多数肺癌患者合并 COPD,同时,COPD 与术后并发症的发生及死亡直接相关。合并严重 COPD 的"高危"患者,并非是完全的手术禁忌,但对此类患者应仔细选择手术方式并采取各种预防措施以减少并发症的发生。全肺切除是肺切除术中创伤最大的手术,因此应对接受该术式的患者进行更严格的术前肺功能评估。

虽然评估肺功能的系统很多,但是尚无一项可以精确预测患者的手术风险。因此应综合分析多种不同的肺功能指标,以便为每例患者作出可靠的、可重复的评估结果,将患者的肺功能的好坏分为低风险、高风险、禁忌。这样可在最大限度降低术后并发症可能性的同时保证患者最大的手术机会。

胸外科手术中有时确可发生技术意外,但很少因此导致术后并发症发生。相反,大多数术后并发症及死亡的发生常与呼吸循环事件相关,其中大部分可于术前明确并可预防。

(1)总肺功能的生理评估:包括以下几方面。

1)详细的病史有助于初诊患者肺功能的评判:向初诊患者询问病史是术前肺功能评估的最重要步骤,详细的病史可判断患者是否适合肺切除术,是否需要进行一系列的补充检查。日常活动不受限制、无气短常提示有足够的肺功能储备。呼吸困难的程度不一定与肺功能的检查结果一致,因为患者可根据气短的程度调整自己日常的活动水平,故评价气短应与患者以前的活动能力相比较。因而较合理的肺功能评价是比较患者活动前后的呼吸困难程度,如爬楼、割草等。

吸烟史是危险因素,术前戒烟 3 个月或更长时间一般很少发生术后并发症。咳痰同样也是危险因素,每天排痰较多者术后转归不良。

2)肺活量测定:肺活量测定是有价值的,它可提供肺功能的客观数据,同时也有助于对"高危"患者的初步筛选。包括法医学原因在内的多种原因促使该项检查成为各式肺切除术前的常规检查。肺功能的测定可提供大量有用的信息,例如最大呼气流速与肺容量之间的关系。肺功能中,FEV_1(第 1 秒呼气末呼气容量)是肺切除术后肺部并发症的最好预测指标。然而,FEV_1 值应该对年龄、性别及身高进行校正,其预计值百分比较其绝对值本身更有意义。FEV_1/FVC(用力肺活量)比值也是术后并发症的良好预测指标,因为它可以更精确地评估肺的阻塞性因素的程度。

3) 气体交换:术前静息状态下低氧血症(PO_2＜60mmHg)并非肺切除手术绝对禁忌证,因为需切除的病肺有可能是导致低氧血症的原因。实际上动脉氧分压并非术后并发症的良好预测指标。而静息状态下高二氧化碳血症(PCO_2＞50mmHg)常提示存在晚期肺病,是围术期尤其是全肺切除术后高并发症率的预测指标。

一氧化碳弥散能力(DL_{CO})可以判断肺组织的气体交换能力。该项检查的原理是气体通过肺泡毛细血管膜进行交换的能力,等同于气体在膜中的弥散能力及膜两侧的气体压力差。一氧化碳弥散系数(K_{CO})是对这样的交换界面进行校正后的测量值,一些作者指出 DL_{CO} 预计值的百分比是肺切除术后所有原因导致的肺部并发症发生率及死亡率的良好预测指标。

应用支气管扩张剂后通气量得以改善,提示肺部疾患导致的肺功能改变存在可逆性进程,此时应根据应用支气管扩张剂后的 FEV_1 值进行判断。静息肺容量如肺容积(最大吸气后肺内气体容积)及残气量可以提示 COPD 的严重程度,但并非肺切除术围术期风险的良好预测指标。

4) 负荷试验:负荷试验可以判断肺功能、循环功能及外周组织氧利用间是否协调一致,因而可以评估患者整个机体的健康水平。早在 20 世纪 70 年代,几名作者就证实负荷试验是唯一可以客观评估心肺功能的检查,并在区分有无术后心肺并发症的患者方面有显著统计学意义。

可行的方法包括患者自述的日常生活能力、爬楼梯试验或有血氧监测的计时步行试验(步行 6 分钟或 12 分钟)。

爬楼梯试验虽非标准检查,但通常与 FEV_1 及最大氧耗(VO_{2max})结果一致。耐受该试验者,即爬楼梯超过 3 层无气促或恢复时间无延长者通常可耐受包括全肺切除在内的肺切除术。该试验也可辅助筛查有心血管不适如跛行或心绞痛的患者。6 分钟或 12 分钟步行试验的一个重要作用是可以评估活动耐力极差的重症患者。

运动耗氧实验是一项经济实惠的检查,在筛查高危患者方面可能优于 FEV_1。静息状态下血氧饱和度＜90%或者运动后血氧饱和度下降＞4%者为高危患者,应进一步详细评估。

递增性负荷试验可以精确评估患者对运动的反应。大部分实验室使用有刻度的环形功率计进行该项试验,以每分钟等功率递增(100kpm/min 或 15～20W)。测量值包括动脉血气分析(或血氧饱和度)最大氧耗(VO_{2max})心率、血压及心电图(ECG)。几项研究显示,VO_{2max}＜10mL/(kg・min)的高度提示术后并发症可能,

而 $VO_{2max}>20mL/(kg \cdot min)$ 者很少出现术后并发症或死亡。VO_{2max} 预计值百分数(与年龄及体重指数有关)也可用来判断不同患者肺功能,该值 $>75\%$ 预计值患者可以很好的耐受各种术式。

(2)单肺功能的生理评估:分肺功能分析对肺功能受损的患者,了解肺切除后的肺功能十分重要,不仅可以评估手术风险,还可以预测肺切除术是否可导致长期功能不全。对于大部分患者可以通过 FEV_1 值和需要切除的肺段数目简单计算术后肺功能即每个肺段相当于 FEV_1 的 5.2%。进一步的评估方式包括支气管肺活量测定、侧卧试验及定量放射性核素扫描。

1)支气管肺活量测定及侧卧试验:①支气管肺活量测定是通过在气管支气管树内放置双腔管测量每侧肺的 VO_2、CO_2 清除率、肺活量及其他相关指标,进而对每侧肺功能进行评估。因该项检查常引起患者不适感且需技术熟练者进行操作,故目前很少应用。②侧卧试验通过患者由仰卧位变为左侧卧位时功能残气量的改变评估其右侧肺的相对肺功能。虽然对该检查的精确性仍有置疑,但毕竟操作简单易于耐受。

2)区域放射性核素分析:如术前肺功能及拟切除的范围已经明确,则可通过区域放射性核素扫描精确判断术后肺功能。最常用的检查方式为应用 ^{99m}Tc 标记的多聚体进行单侧肺灌注扫描。术后肺功能预测值的计算公式如下:

术后肺功能预测值=术前肺功能×(1-拟切除肺组织肺功能)×100%

根据不同作者的报道,可耐受手术的 FEV_1 的低限为 $0.8\sim1.0L$。定位该数值的依据是很多研究提示的,一旦肺气肿的患者因为疾病进展使 FEV_1 达到 $0.8L$ 或更低,则术后很可能出现因呼吸功能不全导致的并发症或死亡。一种特殊的情况是肺切除可使患者 FEV_1 水平降至最低限,但是剩余的肺组织并无肺气肿存在。其他一些研究指出可应用此公式计算 DL_{CO}-ppo 及 VO_{2max}-ppo,并用以预测围术期风险。

(3)肺功能评估流程:无论用上述任何评估体系,它们所提供的数值只能反映一部分肺功能,术前评估的最终结论通常取决于评估者的经验。对手术而言,肺功能的评估不存在固定的公式、绝对的标准,尤其对于可切除的肺癌患者不存在绝对手术禁忌证。外科医生必须认识到,这些指标预测的并发症绝大部分是可逆的,而对于肺癌的治疗而言,这些可逆的并发症是可以接受的。

为了避免不必要的开支,对于可切除的肺癌患者应逐步采取检查手段以评估肺功能。本章节讨论的评估流程是由 Bolliger 等提供的,按该流程逐步检查最终可以明确患者能否进行手术。

大多数行胸科手术的患者就医时正在吸烟或有吸烟史,而且这些患者多处于心血管疾病的高发年龄组。有心血管疾病的患者开胸手术后并发症发生率和死亡率呈几何指数增加。因此,有必要在术前对每例患者进行适当的检查,以了解其手术潜在危险。成功的评估与细致的团队配合以及患者、外科医师与心脏科会诊医师之间的合作是密不可分的。最终临床决策和外科医师的经验在拟行手术的风险/受益比中起主导作用。

（4）心血管并发症危险因素的基本评估：Goldman报道了心血管危险因素的基本评估，采用多元分析对9种主要的术前危险因素确定阈值（表6-1，表6-2）。由于先进的术后管理，临床上实际发生的危险要比原来估计的少得多。Goldman危险指数分级为3～4级的患者术前应当充分地了解病情和进行术前、术后密切监测，包括肺动脉压测量。

表6-1　Goldman心脏危险指数

类别	危险因素	评分
病史	年龄＞70岁	5
	心肌梗死＜6月	10
体检	充血性心力衰竭	11
	主动脉狭窄	3
心电图	心律失常	7
	室性早搏＞5次/分钟	7
其他	PO_2＜60mmHg；PCO_2＞50mmHg；HCO_3^-＜20mmol/L；肌酐升高；肝病；活动能力下降	3
手术类型	开腹或开胸手术	3
	急诊手术	4

表6-2　Goldman心脏指数评分意义

分级	分数	严重并发症（%）	心源性死亡（%）
1	0～5	0.7	0.2
2	6～12	5	2
3	13～25	11	2
4	＞25	22	56

另一种用于评估心脏危险指数的方法是基于术前风险指数，由包括心、肺在内的多种危险因素组成。综合以上各种危险因素得到心肺指数评分（1～10分），用以预测术后危险程度。多作者认为，此危险指数与反映全面体质的VO_{2max}有关联，结果表明VO_{2max}与其他已经讨论过的指标一样可预测心脏并发症的危险性。心肺危险指数评分＞4分则预示肺切除术后发生并发症的可能性很大。

（5）确诊或疑似冠状动脉疾病患者的开胸手术：术前评估内容如下。

1）临床评估：在行肺切除的多数心脏病患者中，最大的危险来自于冠状动脉疾病。普通人群全麻手术后心肌梗死的发病率为 0.05％～0.07％。然而,术前 3 个月内曾有过心肌梗死者,术后心肌梗死的发生率将上升到 27％;而心肌梗死后 4～6 个月内手术,术后心肌梗死发生率将降至 15％;6 个月后手术的术后心肌梗死发生率为 6％。其他还有一些已知能够增加术后再次心肌梗死危险性的因素,包括手术时间超过 3 小时、术前高血压和术中低血压。

有心绞痛病史者也有类似危险,这种危险与纽约心脏学会心绞痛分级成正比(表 6-3)。因此,对不稳定性心绞痛或者心功能 NYHA 分级 3～4 级的患者应当作进一步评估,以明确是否需要行血管成形术甚至冠状动脉搭桥术。术后并发症发生率和死亡率与纽约心脏学会充血性心力衰竭的呼吸困难功能分级成正比。因此,详细的心脏病史包括所有心血管药物服用史,在术前评估中至关重要。体格检查也必须全面,包括心脏听诊、血压测量以及颈动脉、主动脉和下肢血管病变的检查。心电图是常规检查的一部分,有助于发现无症状性心律失常、传导异常或隐匿性冠状动脉疾病。在心电图中 ST 段-T 波改变、陈旧性 Q 波和束支传导阻滞都有重要的诊断价值。

表 6-3　纽约心脏学会心绞痛分级

分级	标准
1	剧烈运动出现心绞痛
2	中度运动出现心绞痛
3	上一层楼或者走 1～2 个街区出现心绞痛
4	稍活动即出现心绞痛

1996 年美国心脏病学学会和美国心脏病协会提出与围手术期心肌梗死、充血性心衰和死亡相关的危险因素,主要预测因素是指必须迅速进行临床有效干预的危险指标;中间因素是指增加围手术期心血管并发症发生率的危险指标;次要因素则是尚未被证实能独立增加围手术期风险的心血管疾病的危险指标。

2)术前补充评估:运动试验是评估心功能的客观指标,有助于发现“健康”患者的隐匿性冠状动脉疾病,其发现隐匿性冠状动脉疾病的灵敏度为 90％。有学者建议把此试验作为 45 岁以上或有高血压、糖尿病等其他危险因素的胸外科患者的常规心脏检查。

试验中当患者出现缺血性改变,包括 ST 段压低＞2mm 或者在运动极量时出现低血压,都需要做进一步检查,如铊运动负荷试验或者冠状动脉造影。运动负荷试验的主要限制为外周血管疾病、高龄、体弱等因素而无法完成该试验。在无心脏病史及心电图正常的患者中,运动试验心电图异常者占 20％～25％。

对于不能充分活动的患者或运动负荷试验阳性以及有其他重大危险因素的患

者,可进行经静脉双嘧达莫-铊显像试验。该试验的原理是经静脉注射的双嘧达莫可使冠状动脉扩张,其结果是正常血管供血区域血流增加,而狭窄血管供血区域的血流受限。这种不均一的血流供应和分布导致各个区域心肌对铊的摄取不均,并在即时显像中呈现可逆性再分布缺损区,在延迟显像中原异常区消失。如果患者铊扫描正常或者出现固定缺失和非可逆性缺血性改变,其术后并发严重心脏事件的概率很小。相反,有研究报道,铊显像实验中出现可逆性缺血性改变的患者,围术期发生严重心脏事件甚至死亡的危险极高。总之,铊显像(运动试验或非运动压力试验)在发现无症状冠状动脉疾病、已知冠状动脉疾病患者心功能的评估、冠状动脉灌注异常区域的定位方面都有重要价值。

多巴酚丁胺超声心动负荷试验也被用于诊断冠状动脉疾病。虽然多巴酚丁胺超声心动负荷试验的报道远比铊显像少,但此试验的阴性预测值达93%～100%。

Miller 提出一项对年龄>45 岁或有其他重大危险因素患者心脏功能状况的评估流程临床上用这一流程来评定患者术后并发心脏事件的概率、识别术后可能发生心脏事件的患者、量化有症状患者和无症状患者发生心脏事件的风险。

对于多数无活动受限的患者和无症状患者可以选择运动心电图试验,以评估心脏储备能力或发现心肌缺血。如果结果正常则可行外科手术,无须进一步检查。对那些结果异常或有心脏病史不能接受此测试的患者应当行非运动负荷试验。多巴酚丁胺-铊诱导试验中缺乏可逆性缺血性改变者有很高的阴性预测价值,提示肺切除的手术风险低。为了临床进一步决策,所有在无创检查中有高危因素的患者都应行冠状动脉造影,包括不稳定性心绞痛或无反应性心绞痛、无创测试结果模糊或有其他心脏疾病导致的危险因素。所有这些患者应在进行开胸手术前请心内科医师会诊。

(6)充血性心力衰竭患者的开胸手术:研究表明,充血性心力衰竭患者开胸手术中和手术后死亡率明显升高。因此,术前诊断充血性心力衰竭至关重要,有助于进一步评估和进行针对性治疗。应仔细询问患者既往发生肺水肿病史、全面的体格检查以发现是否存在如第三心音、颈静脉充盈等异常体征。手术风险与充血性心力衰竭的严重程度成正比,可以使用二维超声心动图或核素造影进一步检查其心室功能障碍的程度,有些患者还需测量左心室充盈压、右心室充盈压、体循环血管阻力、肺动脉阻力、心输出量等。

目前尚无证据显示,单纯心脏用药可以预防围术期心脏并发症的发生。但是,大量资料表明减少风险的策略必须包括合理使用β肾上腺能受体阻滞剂、钙拮抗剂和硝酸甘油在内的药物治疗可在手术当天与少量水一起吞服,并在术后几天坚持服用。

术后应将患者送至重症监护室(ICU),使用 Swan-Ganz 漂浮导管连续监测肺毛细血管楔压和其他血流动力学变化，包括动脉压和中心静脉压以及总尿量可以指导临床液体治疗和心脏收缩药物的使用。左室功能不全的患者行肺切除尤其是行全肺切除时，血管外液体流动常伴有静脉内液体超负荷，从而引起肺水肿。由于上述原因及肺癌行肺切除时造成的淋巴引流损伤（由于纵隔淋巴结清扫），所以通常不主张对患者输入过多液体。

（7）心律失常和心脏传导障碍患者的开胸手术：心律失常和心脏传导障碍在肺癌患者中十分常见，这些患者的年龄通常都在70岁以上。室上性心律失常和室性早搏是术后心脏突发事件的已知危险因素，但它们的主要意义在于可以反映潜在的心脏疾病进程，以便做进一步检查和治疗。虽然，这些心律失常不会发展成致命的节律失常，但是必须在术前给予恰当治疗并一直维持到术后。

心脏无症状的传导系统疾病，如单束支阻滞或双束支阻滞并不预示全心传导阻滞，通常无须治疗。而高度心脏传导异常，如完全性房室传导阻滞则需术前经静脉植入临时性或永久性心脏起搏器。显而易见，所有这些患者术后都应监测心电图至少48小时。同时应注意对血清电解质的检测，无论低血钾还是低血镁都会增加心律失常的危险。

小结：心脏评估能显示有症状和无症状患者的心功能状态，并可在术前及时处理。因此，仔细、全面的心功能评估至关重要。目前很多无创检查能够反映患者的手术风险。对这类患者进行恰当的治疗能显著降低术后心脏并发症的发生率。

（杨　芳）

第二节　肺癌的术前准备

一、心理准备

1.心理安抚

肺癌患者难免有焦虑、恐惧、不愿承认现实的心理，尤其是对手术感到害怕、紧张，对手术预后充满顾虑。这就需要医务人员从关怀、鼓励、帮助的角度出发，以恰当的语言对患者做适度的解释，用安慰的口气与患者进行交流、沟通，使患者能以正确的态度面对疾病，以积极的态度配合手术及手术后的综合治疗。同时，向患者的委托代理人或者家属及单位负责人详细解释患者的病情，各种治疗方案的利弊，手术的必要性及手术方式的选择，术中与术后可能出现的并发症、意外情况、不良反应、术后治疗及可能的预后。取得他们的理解及支持，协助做好患者的思想工作；在整个治疗过程中，使他们有充分的病情及治疗方案的知情权，也使他们有充分的心理准备，协助医护人员的工作，使整个治疗过程能够顺利进行。术前医护人员应多与患者以适当的方式接触交流,给予全面的指导,使患者感受到对他的重视及尊重,心里感到踏实和放心,增加对医护人员的信任,增强战胜疾病的信心,也有利于减少医患矛盾。

2.手术指导

根据患者的不同身体情况、心理承受能力、病变特点及手术方式的选择,向患者及家属做恰当的指导。肺癌患者术后咳嗽排痰非常重要。因此,术前应向患者及家属讲明术后咳嗽排痰的重要性,教会患者深呼吸和排痰的正确方法,并指导患者练习深呼吸和咳嗽排痰,使患者能在术后克服刀口疼痛等困难,做到有效咳嗽和排痰,对术后促进肺复张,减少肺不张等并发症的发生有重要作用。另外,为了便于术后观察尿量和计算出入量,肺癌手术患者术后都留置导尿管,但部分患者对导尿管耐受性差,术后由于导尿管刺激,总有排尿的感觉,术前应向其讲明以减少术后烦躁及不适感。学者发现麻醉后再行导尿,尽管可以消除导尿时的痛苦,但是部分患者术后耐受性差,尤其是年轻男性患者;术前清醒状态下导尿,尽管增加了患者的痛苦,但大多数患者术后耐受性较好。肺癌患者手术后,身上均带有胸腔闭式引流管、输液管、吸氧管、各种监护导线,以及术后疼痛、监护室环境都会给患者带来不适与紧张。术前医护人员应耐心详细向其讲明,使患者及家属做到心中有数,积极配合治疗,顺利度过手术难关。

二、呼吸道准备

1.戒烟

大多数肺癌患者有吸烟习惯,吸烟可以使呼吸道黏膜纤毛运动活性降低或失去活性,影响排痰功能,增加气道阻力。因此,戒烟对改善呼吸道功能、减少术后呼吸道并发症有重要作用。通常要求术前戒烟2周以上,以便于呼吸道纤毛运动恢复,恢复术后排痰功能;但是对于吸烟时间短,每日吸烟量少,无肺部其他并发症的患者,术前给予雾化吸入及祛痰药物应用,可以适当缩短戒烟时间至1周。作者曾经遇到2例隐瞒吸烟史患者,术前1天晚上还在吸烟,术后均出现排痰困难,多次行纤维支气管镜吸痰,其中1例患者术后行气管切开。因此,医护人员在患者入院后除要求其戒烟、向患者及家属讲明吸烟危害和戒烟对手术的重要性外,同时还要与患者家属一起严密观察,确保患者完全戒烟,保证术后安全。

2.改善气道功能

肺癌患者大多数为中老年人,往往合并慢性支气管炎、肺气肿、间质性肺病,甚至哮喘等肺部疾病。另外,肿瘤也可以引起阻塞性炎症,导致分泌物增加,痰液增多。这些原因均可引起呼吸功能减退,增加术后肺部并发症的风险。术前3天适当给予茶碱类及氨溴索类药物,必要时给予抗生素,对扩张支气管、促进痰液排出、减轻炎性渗出、改善呼吸道功能、减少术后并发症的发生有积极作用。

三、术前生理状态评估

1.肺功能

肺癌患者手术治疗会因不同程度地切除部分肺组织而影响术后肺功能,而且肺癌患者多为中老年人,大多数患者肺功能有不同程度的减退。因此,术前充分评估患者肺功能,评价患者的手术耐受性,对减少术后并发症有重要意义。虽然评估肺功能的系统较多,但是尚无一项可以准确预测患者手术的风险。有学者认为,FVC、FEV_1、MVV 三项的实测值均占预计值的 60% 以上可以耐受全肺切除,50%~60% 可以行肺叶切除术,40%~50% 肺叶切除有风险,可以行楔形切除或肺段切除。也有学者认为,如果患者 $FEV_1 > 2L$,一般肺切除手术的风险极小;FEV_1在 1~2L,手术风险逐渐增加;如果 $FEV_1 < 0.8L$,出现严重并发症的可能性较大。除了评估肺的通气功能,还应重视肺的气体交换功能,一氧化碳弥散能力(DL_{CO})可以判断肺组织的交换能力。DL_{CO}实测值大于预期值的 50% 手术风险较低,实测值为预期值的 30%~50% 手术风险高,<30% 为手术禁忌。血气分析对于手术风险评估有一定参考价值,一般认为 $PaO_2 < 60mmHg$、$PaCO_2 > 45mmHg$ 为肺切除的手术禁忌。如果患者低氧血症和高碳酸血症是因患侧肺不张引起的通气血流比例失调所致,再结合临床实际情况也可考虑手术,往往术后低氧血症和高碳酸血症得以改善。作者曾经为一例 PaO_2 为 63mmHg 左主支气管肿瘤并左全肺不张的患者,行左全肺切除,术后氧饱和度达 95% 以上,PaO_2 升至 75mmHg 以上,术后恢复顺利。除了肺功能检查外,爬楼试验及屏气试验对判断心肺储备功能也有重要意义。学者认为这更能反映患者的实际耐受情况。

(1)爬楼试验:一般认为爬楼试验后心率及呼吸增加 20% 以上为有效运动,3~5 分钟恢复,而且不诱发心律失常、心绞痛、支气管痉挛。爬 5~6 层(普通居民楼)能耐受全肺切除,爬 3 层能耐受肺叶切除。

(2)屏气试验:平静呼气相屏气 30 秒为正常,20 秒为呼吸储备降低,15 秒以下为呼吸功能障碍明显;深吸气后屏气 45 秒以上为正常,低于 30 秒为心肺功能储备降低。估计肺切除术后的剩余肺功能也十分重要,不仅可以评估手术风险,也可以预测术后是否导致长期肺功能不全,对于大部分患者可以通过 FEV_1 值和需切除的肺段数估计,每个肺段相当于 FEV_1 的 5.2%。一般认为低于 0.8~1L 手术风险极大。

2.心功能

肺癌患者多为中老年人,往往合并心脏疾病,术前对心脏功能全面评估,以便得出合理判断,降低手术风险是非常必要的。

3.肝、肾功能

麻醉、手术创伤、术后用药均可加重肝、肾的负担，影响肝、肾功能。在没有症状的患者中肌酐升高的发生率为 $0.2\%\sim2.4\%$，并随着年龄增加而升高。$40\sim60$ 岁患者中约 9.8% 有肌酐的升高。轻至中度的肾功能损害通常没有症状，但可以增加手术并发症的发生率和死亡率。术前应尽量改善肾功能，如果需要透析，应在计划手术 24 小时内进行。如有肾功能异常，应慎重选择氨基糖苷类抗生素、非甾体抗炎药和麻醉药物，以免加重肾损害。肝转氨酶（AST、ALT）异常发生率约为 0.3%。Powell-Jackson 认为目前尚无证据证明轻度肝转氨酶升高与手术风险增加有关，但严重肝功能异常可导致手术并发症和死亡率增加。

四、术前并发症评估及治疗

1.阻塞性肺病

肺癌患者合并阻塞性肺部疾病不仅影响肺功能，而且也增加术后肺部并发症，因此术前应给予适当的治疗。有学者认为，术前 5 天仍有咳嗽咳痰、双肺闻及湿啰音者，术后肺部并发症的风险明显增加。应用支气管扩张药后 FVC 改善 15% 以上者，手术风险较小，改善 $<15\%$ 者手术风险较大。因此，术前应用支气管扩张药、祛痰药，必要时应用抗生素甚至适量的糖皮质激素控制肺部炎症，使患者术前处于最佳的肺部功能状态是非常必要的。

2.糖尿病

肺癌患者合并糖尿病是很常见的，术前及术后将血糖控制在合理的范围对减少术后并发症是十分必要的。糖尿病患者抗感染能力下降，有报道感染结核的概率是正常人的 $3\sim5$ 倍，术后发生革兰阴性杆菌败血症的概率比正常人高 18 倍。手术使患者处于应激状态，应激使肾上腺素分泌增加，胰岛素分泌受到抑制，同时糖异生增加，血糖水平增高。大手术可使血糖升高 $3.3\sim4.5mmol/L$。术前在保证患者营养而且不影响肿瘤治疗的前提下，最好将空腹血糖控制在 $7.25\sim8.34mmol/L$，24 小时尿糖小于 $10g$（尿糖＋～＋＋），并且无酮症和酸中毒。

3.缺血性心脏病

在肺癌合并心脏病患者中，冠状动脉疾病是肺切除的最大危险。普通人群全麻手术后心肌梗死的发生率为 $0.05\%\sim0.07\%$。然而，术前 3 个月内曾有过心肌梗死者，术后心肌梗死的发生率将上升到 27%；而心肌梗死后 $4\sim6$ 个月内手术的心肌梗死发生率降到 15%；6 个月后手术的术后心肌梗死的发生率为 6%。手术时间超过 3 小时、术前高血压、术中低血压均可增加术后心肌梗死的风险。有学者认为更应该重视无症状的心肌缺血患者，因为患者无自觉症状，容易不被患者重视，但是心肌缺血造成的危害与有症状者相同。无症状的原因可能是心肌内神经末梢发生变性或由于发生梗死局部神经末梢被破坏,患者疼痛阈值升高。对术前检查发现心肌缺血严重的患者,应行冠状动脉造影,根据造影情况决定是否先行冠状动脉腔内支架置入或冠状动脉旁路移植术,待心肌缺血情况改善后再行肺切除术。肺切除术应在冠状动脉旁路移植术后 4~6 周或冠状动脉腔内支架植入后 10~15 天进行。因此,术前应该充分评估心脏并发症的风险,必要时请心内科医师协助诊治,待患者病情允许时再考虑手术,将手术风险降到最低。

4.高血压

肺癌患者合并高血压非常常见。高血压不仅是心脑血管疾病的重要危险因素,而且还影响心、脑、肾的功能。有统计资料证实,患者收缩压高于 180mmHg 时,脑出血发生率比正常血压者高 3~4 倍。因此,术前积极处理高血压,对减少肺癌患者术后并发症和死亡率是极为重要的。术前血压控制在 140~160/90~100mmHg 为宜。术前不宜停用降压药物,以免引起血压波动。为了避免进食影响麻醉,术前可以用少量水送服降压药物。

5.术前放疗与化疗

对于部分肺癌患者,术前通过新辅助化疗和(或)放疗,可以使肿瘤及纵隔淋巴结缩小甚至消失,达到临床降低分期级别的目的,争取外科手术切除的机会,提高治疗效果。但是化疗和放疗也可引起相应的不良反应。化疗可以引起骨髓抑制、免疫力降低、胃肠道反应,使患者一般情况变差。导致术后肺部感染、切口愈合不良、术后渗血量增多等并发症的发生率增高。术前化疗一般以 2 个周期为宜,周期过多可因化疗导致局部纤维瘢痕粘连造成手术困难,同时过多化疗也增加肺部损伤,使术中渗血增多,免疫功能降低、术后并发症增高。一般在化疗结束 2 周,复查血常规、凝血功能无明显异常时再行手术。肺癌患者常伴有慢性阻塞性肺病和吸烟史,放疗后易发生放射性肺炎和肺部纤维化,对放疗后患者应关注肺功能损失。一般在放疗后 2~4 周手术为宜,因为这时肿瘤和淋巴结缩小、局部水肿也已消退,便于手术操作。

五、术前预案准备

1.体位及切口选择

体位根据所选择的手术切口和手术方式确定。在安排手术时必须将所需要的体位通知手术室,以便按要求准备手术;同时也要通知病房护士,以便于备皮等术前准备。手术切口的选择在满足手术暴露、保证手术安全的前提下,尽量减少手术创伤,同时尽量使手术切口美观。手术切口的选择取决于手术方式、手术难度及医师操作熟练程度。目前,采用最多的切口为后外侧切口,这种切口大、暴露好,但是切断肌肉多,创伤较大,也不美观。学者自 20 世纪 90 年代后开始采用腋下小切口进行肺切除术,能够顺利完成肺叶切除、全肺切除、气管隆嵴重建、袖式肺叶切除及淋巴结清扫等,基本弃用后外侧切口。腋下小切口的特点是创伤小、美观、恢复快。近年来电视胸腔镜辅助小切口、完全电视胸腔镜肺叶切除也得到广泛应用,使手术创伤进一步减少。

2.麻醉方式选择

肺切除术中麻醉的配合也至关重要。一般情况下选用静脉、吸入复合麻醉。我们认为在条件允许情况下,最好选择双腔气管插管,便于双侧肺的隔离,防止分泌物、血液等灌注到对侧;同时在手术操作时可以使术侧肺萎陷,便于手术暴露及操作。在没有双腔气管插管时,将单腔气管插管插到对侧主支气管也能起到隔离的作用。如果行气管、气管隆嵴手术,往往需要手术台上更换气管插管,需要麻醉师密切配合,术前应与麻醉师沟通或请麻醉师、手术护士参加术前讨论,全面了解手术过程,保证术中密切配合,顺利完成手术。学者认为对于并发症多、手术风险大、手术复杂的病例,最好请麻醉师、手术护士参加术前手术讨论,各自做到心中有数,术中配合协调,保证手术安全。

3.术中情况估计

尽管目前影像学技术能够帮助手术医生在术前很好地估计手术难度、相关部位的解剖关系、设计手术方式。但是,由于对肺癌浸润转移的生物学特性尚未完全明了,临床表现大致相同者,术中所见也可能大不相同。有的原发灶不大,但术中却发现有广泛胸膜转移;有的原发灶很大,但术中发现局部浸润并不明显。因此,术前应该充分考虑到手术的不确定性,多设计几套手术方案。尤其是对于中心型肺癌,应该考虑到心包内处理血管或左心房部分切除的可能。术前考虑得越全面,术中遇到的意外情况就会越少,手术也就越顺利。如果没有术前思想上、器械上、技术上的充分准备,术中一旦遇到意外情况,就容易紧张、慌乱,甚至出问题。

4.手术组人员配合

胸外科手术需要一个配合默契的团队,不是靠一个人就能完成的。对于复杂的手术一定要求术者和助手技术过硬、配合默契;同时要求器械护士经验丰富、配合到位,麻醉平稳、安全。只有这样才能加快手术速度,减少术中意外情况发生。对于重大、高难手术,切忌临时组合,避免相互之间了解不够、配合不畅。

(杨　芳)

第三节　肺癌的手术术式选择

早期非小细胞肺癌治疗首选外科手术,通常可获得最佳长期生存率及根治率。根据第 7 版 UICC 肺癌分期系统数据,Ⅰ、Ⅱ、Ⅲ期患者术后 5 年生存率分别达

70％、50％和25％。外科治疗首要目的是根治性切除肿瘤及区域淋巴结,其评价等级包括:R_0指全部切缘在肉眼及镜下均未见肿瘤细胞;R_1指切缘在镜下可见残留癌;R_2指肉眼可见明显残留癌。肺癌外科手术治疗的基本原则是:①尽可能全部切除肿瘤及肺内的引流淋巴。②整块切除肿瘤侵犯的组织以保证切缘阴性。③所有患者均应行同侧纵隔淋巴结清扫并分组送病理检查。④术中避免肿瘤破裂溢出或横断肿瘤以保证肿瘤的完整性。常见手术方式包括肺楔形切除、肺段切除、肺叶切除、全肺切除及袖式切除。此外,通过系统性淋巴结切取活检或切除清扫,也有助于对疾病进行准确的病理分期,进而根据分期制定后续治疗及判断预后。

一、肺楔形切除术

1.适应证

肺周边结节型分化程度高的原发性肺癌(直径≤2cm)或转移性病灶;直径≤2cm无实性成分的肺泡细胞癌周围型磨玻璃样(GGO)病灶;年老体弱,肺功能低下临界状态,难以耐受肺叶切除早期肺癌患者或可保留肺组织很少者。无实性成分的肺泡细胞癌周围型GGO病灶,由于肺泡细胞癌的较低的生物学恶性和多发性可能,部分医生建议可行楔形切除,但术中需行肺门或纵隔淋巴结冰冻活检,如显示淋巴结阳性则转行肺叶切除术。

2.方法和步骤

肺楔形切除可选择标准后外侧切口或VATS微创技术,或胸骨正中切口处理双侧多发结节,进胸之后首先全面探查,以免遗漏病变。在肺轻度充气或萎陷情况下在病变两侧1～2cm处,以周边向肺中心斜行用两把长血管钳夹住该区域的楔形肺组织,两钳尖部相遇,用刀或电刀切除钳夹远处肺组织,在血管钳近侧,贯穿全层间断褥式缝合肺组织,撤除血管钳后逐一打结,在肺切除边缘再加一层间断或连续缝合。另一种方法用直线切割闭合器楔形夹住所需切除肺组织,先紧扣闭合器确认切除肺组织后予激发切割,切除病变,此法操作简便,止血彻底,密闭效果好,但应选择合适钉高,防止爆钉闭合不彻底出现出血、漏气。为了保证足够的切缘(≥1cm),应淘汰V形切除,建议行U形切除。肺实质边缘≥2cm或≥结节直径。N_1、N_2淋巴结取样。

3.手术方式评价

选择楔形切除的患者通常心肺功能代偿能力有限,病灶较小且呈周围型分布。胸腔镜辅助肺楔形切除术同传统开胸术比较,患者术后住院时间缩短,而且术后并发症发生率降低。楔形切除术后复发率与肿瘤大小及淋巴结受累情况相关。对于淋巴结阴性的T_1及T_2肺癌患者,长期局部复发率范围为5％～12％,同时远处转移率范围为7％～30％。而对于N_1及N_2患者,局部复发率范围分别为9％～28％及13％～17％,远处转移率分别为22％及61％。北美肺癌研究组(LCSG)的研究显示,40 例肺癌楔形切除局部复发率为肺叶切除的 4 倍。2007 年有学者在 CHEST 上发表文章对比肺叶切除与楔形切除患者长期生存率,肺叶切除患者远期生存率要明显高于楔形切除患者,楔形切除主要有较高的局部复发。楔形切除不能替代标准肺叶切除,应把握适应证。

二、肺段切除术

(一)适应证

1.肺段切除术在高危患者中的应用

早期肺亚叶切除仅用于心肺功能低下无法耐受肺叶切除的肺癌患者。心肺功能低下的患者行肺段切除安全,并且取得和肺叶切除相仿的肿瘤学效果。Martin报告对肺功能低下($FEV_1 < 40\%$)的 stage I NSCLC 行肺段切除(17 例)和肺叶切除(17 例)的配对对比研究,术后复发率(均为 18%)和生存率(肺叶切除为 64%,肺段切除为 70%)无统计学区别,但是肺段切除的术后肺功能优于肺叶切除。

2.肺功能正常患者行肺段切除的手术指针

对严格挑选的早期肺癌患者行肺段切除可以取得和肺叶切除相同的根治性效果。对于直径≤2cm 的 I A 期周围型 NSCLC 患者可考虑行肺段切除,患者选择需综合考虑肿瘤大小、病理类型、影像学表现、病变位置等因素严格挑选。

(1)肿瘤大小:是影响肺癌预后和决定外科治疗计划的独立预测因素。目前大量文献证实对于直径≤2cm 的 I A 期周围型 NSCLC 患者,肺段切除可以取得类似于肺叶切除的肿瘤学效果。而对于直径 2~3cm 的肺癌患者,肺叶切除和肺段切除术的手术效果尚有争议,但对于大于 3cm 的肺癌患者,建议行肺叶切除。

Okada 等复习了 1272 例完全切除的 NSCLC 的临床结果,结果显示对于直径≤2cm 的早期肺癌患者,肺叶切除和肺段切除的 5 年无瘤生存率(87.4% 和 84.6%)无统计学差异。Okada 等总结了 1992~2001 年多中心临床上直径≤2cm 早期周围型 NSCLC 患者行亚叶切除和肺叶切除的对比研究,其中 305 例行亚叶切除(30 例为楔形切除,其余为肺段切除),262 例行肺叶切除。所有患者中 90% 为腺癌,平均肿瘤大小为 1.5cm,所有患者随访均超过 5 年,两组患者 5 年生存率均超过 90%。亚叶切除术和肺叶局部和远处复发率分别为 5% 和 9%;肺叶切除术组局部和远处复发率分别为 7% 和 10%。肺亚叶切除组的术后肺功能优于肺叶切除组,学者指出,对于直径≤2cm 的早期肺癌患者,肺段切除是一个好的选择。目前在研的多中心大样本前瞻性对比直径≤2cm 早期周围型 NSCLC 患者肺叶切除和亚叶切除的疗效研究的课题有 CALGB-140503。

(2)病理类型和影像学表现:病理类型也选择手术方式的重要依据。Noguchi等研究了 236 例手术切除的≤2cm 周围性腺癌的标本,按照肿瘤生长类型分成 6 种,A 型,局部性 BAC;B 型,局部性 BAC 伴局部肺泡萎陷,出现肺纤维化;C 型,局部性 BAC 伴有局部纤维母细胞增生;D 型,低分化腺癌;E 型,管状腺癌;F 型,乳头状腺癌。其中 A 型、B 型是原位癌,无淋巴结转移,5 年生存率为 100%。在影像学表现上,单纯性 GGO 或 GGO 成分大于 50% 的 GGO 患者多为 NoguchiA 型、B 型,GGO 成分小于 50% 的 GGO 患者多为 C 型、D 型、E 型、F 型。Kondo 等的研究结果提示,NoguchiA 型、B 型可以进行亚叶切除,其他类型需要进行标准肺叶切除。

目前认为单纯性 GGO 病灶建议行楔形切除,而对于 GGO 成分大于 50% 的病灶建议行解剖性肺段切除,GGO 成分小于 50% 的病灶建议行肺叶切除。

(3)肿瘤切缘:早期文献报道和肺叶切除相比,亚叶切除有较高的复发率。有文献报道肺切缘距肿瘤的距离是肺段切除术后肿瘤复发的重要预测因子。大多数学者认为肺段切除手术应确保切缘大于 2cm 以减少复发风险。所以对病灶位置位于肺段交界处,无法确保切缘大于 2cm 的情况下,不应勉强行肺段切除,应该行肺叶切除或多段切除术。

(4)年龄:高龄患者(大于 75 岁)行肺叶切除的死亡率和并发症发生率明显增高。而对高龄患者行解剖性肺段切除可降低死亡率和术后并发症。Kilic 等比较对大于 75 岁的高龄 I 期 NSCLS 患者行肺叶切除(106 例)和肺段切除(78 例)的手术结果,结果肺段切除死亡率(1.3% vs 4.7%)和术后并发症(29.5% vs 550%)均明显降低,随访 21 个月局部复发率(6% vs 4%)和总生存率(49.8% vs 45.5%)无统计学差异。大量文献证明,对于高龄早期肺癌患者肺段切除比肺叶切除更为安全,而且可获得相同的肿瘤学效果和生存率。

(5)肿瘤位置:Sienel 报道,49 例肺段切除患者术中确保切缘均大约 1cm,8 例局部复发(局部复发率 16%),其中 7 例出现在上叶尖、后、前段($S_{1\sim3}$)的肺段术后,学者提出上叶尖、后、前段($S_{1\sim3}$)的肺段切除术后的局部复发率高于其他肺段(7 例),应尽量避免上叶尖、后、前段($S_{1\sim3}$)肺段切除,关于肿瘤位置和局部复发率的关系尚需大样本前瞻性研究。

(二)方法和步骤

肺段切除是解剖性亚叶切除,切除一个或多个肺段,解剖处理相应肺段的静脉、动脉、支气管,伴相应肺段的引流淋巴结及纵隔淋巴结的清扫。肺段切除常规采用后外侧切口,可以选择胸腔镜或开放手术。

肺段切除一般先处理肺段静脉,肺段静脉处理后建议摘除肺段支气管和肺段动脉旁的淋巴结,清除该处淋巴结易于处理气管和动脉。并送淋巴结术中冰冻病理检查,如术中冰冻显示淋巴结肿瘤转移则改行肺叶切除术。肺段静脉处理后,先处理肺段动脉还是肺段气管取决于所切除的肺段。在右肺上叶的尖段或前段切除术中,一般首先处理肺段动脉;而在右肺上叶后段,因后升支动脉多较深,多处理后段支气管。而在左肺的肺段切除中,因肺段支气管多处于肺段动脉的深面,多先处理肺段动脉。

肺段支气管确认以后,处理肺段支气管之前,先夹闭肺段支气管,嘱麻醉师鼓肺,虽然病变肺段支气管已经夹闭,但因为肺泡间的交通,病变肺段可能会膨胀;然后嘱麻醉师关闭病变侧通气,正常肺段会很快缩小,而病变肺段因为肺段支气管被夹闭仍会膨胀。结合肺段静脉的走向作为寻找肺段边界的重要的解剖标志,适用这种办法一般可以顺利找到肺段边界。建议使用直线切割器处理肺段间裂以减少术后漏气等并发症。

胸腔镜肺叶切除得到普及,胸腔镜肺叶切除术已被正式推荐为早期非小细胞肺癌根治性手术方式。随着电视胸腔镜的普及,胸腔镜下肺段切除也逐渐开展起来,但由于胸腔镜下解剖性肺段切除对胸腔镜操作技术以及对镜下解剖要求较高,而且腔镜下解剖性肺段切除还有手术时间延长、术后肺漏气、清扫淋巴结不彻底、术后复发率高等顾虑,所以国内较少开展。但国外较多报道显示胸腔镜肺段切除安全可行。有丰富胸腔镜手术经验的外科医生可选择开展胸腔镜肺段切除术。

（三）手术方式

1.舌段切除

首先处理舌段静脉,将肺向后方翻起,打开纵隔胸膜,充分显露左上肺静脉,舌段静脉是左上肺静脉的三个分支的最下一分支(图 6-1),予以分离结扎切断。在斜裂中央切开脏层胸膜充分显露左肺动脉主干,辨认清楚舌段、下叶背段、基底段及上叶前段动脉各个分支,游离结扎舌段动脉并离断(图 6-2)。自斜裂向上游离左上支气管,找到处于低位的舌段支气管,辨认左上固有段支气管予保留,离断舌段支气管近段缝合。提起舌段支气管远端,将萎缩舌段肺组织与充气扩张的上叶尖后段、前段肺组织分离,切除舌段(图 6-3)。

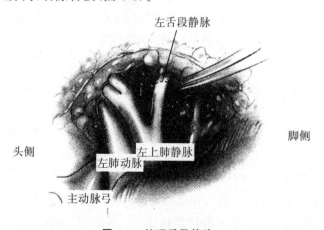

图 6-1　处理舌段静脉

打开肺裂处理舌段动脉,舌段动脉多为 2 支,有时为 1 支

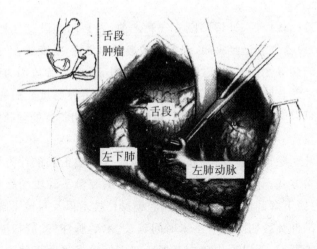

图 6-2　处理舌段动脉

舌段动脉深面既是舌段支气管,处理舌段支气管;最后用直线切割器处理舌段和固有上叶的肺裂

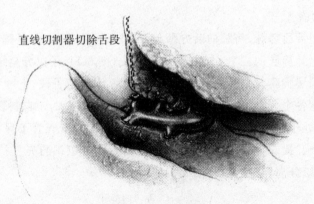

图 6-3　处理舌段肺裂

2.左肺固有上叶切除

　　将左上叶向后方牵引,切开左肺门前方纵隔胸膜,分离游离左上肺静脉,及其分支,保留下方的舌段静脉分支,分别切断结扎尖后段、前段静脉分支。将左上肺向下牵引,打开肺门上缘纵隔胸膜,解剖显露左肺动脉干,游离左肺动脉最高分支第一支动脉(图 6-4),离断结扎。沿叶间裂分离,显露肺动脉干叶间段,辨认舌段动脉及后段动脉,离断后段动脉并结扎(图 6-5)。自斜裂游离左上叶支气管,找到处于低位的舌段支气管及左上支气管固有支,离断左上支气管固有支,近段缝合(图 6-6)。提起切断支气管远端,沿段间静脉继续剥离段面,切除左肺上叶前段及尖后段肺组织。

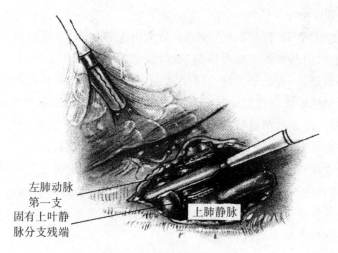

左肺动脉
第一支
固有上叶静
脉分支残端

上肺静脉

图 6-4　处理左肺动脉第一支

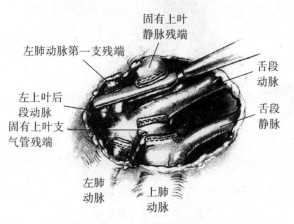

固有上叶
静脉残端

左肺动脉第一支残端

舌段
动脉

左上叶后
段动脉
固有上叶支
气管残端

舌段
静脉

左肺
动脉

上肺
动脉

图 6-5　处理后段动脉

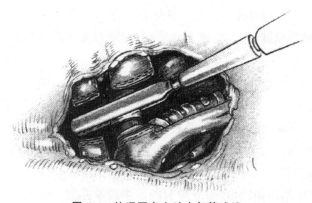

图 6-6　处理固有上叶支气管残端

3.下叶背段切除

将肺向前方牵引,打开后纵隔胸膜,分离出下肺静脉,背段静脉是下肺静脉的最上分支,予以切断结扎。分离斜裂,在肺裂中找到肺动脉主干,背段动脉发自肺动脉干后外侧壁,一般低于上叶后段动脉,有时为两支,在确认基底段动脉和向前发出的中叶动脉后处理背段动脉(图6-7),左侧下叶背段动脉起于肺动脉叶间裂的第一分支,较舌段动脉稍高平面上。左、右侧背段动脉均位于同一肺段支气管的上方及前方。充分游离肺段动脉四周,明确无分支通至上叶后段后予结扎离断。然后处理背段支气管,可离断后缝扎或支气管残端闭合器钳闭支气管残端。适当鼓肺,不充气的背段与邻近肺段呈相对段间界,可用直线切割闭合器沿段间界切除,也可沿段间界将脏层胸膜剪开,血管钳夹住背段支气管远端钝性剥离将肺段撕脱,段面出血及漏气点再予缝扎处理。

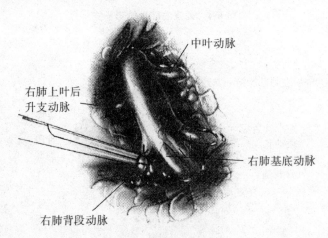

中叶动脉
右肺上叶后升支动脉
右肺基底动脉
右肺背段动脉

图6-7 处理背段动脉

4.右上叶的肺段段切除

右上叶的肺段切除首先处理对应静脉分支,右肺上叶的尖段或前段切除术中,一般首先处理肺段动脉;而在右肺上叶后段,因后升支动脉多较深,多处理后段支气管。

(1)右肺上叶尖段切除术:首先打开右肺上叶根部的纵隔胸膜,右上肺静脉有三个分支,即尖前段静脉、后段静脉、中叶静脉;尖段静脉为尖前段静脉的较上分支。尖段静脉后方即为尖段动脉,是右肺动脉的第一分支尖前支的较高分支。处理完动静脉后从肺门后上方解剖右上叶支气管,尖段支气管从上叶支气管的上段发出,切断闭合尖段支气管后切除尖段肺。

(2)右肺上叶后段切除术:切开肺裂的后半段暴露肺动脉干,后段动脉发自肺动脉干前缘,处于背段动脉根部正上方,时有解剖变异后段动脉发于背段动脉。后段支气管起于上叶支气管中段,如肺裂不全,可先处理后段支气管在处理前方的后段动脉,但处理后段支气管需小心以免损伤其后段动脉。切断后段气管和后段动脉后嘱麻醉师鼓肺,找到后段的边界,最后切断后段静脉。

(3)右上叶前段切除术:首先处理找到右上肺静脉的第一支尖前支静脉,切断结扎前段静脉。解剖出肺动脉第一分支和肺动脉主干,前段动脉低于尖段动脉,一般位于尖段静脉后方,予以切断结扎。处理前段支气管,前段支气管从上叶支气管下段发出,后段静脉位于其后方,注意不要误伤,最后切除肺组织。

(四)手术方式评价

本术式最早应用于肺结核、支气管扩张以及其他化脓性肺疾病。在有效的抗结核药物以及广谱抗生素逐渐发展起来后,这一手术的应用越来越少。1973 年 Jensik 等再次将这一术式应用于早期肺癌领域。Read、Warren 和 Faber 等的研究显示,在早期肺癌领域,这一术式可以取得较好的效果。Kodama 和 Cerfolio 的研究显示,对于肺功能较差的原发性肺癌患者,肺段切除术可为患者带来长期生存。日本 Okada 等于 1992 年发起了一项多中心的研究,2006 年他们报道了这一针对小于 2cm 原发性肺癌的"彻底性肺段切除术"的研究,结果显示,彻底性肺段切除组的 5 年无进展生存率为 85.9%,5 年总生存率为 89.6%。肺叶切除组的 5 年无进展生存率为 83.4%,5 年总生存率为 89.1%。回顾性研究结果证实,肺段切除与肺叶切除术后生存率相近。常见并发症包括术后长期漏气发生率范围(5%~16%)及术后高复发率范围(11%~16% vs 5%)。术后复发的危险因素包括切缘距离小于 1~2cm 以及病灶邻近肺门。由于降低了术后肺功能损减程度,肺段切除术后 30 天并发症发生率明显低于肺叶切除(1.1% vs 3.3%)。而且胸腔镜辅助解剖性肺段切除术可进一步有助于患者耐受术后辅助化疗从而预后较传统开胸术更好。从外科病理分期角度评价,肺段切除术中也可对肺门、主支气管周围及段支气管周围淋巴结进行切除活检,因而只要切缘距离充分,肺段切除也能达到肺叶切除的治疗效果。鉴于非小细胞肺癌患者每年出现新发肿瘤率为 1%~2%,若对于初治病例行肺段切除,则为第二次手术保留尽可能多的肺功能储备。多次肺切除术后死亡率与切除范围有关,研究结果表明,全肺切除、肺叶切除、段切除及楔形切除术后再次手术相关死亡率分别为 34%、7%、0% 及 6%。

三、肺叶切除术

1.适应证

肺叶切除术适应于局限 1 个肺叶内的肺部肿瘤,叶支气管可以受累,但必须有足够安全的切除部分(保证切缘阴性)。可以有淋巴结转移,但必须是局限于肺叶淋巴结引流一级水平或纵隔淋巴结能够彻底清除者。右侧病变超过叶范围,可作中下叶或上中叶双肺叶切除。现在国内外报道均以肺叶切除或扩大切除作为肺癌手术的首选方式。

2.方法和步骤

(1)右肺上叶切除术：将右肺向后方牵引，在膈神经与肺门之间分离纵隔胸膜并切开，显露右肺上静脉，向远端分离出尖、前、后分支合成的上叶静脉后另一支中叶静脉，注意保护中叶静脉，游离上叶静脉，钳夹后离断，近心端予结扎后缝扎。

将右上肺向下后方牵引，在奇静脉弓下方打开纵隔胸膜向前至肺门上前方，在上腔静脉后方显露右肺动脉主干，沿肺动脉主干向远端分离，显露右上肺动脉尖、前分支，予离断近心端结扎后缝扎。后段动脉处理，沿叶间裂分离，显露肺动脉下干及其分支即可暴露后段动脉（自右肺动脉下主干分支动脉通向上叶）。予离断，近端结扎后缝扎。如叶裂发育不良，可考虑先断右上叶支气管。先将右上叶向前牵引，打开肺门后纵隔胸膜，仔细分离出右上叶支气管，细心游离右上叶支气管与其前面肺动脉主干之间间隙，切断右上叶支气管，近端缝合或支气管残端闭合器钳闭。将远端支气管提起即可显示叶间隙深处侧血管入上叶后段血管。

游离右上叶支气管，距上叶开口 0.5cm 处离断，缝合支气管残端，亦可用支气管残端闭合器闭合残端。叶间裂可予直线切割闭合器离断。

(2)右肺中叶切除术：将肺向后方牵引，切开肺门前纵隔胸膜，显露肺上静脉及其分支，分离辨认上叶静脉主干和中叶静脉。将中叶静脉分离，离断后近段结扎后缝扎。

在斜裂水平裂交界处切开叶间胸膜，解剖分离出肺动脉主干，打开肺动脉鞘，显露叶间肺动脉主干及其分支，向前进入中叶的为中叶动脉，多数分两支，偶尔一短干再分两支，中叶动脉一般和下叶背段动脉在同一平面，少数在下叶背段动脉以下发出。确认中叶动脉后离断近段双道结扎。

中叶支气管位于动脉后侧，从右侧中间支气管向前分出较易显露，清除中叶支气管周围淋巴结，牵引中叶在中叶支气管根部离断，近端缝合。也可在中叶支气管根部用支气管残端闭合器钳闭。若中叶与上、下叶之间叶裂不全，可用直线切割缝合器离断叶间裂，也可在血管钳钳夹后切断，间断交叉缝扎断面。

(3)右肺下叶切除术：进胸后将右下肺向前上方牵引，显露下肺韧带，电凝烧灼分离下肺韧带，向上分离至下肺静脉水平，游离下肺静脉周围组织，解剖出下肺静脉，于静脉根部带线结扎后离断，近心端缝扎加固，远端缝扎。如主干过短可向远端分离，显露背段及基底段静脉分别处理。

在斜裂与水平裂交界处打开叶间裂胸膜，显露右肺动脉下主干，向下分离在主干后外侧显露背段动脉，其起始部前方对侧为中叶动脉开口。结扎右肺背段动脉前尽量向远端分离，仔细观察有无通向上叶后段动脉分支。为避免影响中叶动脉，背段动脉及基底段动脉往往分别结扎,离断,近端缝扎。基底段总干较短,也可将基底段动脉 4 个分支分别结扎离断。

解剖下叶支气管至中叶支气管开口水平,注意不要损伤中叶支气管,距下叶开口 0.3~0.5cm 处切断,全层缝合支气管残端或用支气管残端闭合器钳闭。如叶裂发育不全,可用直线型切割缝合器离断叶间裂或用血管钳钳夹后离断,全层交叉缝合切除下叶。

下叶癌一般主张行中下叶切除术,这样可使切端远离癌肿,同时可将中间支气管汇总区淋巴结做整块切除。

(4)左肺上叶切除术:进胸后将左上叶向后方牵引,显露肺门前方,在膈神经后方切开纵隔胸膜显露上肺静脉,解剖游离上肺静脉,带线根部结扎,血管钳钳夹后离断,两断端贯穿缝扎。

向下及向后方牵引左上肺,在主动脉弓下方切开肺门上缘及前方纵隔胸膜解剖左肺门上方显露左肺动脉主干,左肺动脉最高分支为尖后段动脉,其下为前段动脉,左上肺动脉变异较多,多有 4~7 支分支,沿动脉主干向肺门后游离,将发现进入上叶的分支逐一结扎离断,断端缝扎。打开斜裂,剪开叶间裂深部胸膜,显露解剖出舌段动脉,舌段动脉与下叶背段动脉相对同一平面,为两支,予结扎后离断,断端再缝扎。有时舌段动脉亦可起源于基底段动脉而非叶间隙肺动脉主干。

将叶间隙充分分开,游离左上叶支气管至开口处,注意不要损伤贴近后侧的左肺动脉主干,在距上叶开口 0.5cm 处切断左上叶支气管,全层缝合支气管残端或用支气管残端闭合器钳闭。如叶裂发育不全,可用直线型切割缝合器离断叶间裂或用血管钳钳夹后离断,全层交叉缝合切除左上叶。

(5)左肺下叶切除术:进胸后将左下肺向前上方牵引,电凝烧灼分离下肺韧带至下肺静脉水平,显露下肺静脉,分离下肺静脉充分游离,带线根部结扎,血管钳钳夹后离断,断端分别给予贯穿缝扎。

切开叶间胸膜,游离左下肺动脉主干,剪开动脉鞘,在舌段动脉水平可见下叶背段动脉 1 支或 2 支,其下为基底段动脉。将下叶背段及基底段动脉游离,结扎后离断,近端再缝扎。

游离左下叶支气管周围组织,将舌段动脉及主干向上拉开,充分显露上、下叶支气管交界处,在下叶背段的上方与舌段支气管下方由后向前下斜行切断下叶支气管,残端全层缝合或用支气管残端闭合器钳闭后离断。若下叶背段支气管与上叶支气管距离太近,则应分别切断背段及基底段支气管,以免影响上叶支气管。同法处理叶间裂,切除左下肺。

3.手术方式评价

肺叶切除或全肺切除加淋巴结清扫为非小细胞肺癌手术治疗标准术式,为了比较肺叶切除与亚肺叶切除的治疗效果,北美肺癌研究组于 1982 年设计实施了一个前瞻性多中心大样本临床研究,对比肺叶切除和亚肺叶切除治疗早期 NSCLC 的效果,1995 年报告的最终结果显示亚肺叶切除不能降低术后并发症、死亡率和改善术后肺功能,两组 5 年生存率虽无统计学差异,但是亚肺叶切除的局部复发率和肿瘤特异性死亡率明显增加。该里程碑式研究确定了肺叶切除仍然是ⅠA期 NSCLC 的标准术式,肺亚叶切除被视为早期肺癌治疗的二线方案,仅建议用于心肺功能低下无法耐受肺叶切除的肺癌患者。

四、全肺切除术

1.适应证

(1)右全肺切除术:约使患者损失整个肺功能 55%,因此选择此术式一定要慎重全面的考虑患者全身状况及肺功能是否能耐受手术。其适应证:①中央型支气管肺癌已侵及右肺上叶支气管开口及部分右主支气管或部分中间支气管受侵,已失去行右上支气管袖式肺叶切除术患者。②中央型肺癌虽局限于一叶,但癌肿较大,肿瘤或转移淋巴结侵犯肺门血管,使安全解剖离断肺叶动脉极为困难,而且不能行肺动脉成形术者。③周围型肺癌肿瘤跨叶裂生长,纵隔淋巴结转移,一叶或双肺叶切除不能达到根治性切除目的,功能良好应行全肺切除术。

(2)左全肺切除术:约使患者损失整个肺功能的 45%,在选择应用时稍宽于右全肺切除术。其适应证:①中央型支气管肺癌,癌肿已累及左上或左下叶支气管开口,或已产生一侧全肺不张者,应考虑左全肺切除术。②肿瘤累及左主支气管近端但距气管隆嵴 2cm 以上,气管隆嵴未受浸润者,应行左全肺切除术。③周围型肺癌,肿瘤呈跨叶生长而且为非粘连性;或肿瘤及转移性淋巴结浸润左肺动脉干,难以行肺动脉成形,应做左全肺切除术。

2.方法和步骤

(1)右全肺切除术:后外侧切口进胸,进胸腔后探查病变范围,判断是否需行右全肺切除术。决定后,先将右肺向后方牵引,在膈神经与肺门之间打开纵隔胸膜,分离局部组织,显露右上肺静脉,充分游离,带线结扎。将下肺向上牵引,电凝分离右下肺韧带,显露右下肺静脉,带线结扎。将右上肺向下牵引,显露奇静脉弓及肺门,打开奇静脉弓下方纵隔胸膜向前至肺门前。钝性分离纵隔胸膜下结缔组织,显露右肺动脉主干及其尖前分支,右肺动脉前方与上腔静脉紧贴,将动脉外鞘打开,仔细游离右肺动脉主干,因主干较短,周围淋巴结肿大粘连时较困难,又是需先游离尖前支结扎离断后再处理主干。动脉离断后,离断上、下肺静脉,近心端结扎加缝扎。最后分离器官周围组织切除肿大淋巴结至气管隆嵴下,距气管隆嵴 5mm 处离断右主支气管,闭合近端。如术中发现肿瘤或淋巴结侵犯粘连包绕肺血管或侵犯心包,无法在心包外分离出肺血管时,在膈神经前或后方纵行切开心包,其长度要充分显露心包内肺动脉及静脉。肺动脉主干在上腔静脉后方,可切断奇静脉将上腔静脉牵向前侧方以助显露。血管钳分离、套线结扎。如主干较短,可用无损伤血管钳钳夹后离断,断端用 5-0 聚丙烯单股线双层缝合。静脉处理同动脉处理,如左心房肺静脉入口处受侵,可部分切除心房,切除部分心房不超过心房 1/3。心包切口上部缝合,下部保留 3cm 以上不缝合利于引流,但切忌过大,防止心脏疝出。

(2)左全肺切除术:后外侧切开进胸,进胸腔后探查病变范围,判断是否需行右全肺切除术。决定后,先将右肺向后方牵引,在膈神经与肺门之间打开纵隔胸膜,分离局部组织,显露左上肺静脉,充分游离,带线结扎。将下肺向上牵引,电凝分离左下肺韧带,显露左下肺静脉,带线结扎。将左肺向下牵引,切开肺门前、上、后方纵隔胸膜,分离胸膜下疏松结缔组织,在主动脉弓下和膈神经后侧显露左肺动脉主干,左肺动脉主干较长,它绕过左上叶支气管进入斜裂。在左主支气管上方沿血管鞘分离出左肺动脉干,套线结扎近端,离断后近端缝扎加固,远端结扎。左侧主支气管较长,分离至隆突附近,切断左主支气管,残端处理同右侧。心包内处理肺血管左全肺切除术,采用此项操作的指征及方法同右侧。

3.手术方式评价

全肺切除指切除全部左侧或右侧肺脏。术后危险因素包括右全肺切除术、高龄(年龄≥70 岁)、医院每年开展全肺切除手术量较少。全肺切除术后长期并发症包括肺动脉高压、肺气肿、右心负荷增加。全肺切除术仅当袖式切除技术难以实现时才予以考虑。同肺叶切除术相比,全肺切除术后并发症及死亡发生率均明显增加,并且长期生存率较差。术前肺功能评估提示弥散功能减低、合并心肺疾病、围术期过度液体输注及术前贫血均是致命的危险因素。

五、支气管袖状肺叶切除术

1.右肺上叶袖状切除术

(1)适应证:右肺上叶肿瘤累及右上叶支气管开口。由于右侧中间支气管较长,暴露好,袖状右上肺叶切除最易操作,切除率高。

(2)方法和步骤(切除范围如图 6-8 所示):右上叶切除常规方法切断结扎右上叶动静脉后,充分游离右主支气管及右侧中间支气管,在预计切除上下方缝线牵引,紧靠牵引线切断右主支气管及中间支气管,袖状切除右上肺叶。右主支气管及右中间支气管端端吻合。可用 3-0 prolene 线连续缝合,先连续缝合支气管后壁,收紧缝线,再连续缝合前壁,收紧缝线打结。吸痰鼓肺,检查吻合口有无漏气。大多数报道用间断全层缝合,打结于气管外侧,且吻合口周围覆盖其他组织。术中切开支气管后注意小纱布填塞管腔,防止血块等组织进入气道。

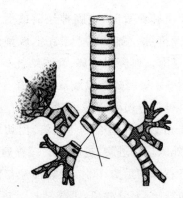

图 6-8　右上袖切除术

2.右肺上、中叶袖状切除术

(1)适应证:右肺上、中叶肿瘤累及右上、中叶支气管开口。

(2)方法和步骤(切除范围如图 6-9 所示):基本方法同袖状右肺上叶切除。常规方法处理右上、中叶动静脉。切断右下肺韧带并游离至右下肺静脉水平,在心包内游离、松解右下肺静脉以便右下肺叶能充分上移,减低气管吻合口张力。游离右主支气管及右下肺支气管,在切除的上、下两端各缝两根牵引线,分别切断右主支气管及右下叶支气管。袖状切除右中上肺叶,修剪两侧支气管残端,将右下叶支气管及右下肺向上翻转,与右主支气管吻合。吻合方法同右上肺叶袖状切除。吸痰鼓肺,检查吻合口无漏气后,置胸腔引流后关胸。

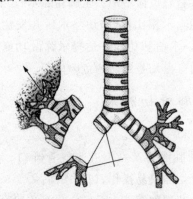

图 6-9　右上、中叶袖状切除术

3.右肺中、下叶袖状切除术

(1)适应证:右肺中、下叶肿瘤累及右中、下肺叶支气管开口,由于上肺只有 3 个肺段,加上手术难度较大,临床较少采用。

(2)方法和步骤(切除范围如图 6-10 所示):常规行中、下肺叶动静脉的切断结扎及其他中、下肺叶切除处理。游离右肺动脉主干及右上肺静脉,如有张力心包内充分游离,并分别切断右主支气管及右上叶支气管,修剪两残端后,对端吻合。吸痰鼓肺检查吻合口无漏气,置胸腔引流管后关胸。

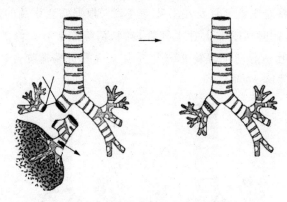

图 6-10　袖状右肺中、下叶切除

4.左肺上叶袖状切除术

(1)适应证:左上肺肿瘤累及左上叶支气管开口,由于主动脉弓遮挡左主支气管手术难度大。

(2)方法和步骤(切除范围如图 6-11 所示):进胸后,切断左下肺韧带,并游离至左下肺静脉,充分松解左下肺叶。按左上叶切除的常规方法处理左肺上叶血管,暴露左主支气管及左下叶支气管,预计切断支气管处两侧各缝线牵引。分别切断左主支气管及左下支气管,袖状切除左肺上叶。切断左下叶支气管时,应在背段支气管近侧 2~3mm 处,注意不要损伤背段支气管。修剪两断端支气管后对端吻合。吸痰鼓肺,检查吻合口无漏气,置胸腔引流管后关胸。

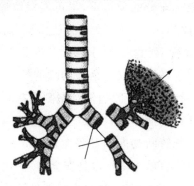

图 6-11　袖状左肺上叶切除

5.左肺下叶袖状切除术

(1)适应证:左肺下叶累及左下支气管开口。由于左上叶支气管开口很短,切除长度有限,而且肺下叶淋巴结引流是向上的。一般不主张行袖状下肺叶切除术。

（2）方法和步骤（切除范围如图 6-12 所示）：进胸后，按左下肺叶切除的常规方法处理肺血管及游离左下肺叶。然后沿主动脉弓下剪开纵隔胸膜，游离肺动脉及上叶静脉充分显露左主支气管及左上叶支气管。根据病变累及的范围决定切除左主支气管的水平，同时切断左上叶支气管，袖状切除左下叶。修剪两断端，将左上叶支气管及左上叶一起向下翻转 90°，与左主支气管行端端吻合。吸痰鼓肺，检查吻合口无漏气后关胸。

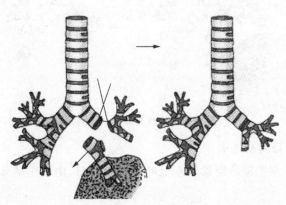

图 6-12　袖状左肺下叶切除

6.手术方式评价

支气管袖式肺叶切除术于 1947 年由 Clement Price-Thomasin 爵士开创，旨在术中保留健康肺脏。随后 Allison 实施了治疗支气管源性肿瘤的袖式肺叶切除术。手术过程中需要行支气管成形的占 3％～13％，并且相应地降低了全肺切除率。手术初衷是在保证切缘距离充分的前提下，尽可能保留健康的肺组织。研究结果表明，袖式切除同全肺切除相比，肿瘤学预后未受影响，而术后并发症发生率、死亡率及长期生存率均明显改善（死亡率为 5.5％，1 年及 5 年生存率分别为 84％及 42％），因此袖式切除应用于临床后成了全肺切除的替代方法，尤其对于肺功能代偿能力有限的高龄患者。另外，对于肿瘤侵及左侧或右侧上叶支气管开口、主气管或左肺下叶支气管近端开口的病例而言，袖式切除术是重要的选择。尽管基于术前新辅助化疗可能降低支气管断端周围黏膜血供并导致伤口愈合延迟，但是临床研究结果已证实新辅助化疗后袖式切除术是安全的。

确定切除范围后，通常需完整切除肿瘤连同部分气道，有时还包括部分供养余肺的血管。术中需要送检快速冰冻病理分析以确保切缘阴性。吻合方式多采用端端吻合，并且周围包绕胸膜或心包组织以防止线结周围组织坏死。最常见的袖式切除部位为右肺上叶。

由于支气管成形较肺叶切除术后更容易发生并发症，因此在术后早期需要格外的重视。早期关注问题包括部分肺不张、肺叶萎陷、肺炎、漏气、血管壁线结周围组织坏死以及暂时性声带麻痹。肺不张的常见原因为积血或黏液阻塞所致,因此术中或术后拔管前需要定期行纤维支气管检查并常规盥洗。鉴于高龄患者术后肺部清除能力低下,需要更积极的物理治疗(例如雾化吸入)支持。

六、胸腔镜手术

(一)概况

胸腔镜手术最早始于 20 世纪初。1910 年瑞典的 Jacobaeus 医生在局麻下使用硬式膀胱镜为胸腔积液的患者完成了胸膜腔检查和松解肺结核胸膜粘连手术,达到人工气胸肺萎陷治疗肺结核的目的。1991 年,Lewis 和 Wakabayashi 分别报道了 VATS 用于肺大疱和恶性胸腔积液的治疗。近年来 VATS 得到了迅速的发展和普及,许多过去需要传统开胸手术解决的疾病,现在可以通过 VATS 或 VATS 加小切口来完成。VATS 组成和手术器械:①胸腔镜由长 30cm 左右的金属内窥镜和与之相连接的光导纤维线缆组成。胸腔镜根据直径分为:10mm,5mm,2mm 分别为成人镜,儿童镜和检查镜。根据前端视角分离:0°镜、30°镜、45°镜等型号。②微型摄像机,是一种重量轻、结果紧密、可用气体或液体浸泡消毒的摄像机。摄像机与胸腔镜相连接,将胸腔镜中图像的光学信息输送到录像系统和监视器。③冷光源,由高亮度卤素灯自动氙光源和多纤维光缆组成。④监视器和录像系统。⑤电凝钩、超声刀、氩气刀、卵圆钳、推结器、腔镜下直线切割缝合器、负压吸引器等腔镜操作器械。

(二)VATS 应用范围

(1)活检:包括肺、胸膜、纵隔淋巴结的活检,明确诊断指导治疗。

(2)肺楔形切除术:可开胸行肺楔形切除术的基本上可在胸腔镜下完成。适应证基本同开胸肺楔形切除术。

(3)解剖性肺段切除术。

(4)肺叶切除术。

(5)全肺切除术。

(6)支气管袖状肺叶切除术。

(三)VATS 肺叶切除术

VATS 基本上涉及所有开胸肺手术范围。根据术者熟练程度可予单孔、双孔、三孔、多孔。现最为常规开展的为胸腔镜下肺叶切除术,予着重介绍。

1.适应证

ⅠA 期非小细胞肺癌。从技术和经验上已经证实 VATS 肺叶切除术加纵隔淋巴结清扫是可行的。

2.方法和步骤

(1)双腔气管插管静脉复合麻醉,健侧卧位。

(2)切口选择:VATS肺叶切除术的切开选择包括 1 个长 1.5cm 的胸腔镜置入孔(一般在腋中线第 7 或第 8 肋间),1 个长 5～8cm 的胸壁小切口,有时需补加 1～2 个长 1.5cm 的器械操作孔。切口位置根据手术需要而定,目前无同一模式。对小切口位置比较一致的观点是:距肺门近,便于手术操作;对胸壁组织损伤小;切口瘢痕符合美容要求,一般认为腋前线第 4 肋间胸大肌后缘至背阔肌前缘 5～8cm 的小切口较为理想。随着手术熟练程度的掌握,出现单孔、双孔,小切口基本到 3cm 左右。

(3)解剖方法:根据术者习惯及熟练程度可予电凝钩、超声刀或两者结合进行解剖分离。同时可结合吸引器、卵圆钳及血管钳进行钝性分离。

(4)各个肺叶解剖顺序:根据患者肺裂发育情况及操作者个人习惯,在 VATS 肺叶切除操作过程中,解剖分离顺序可有变化,在此介绍一种经肺门单向式解剖肺叶切除术,其优点解剖相对固定清晰,叶裂发育情况对手术解剖影响不大,叶间裂操作采用直线切割吻合器闭合,防止叶间创面漏气、出血。

3.手术方式

(1)右肺上叶切除术:将右肺中、上叶向后方牵引,经膈神经及肺门间打开纵隔胸膜,显露右上肺静脉,分离右上肺静脉,注意保护右中叶肺静脉,予直线切割吻合器离断,上叶静脉后方即显露右肺动脉主干及尖前支,沿肺动脉分离,分离显露后升支,逐一离断尖前支及后升支动脉。动脉后方即显露右上叶支气管,沿支气管分离,充分游离,直线切割吻合器离断右上叶支气管。充分打开肺门后方纵隔胸膜,沿叶间裂用直线切割吻合器离断切除右上肺。用直线切割吻合器离断叶间裂应注意防止损伤肺门血管。

(2)右肺中叶切除术:将右肺中、上叶向后方牵引,同样在膈神经及肺门之间打开纵隔胸膜,显露右肺上静脉,中叶静脉为右肺上静脉最下一支,根据叶裂也可判断,充分游离后予腔镜下直线切割吻合器离断。分离静脉后方组织,即可显露右肺动脉中间段,上下游离显露中叶动脉往往分为两支,予腔镜下直线切割吻合器离断,亦可在 hemolok 近端夹闭,远端超声刀离断。在动脉内侧找到中间段支气管,向下游离找到走向中叶的中叶支气管,予直线切割吻合器离断。叶间裂予腔镜下直线切割吻合器离断,切除中叶。避免肺门血管损伤。

(3)右肺下叶切除术:分离右下肺韧带,电凝或超声刀离断,游离至下肺静脉水平,充分游离右下肺静脉,予腔镜下直线切割吻合器离断,打开肺门后方纵隔胸膜至奇静脉水平,下肺叶向头侧牵引,分离下肺静脉旁结缔组织即显露右肺下叶支气管,游离右肺下叶支气管周围组织,钝性分离右下叶支气管,注意保护中叶支气管,同时避免损失其后方的下叶动脉,予腔镜下直线切割吻合器离断右下叶支气管。夹闭直线切割吻合器后予鼓肺,确认右肺中叶扩张,然后再离断。提起远端支气管残端,即显露其后方右下肺动脉,钝性分离右下肺动脉,注意保护右肺中叶动脉,予腔镜下直线切割吻合器离断。叶间裂予腔镜下直线切割吻合器离断,切除右肺下叶,注意避免肺门血管损伤。

(4)左肺上叶切除术:将左肺上叶向后方牵引,在膈神经及肺门之间打开纵隔胸膜显露右肺上叶静脉,分离左肺上叶静脉周围组织,直角血管钳钝性分离充分游离左肺上叶静脉,带线牵引,予腔镜下直线切割吻合器离断。提起左上肺静脉远端,其后方显露左主支气管,向有端分离,充分显露左下叶支气管,并确认左上叶支气管,分离左上叶支气管周围组织,直角血管钳钝性分离充分游离左上叶支气管,注意避免损伤其后方肺动脉,左上叶支气管游离后带线牵引,再予直线切割吻合器离断。提起左上叶支气管远端其后方即为左肺动脉主干,分离其周围组织,即可显露左上肺动脉各个分支,最常见为4支,第一支尖前支动脉及舌段动脉较为固定。逐一游离后,予腔镜下直线切割吻合器离断,如动脉直径小亦可 hemolok 近端夹闭,远端超声刀离断。打开肺门后方纵隔胸膜,直线切割吻合器离断叶间裂,注意避免损伤肺门血管。

(5)左肺下叶切除术:将左肺下叶向头侧牵引,分离左下肺韧带,电凝或超声刀离断,游离至下肺静脉水平,充分游离左下肺静脉,予腔镜下直线切割吻合器离断,打开肺门后方纵隔胸膜,将左肺下叶充分向头侧牵引,显露左下肺叶支气管,充分游离其周围组织,直角血管钳钝性分离左下叶支气管,注意避免损伤其后方肺动脉,充分游离后带线牵引,予腔镜下直线切割吻合器离断。提起左下叶支气管远端,其后方显露为左下肺动脉,充分游离后予腔镜下直线切割吻合器离断,直线切割吻合器离断叶间裂,注意避免损伤肺门血管,切除左下叶。

4.手术方式评价

长期以来传统开胸肺叶切除术是治疗早期肺癌,但是随着胸腔镜辅助技术问世,使得肺叶切除疗效进一步得提高。胸腔镜辅助肺叶切除术具有如下优势:术后疼痛减轻;胸腔引流量减少并且拔管时间提前;术中出血量减少;肺功能损减程度较轻;术后住院日缩短;恢复正常活动速度加快。1998 年 MeKenna 提出胸腔镜适用于 TA 期肺癌手术治疗。经国内外大量学者经验证明了其安全性及其治疗符合肿瘤治疗原则。中、长期生存率与开胸手术类似,胸腔镜辅助肺叶切除术与传统开胸肺叶切除术比较,两者治疗Ⅰ期非小细胞肺癌术后 3 年及 5 年生存率分别为 90% vs 93%,90% vs 85%。2010 年有日本学者根据已有资料提出,胸腔镜肺叶切除并发症率较开胸手术低,免疫抑制及炎症反应轻,早期肺癌胸腔镜肺叶切除术后的中、长期生存率与开胸相似。胸腔镜辅助技术也使得患者术后辅助化疗耐受性进一步提高,推迟化疗率降低(18% vs 58%,$P<0.001$),全剂量耐受率提高(60% vs 540%,$P=0.03$)。因此对于没有解剖和外科学禁忌,且不会对胸外科和肿瘤外科原则做出妥协的患者 VATS 是一种合理的,可接受的手术方式。

(杨　芳)

第四节　开胸切口与体位

开胸切口的选择取决于患者的病变部位、病变范围、患者体型、手术方式,以及手术医生的经验、技术熟练程度和习惯。选择一个合适的开胸切口可以为手术者提供一个良好的手术视野和操作空间,选择一个错误或不恰当的开胸切口常常会导致暴露不充分、操作困难,甚至导致手术失败。理想的开胸切口应符合以下要求:①能为手术提供良好的手术视野暴露和操作空间。②术后对机体功能影响最小,避免损伤重要的神经、血管和肌肉等结构,还应兼顾术后胸壁的稳定性,以利于维持良好的呼吸功能。③由切口引起的并发症尽可能少。④尽可能符合审美要求。⑤必要时切口可以延长。

一、后外侧开胸切口

胸部后外侧开胸切口是胸外科手术中最常用的切口之一,除了用于肺切除术外,还适合于食管、纵隔、膈肌及部分心脏大血管手术。因其适用范围广,手术野暴露充分,又称为标准剖胸切口。但是,该切口也有胸背部肌肉切断多、创伤大、出血多、开胸关胸时间长等缺点。

1.体位

采用后外侧开胸切口时,患者侧卧于手术台上,健侧在下,后背与手术台面成90°,根据手术要求,也可稍前倾或后仰。健侧腋窝下方胸壁与手术台间放置软垫,防止腋下血管及神经在手术过程中因侧卧而受压。双上肢向前伸直并分别置于托架上固定。骨盆前后以沙袋垫靠,并用宽带固定;也可用专用支架固定。防止躯干前后移动。健侧下肢屈膝、屈髋,患侧下肢伸直,两腿间垫软垫,并用宽带固定膝关节处。

2.切口

皮肤切口起自腋前线,沿相应的肋间向后绕过肩胛下角下方 2~3cm 处,再向后上方延至肩胛骨与脊柱之间。女性患者前段切口应置于乳房下缘,不应横切乳房。在皮肤消毒前用甲紫或专业画线笔标记手术切口位置。

3.胸壁切开

沿画好的后外侧剖胸切口标记线,用手术刀切开皮肤,然后用电刀逐层切开皮下组织、肌肉、壁胸膜进胸,边切边用电凝止血。肌层切开应自肩胛下角内侧肌层最薄处(听诊三角区)开始,切开肌筋膜至肋骨,用示指和中指挑起肌肉全层,向前切开背阔肌、前锯肌,向后切开斜方肌和菱形肌,达竖脊肌外缘。切开相应肋间的肋间肌和壁胸膜,沿肋间进胸。也可为了充分暴露,切除相应的肋骨,沿肋床进胸。用电刀切开拟切除肋骨的骨膜,用骨膜剥离器将骨膜从肋骨上剥离,下缘由后向前剥离,上缘由前向后剥离,前至肋软骨交界处,后至肋骨颈。用肋骨剪剪断肋骨,沿肋床进胸。但该方法创伤大、出血多,现在很少应用。为了暴露也可以切断上下肋骨,这样也能达到有效暴露。当不能准确确定肋骨或肋间时,可以从肩胛骨与肋骨间向上触摸肋骨,所触到的最高位肋骨为第 2 肋,依次向下计数,找到手术入路预定的肋骨或肋间。因已经标记相应肋骨或肋间,而且这种方法可引起肩胛骨与胸壁粘连,导致术后疼痛不适,故现在很少应用。

二、前外侧开胸切口

前外侧开胸切口可完成常规肺部肿瘤的各式手术。术后患者疼痛较后外侧切口轻,对肩部运动功能影响小,创伤也小。学者的体会是若胸廓前后径大于横径者或胸膜腔广泛粘连者暴露较差。

1.体位

患者取 30°～45°健侧卧位,用软垫或支架将术侧背部和臀部垫高,健侧上肢放于体侧或托架上,术侧上肢以棉垫包裹固定于头架上,不要过度牵拉,以免损伤臂丛神经。术侧下肢垫软垫,宽带固定骨盆及下肢。必要时改变手术台面角度改变手术切口位置,以利于暴露。

2.切口

一般选在第 4、第 5 肋间,前自锁骨中线,后至腋后线。如果为女性切口应在乳房下缘绕过,避免损伤乳房。

3.胸壁切开

消毒前标记切口及相应肋间。手术刀切开皮肤,电刀切开皮下组织、胸大肌、前锯肌、相应肋间肌进胸。如果需要扩大切口,可将胸廓内血管结扎并切断。显露不满意,可以切断第 4 肋软骨。

三、腋下开胸切口

尽管后外侧及前外侧开胸切口能完成绝大多数肺切除手术,但是创伤大、不美观。后期还会出现凝肩、切口慢性疼痛、臂力下降及肺功能下降等并发症。腋下小切口不切断背阔肌、斜方肌及前锯肌等主要肌肉,而且具有创伤小、出血少、开关胸快、美观、术后并发症少的特点。但由于切口小,有一定的操作、暴露不便,熟练后可以克服。

1.体位

同后外侧开胸切口时体位。

2.切口

起自腋后襞处,沿背阔肌前缘斜向前下方,止于腋中线或腋前线,为了扩大皮肤切口,可以做弧顶向后的弧形切口。切口长为7～15cm。

3.胸壁切开

在皮肤消毒前用甲紫或专业画线笔标记手术切口位置及相应的进胸肋间。手术刀切开皮肤,电刀切开皮下组织、背阔肌前缘,为了便于关胸时辨认层次,也可以顺背阔肌前缘后方约0.5cm处切开。向后牵开背阔肌,显露胸壁外侧血管,在拟切开肋间处结扎剪断。顺前锯肌纤维方向钝性分离、牵开。电刀切开肋间肌进胸,前至肋软骨,后至肋角处。用两个小号开胸器垂直交叉放置牵开肋骨,背部肌肉及胸大肌,范围约10cm×15cm,也能满足暴露,可用该切口完成气管隆嵴重建、袖式肺叶切除等手术。

四、胸骨正中开胸切口

胸骨正中开胸切口可以满足同期行双侧肺部手术,或清扫对侧纵隔淋巴结。术后疼痛轻,对肺功能影响小。但是,胸骨正中切口对后下部分胸腔显露不良,尤其是左下肺。因此应仔细选择适合该切口的病例,以免造成手术困难。

1.体位

患者取仰卧位,背部垫软垫。

2.切口

一般自胸骨上切迹上方1～2cm沿正中线向下至剑突下。

3.胸壁切开

消毒前标记手术切口。手术刀切开皮肤,电刀切开皮下组织。用电刀沿胸骨正中线将胸骨骨膜切开作为锯开胸骨的标志线。用血管钳或手指在胸上切迹处,紧贴胸骨后面向下钝性分离。然后切除剑突,沿胸骨下端后方向上分离,至分离间隙相通。用电锯提起胸骨由上向下沿胸骨正中线锯开胸骨。在锯开胸骨的同时请麻醉师切勿胀肺,骨膜出血用电凝止血,胸骨骨髓出血用骨蜡止血。胸骨牵开器撑开胸骨,根据手术需要切开纵隔胸膜,进入胸膜腔。

五、胸骨部分劈开切口

胸骨部分劈开切口主要用于肺上叶顶部癌的手术,一般肺切除手术不用此切口。

1.体位

同胸骨正中开胸切口。

2.切口

于锁骨上缘至胸骨上切迹,沿胸骨正中线向下至第3、第4肋间向右(或左)侧沿此肋间至锁骨中线稍外侧。

3.胸壁切开

消毒前标记手术切口。手术刀切开皮肤,电刀切开皮下组织。用电凝沿胸骨正中线将胸骨骨膜切开至相应肋间,作为锯开胸骨的标志线。用血管钳或手指在胸上切迹出处,紧贴胸骨后面向下钝性分离。电锯锯开胸骨至相应肋间,沿相应肋间用电刀切开进入胸腔。在锯开胸骨时麻醉师不要胀肺,以免损伤肺组织;骨膜出血用电凝止血,胸骨骨髓出血用骨蜡止血。胸骨牵开器撑开切开的胸骨。

六、横断胸骨双侧开胸切口

横断胸骨双侧开胸切口适用于双侧肺部肿瘤病变。缺点是手术创伤大、不美观、胸部切口术后疼痛较重、对呼吸功能影响大。因此现已较少使用该切口进行肺切除术。

1.体位

患者取仰卧位,两上肢外展固定于托架上。肩胛间部垫软垫,使胸部稍向前突,以利于胸腔切口显露。

2.切口

沿两侧乳房下缘做弧形切口,两侧至腋前线,中部于相应肋间处横断胸骨。

3.胸壁切开

消毒前标记手术切口。手术刀切开皮肤,电刀切开皮下组织。如果是女性患者,将乳房和皮肤向上翻起,切勿横切乳房。牵拉达胸大肌筋膜,经双侧第4肋间隙,切开肋间肌进入胸膜腔。在胸骨左、右两侧约2cm处解剖胸廓内动静脉,结扎上下端后离断,然后用线锯锯断胸骨。用两把开胸器撑开左、右侧胸腔。

七、胸腔镜手术切口

一般选腋中线第7或第8肋间做1.5cm切口作为放置胸腔镜的观察孔,腋前线与锁骨中线之间第4或第5肋间做3～5cm的切口作为主操作孔,腋后线第6或第7肋间做1.5cm切口作为副操作孔。必要时可在听诊三角处和(或)锁骨中线第3肋间增加副操作孔。如果为女性患者,注意保护患者乳房。切口位置因病变部位和个人的操作习惯而定。切口一般3～5个。

（杨　芳）

第五节　肺癌淋巴结清扫

一、概述

肺癌是全球发病率和死亡率极高的恶性肿瘤之一,其中 80% 的肺癌为非小细胞肺癌(NSCLC)。目前手术切除为主的综合治疗仍是 NSCLC 最有效的治疗手段。

1933 年,Graham 采用全肺切除的方法治疗中央型肺癌获得成功,术后患者存活达 29 年之久,这一胸外科发展史上里程碑式的胜利,极大地激发了广大外科医师用外科方法治疗肺癌的探索。在尝试采用外科方法治疗肺癌的初期,外科医师是从解剖学的角度考虑肿瘤的治疗,认为只要最大限度地切除肿瘤就可取得满意的治疗效果,所以当时肺癌外科治疗以全肺切除为主。随着临床实践的积累,外科学家们认识到恶性肿瘤不仅是局部的病变,它本身会出现由内及外的扩散侵袭,而且肿瘤的转移也主要是通过淋巴结由近及远的转移体现出来,因而人们在进行肺叶切除的同时开始注意到了淋巴结的切除问题。1951 年 Cahan 在国际上第一次介绍了肺癌外科治疗时纵隔淋巴结清扫的概念。我国的顾恺时、吴善芳在 1965 年也提出在对肺癌进行外科治疗时应最大限度地清除引流区域淋巴组织,并应最大限度地保留健康肺组织,但未对肺癌患者纵隔淋巴结的分布进行具体的描述和分析。

二、肺淋巴引流及肺癌淋巴结转移

肺部的淋巴结很丰富,分为浅、深两组。浅组淋巴管分布于肺脏层胸膜深面,从多个方向集中于肺门,汇集成胸膜下集合管,在肺门处与深组集合管合并或单独注入肺门淋巴结节。深组淋巴管分布于肺组织内,即围绕肺小叶的毛细淋巴管网和围绕终末细支气管及呼吸性细支气管黏膜下层和外层的毛细淋巴管网,分别汇集成小叶间淋巴管和小叶内淋巴管经支气管、肺动脉及肺静脉周围的淋巴管丛,在肺实质内走向肺门。浅、深两组淋巴管在肺胸膜下肺组织内和肺门有较广泛的联结。区域淋巴结解剖学研究发现,肺段与纵隔间存在直接的淋巴通道,右肺的发生率为 22.2%,左肺为 25.0%,上肺较下肺多见,肺下叶有直接的淋巴引流通路到达位于上叶的支气管淋巴结,一些肺段内的淋巴引流可直接注入锁骨下静脉和胸导管。

肺癌的淋巴结转移绝大多数是按照淋巴回流方向而形成的逐级转移过程,即按照肺内淋巴结、肺门淋巴结及纵隔淋巴结的顺序转移。临床上肺癌淋巴结转移一共分为 14 组(表 6-4)。在病理情况下,由于肿瘤压迫,瘤栓阻塞淋巴管,以及肺与纵隔之间直接淋巴回流通道的存在,可能出现跨区域、交叉性及跳跃性纵隔淋巴结转移。一般情况下,右肺上叶肺癌主要是区域性转移至右上纵隔淋巴结,跨区域性下纵隔转移多集中在气管隆嵴下淋巴结;右肺中下叶肺癌区域淋巴结 7 组和 9 组转移后多沿同侧上纵隔转移;左肺上叶肺癌多沿左上纵隔转移,向下纵隔转移多出现在第 7 组,部分舌段肺癌可出现跨区域的 8 组、9 组转移;左肺下叶肺癌区域性 7 组、9 组转移后,一部分沿左侧上纵隔上行转移,更易沿右上纵隔交叉转移至颈部。周星明等报道,左侧肺癌 N_2 转移发生率较高的依次为 5 组、7 组、6 组淋巴结,右侧肺癌 N_2 转移发生率较高的依次为 4 组、7 组、3 组淋巴结。Okada 和 Nohl 等认为,气管隆嵴下淋巴结是胸腔内脏器淋巴回流的交汇点,肺癌发生非区域性纵隔淋巴结转移应先累及气管隆嵴下淋巴结,气管隆嵴下左、右淋巴结通常融合,纵隔淋巴结之间呈立体网状交通且空间距离十分接近,一侧气管隆嵴下淋巴结极易转移至对侧。跳跃式转移即越过 N_1 区淋巴结转移至 N_2 区淋巴结,某学者报道,其发生率为 30.7%,有日本学者报道这种跳跃性转移在 16.6%~53.8%。日本学者羽田圆城研究显示,右上肺癌会出现右上纵隔的淋巴结转移,右肺中叶会出现右侧上纵隔及左侧上纵隔的淋巴结转移,右肺下叶肿瘤会出现同侧上纵隔及气管隆嵴下淋巴结转移,左肺上叶肿瘤会出现同侧上纵隔淋巴结转移,左肺下叶肿瘤会出现对侧纵隔淋巴结转移。

表 6-4　肺癌淋巴结分组与解剖标志

淋巴结分组	解剖标志
1 组,最上纵隔	头静脉左行横过气管中线以上水平
2 组,上部气管旁	主动脉弓上缘水平至 1 组水平
3 组,血管前或气管后	3A,3P,中线淋巴结被认为同侧
4 组,下部气管旁	上叶支气管开口上缘至主动脉弓上缘,胸膜返折之内。奇静脉上缘水平分为 4s、4i
5 组,主肺动脉窗	主动脉弓以下,动脉韧带/主动脉/左肺动脉外侧,左肺动脉第一分支近侧,胸膜返折之内
6 组,主动脉前,膈上	主动脉弓上缘水平以下,升主动脉/主动脉弓/无名动脉的前方或侧方
7 组,气管隆嵴下	气管隆嵴下方,不包括肺内部分
8 组,食管旁	紧邻食管,不包括肺内部分
9 组,肺韧带	肺韧带内,还包括下肺静脉后方及下半部的淋巴结
10 组,肺门	肺门处,胸膜返折之外,中间支气管以上(右侧)
11~14 组	叶间,段间,亚段,次亚段

三、肺癌淋巴结处理的方法

经过半个多世纪的发展,纵隔淋巴结清除已成为肺癌外科治疗的重要原则之一。由于目前术前缺乏准确有效的方法确诊淋巴结的转移,因此外科医师很难仅仅精确的切除转移的纵隔淋巴结技术,于是究竟应该切除多少范围的纵隔淋巴结就成为胸外科医师所面临的一个重要问题。淋巴结清除主要有以下方法:①"采样"手段(NS):仅仅根据视觉和触觉切除可疑淋巴结。②系统性淋巴结采样(SNS):根据淋巴结转移规律,对特定组的淋巴结行常规切除,但不包括该组所有淋巴结及淋巴结周围软组织。③系统性淋巴结清扫(SND):将纵隔淋巴结连同周围脂肪组织连续整块切除。④扩大淋巴结切除(eND):切除同侧纵隔和对侧纵隔及锁骨上淋巴结及组织。⑤前哨淋巴结技术导航切除(SLN):采用色素或放射性同位素术前或术中肿瘤内注入,术中导引切除淋巴结。或术中切除固定组的淋巴结,例如第 10 组、第 4 组、第 7 组,将这些淋巴结视作"前哨淋巴结"送冰冻病理检查,如阴性则不做系统清扫。

目前被广泛接受的是系统性淋巴结采样(SNS)和系统性淋巴结清扫(SND)。其目的在于更好的治疗和分期,以提高患者预后。但是 SND 是否优于 SNS,学术界始终在争论中。

支持采样的学者认为系统清扫可能增加了不必要的手术风险,包括减少支气管血供增加了支气管胸膜瘘的机会、增加出血、增加胸液引流量、增加喉返神经损伤的机会等,相反很多研究表明系统清扫可能并不改善生存。而支持系统清扫的医生则认为:①即使临床早期肺癌,仍然有约 20%患者出现淋巴结转移。②肺癌存在淋巴结的跳跃转移可能。③对于非早期肺癌,目前无证据表明系统采样可以达到相同效果。

SND 是否增加肺癌患者的术后并发症?从理论上可以这么认为,但是大多数的随机临床试验结果发现两组间并发症率和死亡率均无统计学差异。只要清扫时注重了相关区域神经的显露和保护,以及手术精细操作和彻底止血,系统淋巴结清扫引起的呼吸循环等功能性并发症以及出血、肺漏气等技术性并发症并不会增加。Izibicki 等报道在 182 例 NSCLC 中行前瞻性随机对照研究,SND 手术时间延长,但术后并发症及死亡率与 SNS 并无统计学差异;目前为止唯一的多中心随机对照试验(ACOSOG Z0030)包括 1111 例早期 NSCLC,其结果显示系统采样和系统清扫术后并发症率均为 38%,SND 手术时间延长(15 分钟),术后引流量增加(121mL),该研究结果中 SND 与 SNS 对术后恢复的唯一影响在于术后胸管引流量的增多。

ECOG 对 373 例 Ⅱ~ⅢA 期 NSCLC 行前瞻性随机对照研究,发现 SND 术后纵隔多组淋巴结转移(Multi-N_2)检出率由 12% 提升至 30%,因此相对于系统采样而言,系统清扫可能提供了更准确的病理分期,并有可能提高部分病例的生存率。

SND 术式是否可以提高肺癌患者远期生存率? 有些研究显示,SND 可以提高非小细胞肺癌患者的远期生存率,而 Misthos 等通过对 151 例 N_2 的非小细胞肺癌进行分析:系统性的淋巴结清扫相对于常规清扫组同样没有增加术后并发症,不能提高患者的长期生存率,但能明显延长肺癌患者的无病存活期。但目前唯一 4 个随机临床试验中有 3 个试验的结果是支持两者在生存上无差异的,尤其是目前唯一一个多中心随机前瞻性试验(ACOSOG Z0030)的初步结果表明对于那些 T_1 或 T_2,N_0 或非肺门 N_1 的非小细胞肺癌患者,系统性淋巴结清扫和系统性淋巴结采样(右侧 2 组、4 组、7 组、10 组;左侧 5 组、6 组、7 组、10 组)在总生存率和无病生存率上均无统计学差异,不过这部分研究大多是针对较早期的患者。但 1999 年日本学者渡边洋宇一项研究提示,即使是 Ⅰ 期患者,也存在 27% 纵隔及肺门淋巴结转移的可能。需行纵隔淋巴结清扫,出现转移的患者 5 年生存率为 55.6%,无转移的患者 5 年生存率为 77.7%,故应行淋巴结清扫,对患者评估及术后综合治疗提供依据。某医科大学肺癌研究中心于 1989~1995 年,对肺癌系统淋巴结清扫和单纯肺门淋巴结清扫进行了随机分组法前瞻性研究,结果显示系统淋巴结清扫远期生存率高于单纯肺门淋巴结清扫,这在早期患者中更为明显。

目前,国际上比较常用的系统性淋巴结清扫范围是 IASLC2005 年建议的:至少清扫 6 组淋巴结(3 组肺内或肺门,淋巴结 7 组,2 组其他部位的纵隔淋巴结)。

目前共识为纵隔淋巴结数不得少于 10 枚,纵隔淋巴结站数 3 组或 3 组以上(包括气管隆嵴下淋巴结)。国内很多单位做系统淋巴结清扫较欧美为积极,对于右上叶肺癌,清扫右侧 2 组、4 组、7 组淋巴结,选择清扫 3a 组、3p 组,一般不要求做 8 组、9 组清扫。对于右中、下肺癌,则除选择清扫 3a 组、3p 组外行右侧全纵隔淋巴结清扫。对于左上肺癌,建议清扫左侧 4 组、5 组、6 组、7 组,一般不要求对 8 组、9 组清扫。对于左下肺癌,则要求左侧全纵隔清扫。

四、清扫纵隔淋巴结的方法

1.右上纵隔(2R、3R、4R)

沿迷走神经前缘切开纵隔胸膜,将纵隔胸膜分别向前后牵开,以上腔静脉为前界、气管为后界、锁骨下动脉为上界、奇静脉为下界、主动脉心包为底界,切除该区域淋巴结及周围脂肪结缔组织。注意勿损伤锁骨下动脉及左无名静脉,遇到血管和淋巴结尽可能多结扎。

右侧第 4 组淋巴结建议从奇静脉下方解剖,以肺动脉尖前支为下界解剖。必要时切开气管后和上腔静脉前方纵隔胸膜,探查是否有 3A3P 组淋巴结。

2.右下纵隔（7、8R、9R）

沿右总支气管下缘—迷走神经前缘—右下肺静脉上缘切开纵隔胸膜，以左总支气管作底界清扫该区域淋巴结。需注意勿损伤左总支气管膜部和食管。尽可能保留支气管动脉和迷走神经肺支。

3.左上纵隔（4L、5、6）

沿膈神经后缘、主动脉弓顶—肺动脉切开纵隔胸膜，向前后牵开胸膜，沿升主动脉旁—主肺动脉窗—动脉韧带清扫该区域淋巴结及周围组织，注意勿损伤膈神经和迷走神经。在胸主动脉和迷走神经前方切开纵隔胸膜，尽可能将肺动脉、左主支气管与主动脉、食管分离，沿左侧喉返神经后下方—主动脉弓峡部—食管—左主支气管—肺动脉区域，切除左侧第4组淋巴结。在此区域尽可能少用电刀以减少热传导对喉返神经的损伤。该区域重要结构较多，部分滋养血管由主动脉弓下发出，一旦出血则止血较困难。此外，还须警惕食管、肺动脉和喉返神经的误伤。

4.左下纵隔（7、8L、9L）

左侧气管隆嵴下淋巴结位置偏右，对于左侧切口而言位置较深。清扫该处淋巴结时务必将食管与主动脉向后方挡开，助手尽可能将肺向前方牵开，以暴露该区域。清扫范围与右侧相似，同样需注意对此支气管和食管损伤。在此处清扫的最深处有奇静脉与胸导管，应注意勿误伤，一旦损伤出血则止血困难。

5.小结

对于Ⅰ～ⅢA期非小细胞肺癌患者，肺叶切除术或全肺切除术＋肺门纵隔淋巴结清扫是首选的手术方式。越是早期的肺癌病例，越需要进行纵隔淋巴结清扫，N_2已成为全身疾病状态，纵隔淋巴结的清扫意义相对没有早期局限的意义那么大，远期疗效优于不清扫或采样组。淋巴结清扫可以降低肺癌术后的局部复发率和转移率，提高生存率。

在临床实际操作中，肺癌患者确诊时一般肿瘤已较大，在CT上可见纵隔或肺门淋巴结肿大，甚至很多患者已经是多组纵隔淋巴结肿大。在很多基层医疗单位，很难在术前通过PET/CT、纵隔镜或E-Bus等无创或有创检查来证实那些肿大的淋巴结是否转移，对于这些患者，我们仍然建议行规范的系统淋巴结清扫，因为这样可以得到更准确的分期，同时也提高了Ⅱ期及以上分期的肺癌患者的生存。随着高分辨CT在体检中广泛使用，无症状的早期甚至肺癌的检出率逐年提高。对于这类患者，甚至是原位肺腺癌（肺泡细胞癌）和AAH（不典型腺瘤样增生）的患者，我们同意国际上的普遍建议——仅仅做淋巴结系统采样就足够了。

在具体操作系统淋巴结清扫时，外科医生应该尽可能的解剖出周围的组织器官，才能尽可能减少血管误伤导致大出血的机会。只有解剖出喉返神经才能减少其损伤的概率。另外，纵隔淋巴结清扫最常见的并发症还有乳糜胸的发生。术中尽可能在心包面和食管面处多结扎,减少用剪刀锐性分离,用钛夹夹闭较粗的淋巴管是个简单而有效的方法。由于一般清扫纵隔淋巴结很少会损伤胸导管主干,故术后的乳糜胸多可通过保守的方法自愈。如在患者禁食状态下,予以静脉高营养,以减少淋巴液的渗出,在渗出量减少后,胸腔内注射胸膜粘连剂,一般2~3天即可起效。怀疑术中有胸导管损伤,或24小时引流量>600mL、连续3天以上的患者应慎用,因为这些患者粘连剂可能无效,而再次手术难以避免,胸腔粘连对再次手术可能造成额外的困难。此外需要注意的是,不能仅仅把目光放在纵隔淋巴结的清扫上,肺内淋巴结的清扫更加重要,如果没有把肺门、汇总区的淋巴结彻底切除,就根本谈不上纵隔的彻底清扫也就不能称为系统清扫。

总之,针对不同患者采取不同的淋巴结处理方法,在系统清扫时熟悉的解剖是手术的基础。

(杨 芳)

第六节 局部晚期非小细胞肺癌的手术治疗

一、概述

非小细胞肺癌的基本治疗原则是早期患者争取手术治疗,中期、局部晚期患者争取以手术为主的综合治疗,晚期患者采用放、化疗的模式。随着手术技能的提高及监护情况的改善,肺癌的切除率不断提高,并发症发生率及病死率不断下降。术后总5年生存率已达30%~42%。肺癌的外科治疗在不断发展,20世纪70年代人们已意识到最大限度切除肺癌和最大限度保留肺组织的重要性,已开展支气管及气管隆嵴成形术;20世纪80年代,认识到淋巴结清扫在外科手术中的价值并统一了国际标准;20世纪90年代,心血管外科技术应用于局部晚期肺癌手术,实行扩大切除及心脏大血管重建;进入21世纪,认识到以手术为主的综合治疗能提高生存率,并进行个体化治疗。

局部晚期肺癌(LANSCLC)是指尚未发生远处血道转移,肿瘤较为局限,但已侵犯邻近的组织或器官,或伴有纵隔淋巴结或颈部淋巴结转移的患者,即主要为T_4或N_2或N_3M_0的患者(ⅢA期或ⅢB期肺癌),这里肺癌指的是非小细胞肺癌。据文献报道,LANSCLC占NSCLC的60%~70%,占全部肺癌的50%左右。该部分患者中的一部分适合手术,而手术往往不同于常规手术方式,常需要所谓的扩大切除术。肺癌的扩大切除术是指对于无远处及广泛淋巴结转移而主要是因肿瘤侵及邻近器官的肺癌,手术切除病变及受累组织,并进行必要的器官重建的手术方式。一般包括心包内处理肺血管、肺动脉成形、上腔静脉修补或置换、心房部分切除、气管隆嵴切除重建、主动脉修补和置换、体外循环辅助肺癌切除等,以及食管、膈肌、胸壁切除重建。

就单纯手术技巧而论,肺癌扩大切除术最能体现外科医生的个体化水平,加之患者的个体化差异充满挑战性,使得很多外科医生对此孜孜以求。应当说,肺癌的扩大切除术一直是肿瘤科医生与外科医生所争议的区域,哪些患者应当手术,哪些患者应放弃手术,作为肿瘤外科医生则应当作出很明智的决断,既不能因手术的风险而放弃手术治疗,也不能一味追求手术技巧而忽视患者的长期生存及生活质量。该部分患者个体化差异大,外科医生个体化亦较大,同样的患者由不同的医生操作其预后可能截然不同,这就需要医生个体化的治疗策略,因此对这部分患者的治疗,一方面应遵循一定的规范、指引,另一方面还要结合患者及医生的具体情况选择最恰当的治疗策略,以最大限度有利于患者。

国内外不少学者认为对部分局部晚期肺癌实行肺癌的扩大切除术可提高其生存率及生活质量。

日本 Takahashi 等根据受侵器官行相应扩大切除,其中左心房 15 例,上腔静脉 13 例、气管 11 例、主动脉 5 例、脊柱 4 例、食管 3 例、根治 35 例。总 5 年生存率为 13%。影响因素包括是否彻底切除及淋巴结转移情况。彻底切除者,5 年生存率为 18%,未彻底切除者为 0%。N_0、N_1 者 5 年生存率为 36%,N_2、N_3 为 0%。日本 Shimizu 对 106 例肺癌行扩大切除,包括胸膜 62 例、胸壁 25 例、膈肌 11 例、左心房 7 例、上腔静脉 6 例、主动脉 5 例,5 年生存率依次为 20%、14.9%、0%、51.4%、0%、20%,其中左心房部分切除中有 2 例存活 5 年 11 个月及 10 年 6 个月,主动脉切除 1 例存活 6 年。日本 Yoshimura 对 43 例肺癌累及心脏大血管的患者手术,单器官受累 32 例(左心房 20 例、主动脉 7 例、上腔静脉 3 例、主动脉外膜 2 例),双器官受累 11 例(主动脉及其他器官或左心房及食管或气管)。T_3 6 例,T_4 24 例单器官受累,T_4 11 例双器官受累,其 5 年生存率分别为 80%、32.2%、0%。

某医院总结了 131 例扩大切除的患者,分别行上腔静脉修补或置换术 17 例,左无名静脉与右心耳搭桥术 1 例,肺动脉而形术 86 例,左心房部分切除术 27 例。部分病例经随访结果满意,认为局部扩大切除可提高患者生活质量,延长患者寿命。以后又分别随访统计左心房部分切除及上腔静脉成形的患者,有纵隔淋巴结转移者预后差。某医院曾报道 349 例肺癌累及上腔静脉、主动脉、主肺动脉、心房等心脏大血管,行切除重建术,其 1 年、3 年、5 年、10 年生存率分别为 79.36%、59.93%、33.14%、23.56%。

总之,就已有的资料来看:就 T 分期而言,单器官受累优于多器官受累,手术相对积极;就 N 分期而言,N_0 应积极手术,N_2 则应谨慎手术;鉴于该类手术的复杂性及创伤性,无论 T 及 N 分期如何,M_1 的患者均不应考虑扩大切除。扩大切除的前提至少应达到肿瘤切除,切缘阴性。此外,应当强调,手术仅是综合治疗的一部分,如何结合其他治疗及掌握手术时机是另一关键所在。

二、心包内扩大切除手术

Ⅲ期中心型肺癌在临床占相当比例,对于肺门局部呈冰冻状或心包外无法处理肺血管者,切开心包可能达到切除彻底且安全的作用,且就长期生存来看,心包内肺切除患者的生存率令人满意。有学者报道 91 例心包内切除者占同期肺癌手术的 5.6%,1 年、3 年、5 年生存率分别为 79.0%、37.7%、23.8%,另有学者报道 59 例心包内处理血管的全肺切除患者,占同期肺癌的 3.9%,1 年、3 年、5 年生存率分别为86.0%、31.6%、26.3%。

1.适应证

①中心型肺癌侵及包绕心包外血管干,心包外无法常规处理血管。②肺门淋巴结广泛转移,肺门冻结。③侵及心包或沿肺血管侵至肺血管根部或心房。④术中意外损伤肺血管,心包外无法处理者。

2.手术要点

①心包内游离血管较长时,可直接结扎,若血管较短或肿瘤沿血管侵至心包内,应于近端血管或心房夹无创伤钳,再切断血管或部分心房,然后连续缝合。②对某些因肿瘤较大,或即使行心包内处理血管仍较困难的患者,可逆行切除,即先处理其他血管及支气管,最后充分暴露该血管后再处理。③游离时一定要轻柔,不可粗暴,尤其是游离肺动脉后壁更应注意。右肺动脉若游离长度不够,可将上腔静脉近心端及右心房进行锐性解剖,同时将上腔静脉及右心房向前推,可使右肺动脉暴露增长 2cm 左右。④手术后一般应修补心包,以防心脏疝的发生。

三、扩大上腔静脉切除手术

肺癌合并上腔静脉综合征是晚期肺癌的表现,是最严重的并发症之一,一旦出现,患者多在 3 个月内死亡。虽经导管行血管内支架或外科旁路术可减轻症状,但由于未去除肿瘤,患者多在短期内死于转移或再狭窄。近年来不少学者对单纯上腔静脉受累的患者,行肺肿瘤及受累上腔静脉切除并行上腔静脉修补或置换术,不少患者可获长期生存,生活质量明显改善。

1.手术适应证的选择

无论是肺癌本身还是淋巴结侵及上腔静脉均为Ⅲ期(ⅢA 期或ⅢB 期),属局部晚期肺癌,单纯非手术治疗预后不佳,采用手术参与的综合治疗可直接去除病灶,并于术前或术后辅助放或化疗,使总的生存率明显提高,长期存活者并不少见。但该类患者毕竟属晚期肺癌,且手术及术后管理相对复杂,应掌握好适应证。学者认为其适应证如下：①患者一般情况较好，各脏器功能基本正常，能耐受手术，年龄不作为筛选的决定因素，但老年患者仍应慎重。②经术前充分检查包括头颅、胸腹部 CT、骨 ECT 等证实无远处血道转移，且不为 N_3，广泛 N_2 应慎重，即肿瘤或局部淋巴结转移较局限，可经手术切除者。③最好为非小细胞肺癌，学者的经验认为小细胞肺癌手术后预后并不差，因此不应构成禁忌，在术前化疗的前提下，如果手术可切除病灶，又无远处转移，仍可将手术作为治疗的一部分，术后再加强辅助治疗。④如果同时合并其他脏器的侵犯需要切除重建者，手术适应证应相对严格些，如需同时切除部分心房或食管，因手术创伤较大，对患者一般情况的要求应有所提高。

2.术中脑保护注意事项

上腔静脉切除修补或置换一般需阻断血管，上腔静脉阻断后，头颈部及上肢血液回流困难，最易造成脑淤血水肿，一般上腔静脉阻断在 $22\sim65$ 分钟，最长可达 105 分钟而无明显脑部并发症的发生。为减少脑损伤，常见的保护措施如下：①上腔静脉阻断前可先控制性降低血压、冰帽降温等。②应尽量缩短上腔静脉阻断时间，包括提高吻合技术、加快吻合速度等。传统的手术方法为首先阻断上腔静脉，再切除受累的上腔静脉，再将人造血管与上腔静脉远心端及近心端或右心房吻合，学者体会是不首先阻断血管，先完成人造血管与右心房吻合，再阻断并切除受累的上腔静脉，然后完成人造血管与上腔静脉远心端的吻合，这样阻断时间节省将近一半，一般控制在 20 分钟内，脑损伤大大减轻，可不行控制性降压等措施。③术前经颈静脉或锁骨下静脉置管，上腔静脉阻断后如果吻合时间较长(如超过 40 分钟)或上腔静脉压较高时(如压力较阻断前上升 $20cmH_2O$)，可经静脉置管放血然后回输下肢静脉，或施行无名静脉与右心房插管转流。④上腔静脉回流无阻断，即切除上腔静脉前，先实行右心房与无名血管插管转流，使上腔血液回流不受影响，然后手术切除及吻合，手术从容，无须急迫，但手术创伤大，增加了手术工作量。此外，如果肿瘤侵及上腔静脉分叉处需要切除部分无名血管时，学者体会可首先于分叉处结扎并切断左无名静脉，先完成左无名静脉与右心耳的吻合，通血后再切除并完成右无名静脉与右心房或上腔静脉近心端的吻合，即左、右无名血管分别与右心房吻合，整个手术过程亦无上腔静脉血液的阻断，可谓一举两得。赵凤瑞等认为先完成左或右无名静脉与右心房的吻合，再切除受累的上腔静脉，无须进行另一支无名静脉与右心房的吻合亦可。⑤术后为减轻脑水肿，应即刻给予呋塞米，对有睑结膜水肿较明显或阻断时间较长的患者可重复用，并加用甘露醇。

3.手术方式的选择

手术可采用上腔静脉切除置换(包括单纯上腔切除置换及分别左右无名血管置换)、上腔静脉修补及上腔静脉壁部分切除直接缝合 3 种方式。对切除肿瘤侵及的上腔静脉如果直接缝合后管腔直径不小于原直径的 1/2，可直接缝合，否则用自体心包片修补较好,对切除较多的病例则考虑血管置换。由于血管置换术后需要抗凝,故不列为首选。人造血管置换可选用国产涤纶人造血管及其他进口材料,如Gore-Tex或巴德IMPRA人造血管,后两者组织相容性及缝合严密性较好,应列为首选。缝合线为4-0 proline无创伤滑线较好。

4.抗凝

术中及术后抗凝仍有争议,有学者认为术中应肝素化,术后华法林抗凝终身;有学者认为术中应肝素化,术后抗凝3～6个月;另有学者认为术中仅需局部用肝素水冲洗,若应用Gore-Tex人造血管,术后则无须抗凝;学者认为术中无须全身肝素化,术后每天肌内注射低分子肝素2500U,1周左右渐改为华法林口服,使凝血酶原时间控制在正常时的1.2～1.5倍,亦可于3～6个月后改为口服双嘧达莫及阿司匹林,应终身服药较妥,但部分患者自动停药后未见血管栓塞。

术后并发症方面需要注意的是术后吻合口出血及血管栓塞,如果术后胸腔引流量较多,考虑吻合口出血时应及时开胸探查,非手术治疗有害无益,一般直接缝合出血部位即可。对术后发生上腔静脉综合征的患者,即考虑为血管栓塞,应及时开胸再次切除人造血管、取出血栓再行吻合。某医院遇到一例胸腺瘤切除加上腔静脉置换的患者,术后第2天即出现头面部水肿,经超声诊断为置换的血管发生栓塞,急症手术证实后切除置换的血管,取出血栓并重新吻合置换的人造血管,术后恢复顺利。亦有报道术后发生上腔静脉血栓未手术,而采取全身肝素化治愈。为避免血栓形成,术中可选用较粗的人造血管,且长度适宜,过短易造成牵拉出血,过长则使血管扭曲栓塞;术后近期抗凝是必要的。

5.影响生存的因素

由于该期肺癌属局部晚期肺癌,以手术参与的综合治疗是较理想的治疗措施。术前化疗优于术后化疗的模式正为越来越多的癌症中心所推荐,有效的术前化疗可消灭微小转移灶,还可使肿瘤缩小,甚至降期利于手术切除的彻底性。Spaggiari、Shargall均认为术前化疗能提高患者生存质量或生存率;周清华认为术前或术中用化疗者比单纯手术或术后化疗者生存率有所提高,术前化疗应当提倡。尤其是小细胞肺癌应加强综合治疗,术前化疗更是不可少。但对于有明显上腔静脉综合征的患者而言,由于化疗的作用迟缓或无效,为尽快缓解上腔静脉综合征,应及时手术,对于一般情况较好,血常规、肝肾功能无异常者可术中化疗1次,可能对已存在的微小转移灶及减少术中播散有积极意义。

对单纯由肿瘤引起的上腔静脉侵犯,手术效果优于淋巴结的侵犯,应积极手术。而对于广泛纵隔淋巴结转移的患者则应相对慎重。肿瘤及淋巴结彻底切除者预后优于未彻底切除者,因此,术中应争取彻底切除肿瘤及清扫相应的淋巴结,不主张行淋巴结摘除术。无论肉眼残留还是镜下残留,术后应给予治疗量的放疗,并对能耐受者同时给予化疗。对血管置换及修补者预后无明显差异,从而提示只要能彻底切除肿瘤,局部切除修补是可行的。

肺癌累及上腔静脉非手术治疗效果不理想,以手术为主的综合治疗可能能延长患者的生存并提高其生活质量。手术是可行的,手术中应尽可能减少上腔静脉的阻断时间并注意脑保护。无纵隔淋巴结转移者预后较好,应尽可能手术治疗,术前或术中化疗值得推荐。

四、扩大左心房切除术

肺癌侵及肺静脉根部或进而侵及左心房均属局部晚期肺癌(T_4),单纯非手术治疗效果很差,若能完全切除肿瘤包括部分左心房并辅以放、化疗,即采用以手术为主的综合治疗很多患者可获长期生存。扩大左心房切除治疗肺癌,已为国内外许多学者所接受。

Doddoli 等报道 29 例侵及主动脉或左心房行手术治疗的局部晚期肺癌,总的 5 年生存率达 28%。某学者报道肺癌行左心房扩大切除 75 例,其 5 年生存率为 31.23%。彭忠民等总结了 46 例左心房部分切除的患者,其中 2 例因同时侵及肺动脉分叉处,常规无法处理肺动脉,在体外循环下切除全肺及部分左心房,1 年、3 年、5 年生存率分别为 84%、44%、30%,影响预后的因素为有无纵隔淋巴结转移,术前化疗与否及性别、年龄、病理类型对预后无明显影响;并认为肺癌累及部分左心房或肺静脉根部进行手术治疗是可行的,无纵隔淋巴结转移者预后较好,应尽可能手术治疗,发现有纵隔淋巴结转移预后差。

1.手术适应证

①经 CT、ECT 等检查排除颅脑、腹腔、骨骼等远处转移(M_0)。②无锁骨上、颈部、对侧纵隔及肺门淋巴结转移(非 N_3)。③非广泛成团的纵隔淋巴结转移(非广泛 N_2)。④估计手术能彻底切除病灶及受累组织,且受累器官要少,最好仅肺静脉或左心房受累(非多器官受累的 T_4)。⑤患者一般情况较好能耐受手术,且为非小细胞肺癌(对无淋巴结转移的小细胞肺癌患者在诱导化疗后亦非绝对禁忌)。⑥无癌性心包积液,且估计心房切除范围小于 1/3。⑦有淋巴结转移或肿瘤较大时应先行新辅助化疗。

2.注意事项

术前应充分检查,准确分期。常规行胸部螺旋 CT 血管强化扫描,充分了解肿瘤与周围组织尤其与大血管、心房的关系及手术切除的可能性。对肺静脉有癌栓可疑的患者,应行心脏多普勒检查,以排除心房内癌栓,如果心房内有癌栓,为防止术中癌栓脱落,该类患者应在体外循环下进行。对肿瘤同时侵及肺动脉主干,尤其是近左右肺动脉分叉处时,常规无法处理肺动脉,可在体外循环下处理,并同时切除受累的心房。

扩大左心房切除应在保证肿瘤能彻底切除的情况下进行,且注意不要超过心房的 1/3,否则会影响血流动力学。术前应常规行心脏超声检查,了解心脏受累的情况及有无血栓形成,对心脏内有可疑的患者应在体外循环下进行较安全。术中应特别注意无瘤原则,通常情况下应先处理肺静脉,以防因手术操作挤压致使癌栓脱落或转移。探查肿瘤较大时,肺静脉暴露较困难,此时可逆行切除,即先处理动脉及支气管,最后提起肺组织,于左心房侧夹无创伤钳,切除肺及肿瘤。彻底清扫各组淋巴结,手术后常规用 43℃蒸馏水浸泡胸腔及心包腔,对术中有播散可能的可用抗癌药物浸泡。对肺静脉有癌栓者,缝合心房前应用蒸馏水冲洗残端,以免肿瘤播散。一般认为切除范围应小于左心房的 1/3,否则易引起血流动力学变化,导致心力衰竭。对切除范围较大的患者,术中及术后应控制输液速度及输液量,并加强心电监护,避免心功能不全的发生。

3.影响预后的因素

①纵隔淋巴结因素。多数学者认为,影响该类患者预后的主要因素为有无纵隔淋巴结转移。有学者发现,无纵隔淋巴结转移(N_0/N_1)的患者及有转移者(N_2)的患者中位生存期分别为 38 个月、19 个月($P=0.002$),并认为对淋巴结阴性及肿瘤较局限者应积极手术,对纵隔广泛转移者则应慎重。②细胞学类型方面,各种报道不一,有的认为预后与细胞类型无关,有的认为鳞癌预后相对较好,而小细胞未分化癌无淋巴结转移且病变局限者手术切除也可达到良好的治疗效果。③关于术前化疗与否及化疗周期,一般认为术前新辅助化疗有利于病灶切除,且可能消除微小转移灶值得提倡。但关于化疗周期尚有争论,欧美国家一般主张术前化疗 3 个周期,国内学者则考虑中国人的体质等影响因素,术前化疗 2 个周期较妥。某学者认为由于化疗存在耐药性,且可减弱患者免疫力,多周期无效化疗可能会延误手术时机,化疗以 2 个周期为妥,但经 1 个周期化疗发现不敏感者可放弃化疗而转为手术。④术后治疗。由于该类患者属局部晚期肺癌,术后均应化疗和(或)放疗。术后化疗应参考术前化疗的效果,术前化疗无效者应修改方案。术后化疗2～4 个周期,如果化疗不良反应较重且手术切除彻底又无淋巴结转移,可不必过多周期化疗,减少化疗周期可能对该类患者更有利。对切除不彻底的患者术后可先化疗 1 个周期,再加行足量放疗,对切除彻底而纵隔淋巴结有转移者可加适当放疗,其组织量应低于治疗量,为 40～45Gy 较妥,放疗后再行化疗 2～3 个周期。

五、气管隆嵴切除成形术

肿瘤侵犯气管隆嵴,手术切除重建难度较大,但做好麻醉准备及配合,彻底切除肿瘤并重建气管隆嵴可获得较好的生存率。

气管隆嵴切除亦不断发展,Kawahara 等对 16 例局部晚期肺癌实行气管隆嵴加相应器官如部分主动脉、部分心房、上腔静脉等切除,5 年生存率达 23%。对较复杂的气管、气管隆嵴和支气管重建手术,可应用体外循环辅助,由于术中无须换气,气管、支气管可任意开放,获得了较好的近期和远期效果。

六、肺动脉成形术

自 20 世纪 70 年代开展支气管袖状切除以来,在坚持最大限度地切除肺癌组织及最大限度保留正常肺组织的原则下,在实践中不断发展改进,又开展了段支气管袖状切除、肺动脉袖状切除、支气管袖状切除联合肺动脉袖状切除(双袖),以及支气管、肺动脉、肺静脉袖状切除即自体肺移植等。

1.手术治疗结果

通过支气管、肺动脉袖状切除成形,可避免全肺切除,最大限度地保全了肺功能,为不能耐受全肺切除的患者提供了手术机会。肺动脉袖状成形术已经开展了几十年,但该种手术仅限在国内外的少数医疗中心开展。迄今为止,国内外文献报道 2000 多例。Vogt-Moykopf 及其同事报道 29 例同时施行肺动脉支气管袖状成形术病例,其平均生存时间为 725 天。Rendina 等报道 68 例患者施行肺动脉袖状成形术。国内某学者报道支气管肺动脉袖状成形术治疗 1200 多例肺癌的结果,其 5 年生存率达到 34.24%。

袖状切除较全肺切除而言,并发症有所降低,患者的生活质量从某种程度上得到提高,就长期生存率的情况,袖状切除并不低于全肺切除。对于同期支气管、肺动脉成形术后 5 年生存率,Hollaus 等报道为 50%(108 例),Chunwei 等报道为 48.9%(78 例),其中淋巴结转移是影响预后的主要因素。Kawahara 等报道 136 例肺癌支气管成形的患者,37 例同时行肺动脉袖状成形术,其 5 年生存率为 37.1%。

2.手术适应证

①左肺癌侵犯左下叶肺动脉干和(或)下叶基底动脉干起始部者。②左肺癌侵犯心包内左肺动脉干和(或)肺动脉圆锥者。③右肺癌侵犯右肺下叶肺动脉干和(或)下叶基底干起始部者。④右肺癌侵犯心包内右肺动脉干者。⑤经临床检查、胸部 CT、MRI、全身放射性核素骨扫描检查,能确定肺癌局限于一侧胸腔,而无对侧胸腔和远处转移者。

3.手术方式

肺动脉袖状切除长度最长可达 6cm,即将下叶基底动脉在心包内与左肺动脉干起始部吻合,无须间置血管。学者报道 2 例双袖状右肺上中叶联合切除,因支气管及肺动脉切除过长,吻合张力过大,遂切断肺下静脉,肺短时间离体后做下叶自体移植,将下肺静脉与上肺静脉断端吻合。

肿瘤侵及肺动脉部分切除缝合后可能出现狭窄,肺动脉成形就显得十分必要。

Toomas 指出施行肺动脉成形术,应充分暴露主要动脉干以利吻合,同时钳夹肺动脉,右侧在上腔静脉下,牵拉开暴露手术区,继之分离奇静脉,扩大间隙,使上腔静脉居中。血管吻合左侧较易,行端端吻合,可使血管腔宽大一些。尽量不行长形切线切除或楔形切除肺动脉。

肺动脉成形术可分下列几种。

(1)标准左肺动脉成形术:切除一段左肺受累的动脉,往往打开心包,要注意循环系统,用 6-0 血管缝线缝合,若切除一部分心包,则缺损可用胸膜修补,也可用冻存的人体硬脑膜修补,目前已有众多材料可修补。

(2)扩大左肺动脉成形术:肺动脉近端或远端扩大切除,切近端若多,则吻合困难,因影响血管吻合,可打开心包,分离动脉导管,亦更要注意循环系统反应。

(3)标准右肺动脉成形术:上叶三段中第一段切除,则使肺动脉存有相当短的缺损。

(4)扩大右肺动脉成形术:此手术要扩大切除肺动脉,使钳夹肺动脉可能困难。此入路受上腔静脉所阻挡,而非常难以接近动脉端,以至于同时要切除中叶,还要避免下肺静脉到上肺静脉的位置。

(5)支气管与肺动脉联合成形术:此手术几乎全部应用于肺恶性肿瘤,很少应用于良性病变。此手术应先行支气管成形术,吻合后以心包或胸膜覆盖,若行淋巴结清除也应在血管吻合前进行。对细小血管吻合,并不损伤。对此手术应有较熟练者施行。术毕应置两个胸管,一前一后,以利肺膨胀。

七、扩大主动脉切除术

左肺癌易侵及主动脉弓或降主动脉,通常情况下列为手术禁忌,即使手术切除肿瘤,亦常是肿瘤残留于主动脉的姑息性切除,术后生存率低,放疗常招致肿瘤处主动脉的大出血。近年来开展的扩大主动脉部分切除、血管重建已见于多家报道,尤其是日本学者在该领域探索较多。Sendai 等报道 3 例 T_4N_0 的患者行扩大主动脉切除,其中 2 例分别 37 个月、26 个月无瘤生存,1 例术后 8 个月肾上腺转移。Sasamoto 对 3 例肺癌累及主动脉行肺及降主动脉切除重建术,1 例行左锁骨下动脉与降主动脉旁路,术后 7 个月死于复发;另 2 例行受累降主动脉上、下插管旁路后切除受累主动脉,术后 1 例存活 21 个月,1 例 5 个月仍健在。Tagawa 等对 4 例肺癌侵及主动脉的患者行根治术,随访 3 例,2 例 1 年内死亡,1 例存活 9 个月仍健在。Shinada 等对 3 例该类患者行根治术,均为降主动脉中层受累,弹力层受侵。1 例患者部分阻断主动脉,2 例在体外循环下完全阻断主动脉,施行主动脉切除。1 例存活 56 个月,1 例 20 个月,另 1 例术后 3 个月并发脓胸,死于主动脉补片缝线出血。国内学者报道 4 例扩大主动脉切除的患者,5 年生存率为 33.3%。由于扩大主动脉切除手术操作复杂,手术需要在体外循环下进行,因此,应严格适应证,手术必须保证彻底切除,且根据已有的经验,应限于 N_0M_0 的患者较为合适。

八、扩大食管切除术

肺癌累及食管又是另一局部晚期的表现,总的来讲,食管受累的手术治疗效果似不如上腔静脉或左心房受累。但对于单纯食管受累,并无多器官受累及其他转移灶的情况,手术治疗应优于非手术治疗,在综合治疗的前提下,可有选择地实施手术。法国 Bernard 等对 77 例晚期肺癌手术,其中食管切除重建 8 例,总的 1 年、2 年、3 年生存率分别为 46%、31%、20%。彭忠民等研究了 18 例肺肿瘤侵及食管的患者,14 例为转移淋巴结累及食管,4 例为肿瘤侵及食管。7 例患者切除局部受累的食管肌层;5 例行食管切除、胃食管吻合术;2 例切除大部受累肌层,部分肿瘤残留;4 例患者单纯探查,未切除肿瘤。14 例切除组患者中,其中 1 例行左全肺切除＋食管局部肌层切除,术后 4 天发生食管瘘,自动出院,2 周后死于衰竭,其余随访 3～30 个月。死亡 4 例,均为复发或转移,分别为术后 9 个月、10 个月、13 个月、26 个月;9 例随访中,最长者为 30 个月,1 年生存率达 78.6%。而 4 例探查组无一例生存超过 12 个月。

1.手术适应证

晚期非小细胞肺癌累及食管单纯非手术治疗效果不好,部分患者在术前放、化疗的前提下,可能从手术中获益。手术一次切除肺及受累食管,虽手术损伤较大,但切除了肉眼所见的肿瘤,至少瘤负荷得以减轻,术后再配以化疗(若肿瘤残留可加放疗),进一步清理残存肿瘤细胞,无论从理论上还是实践中均有一定价值。一般认为适应证包括:①患者年轻、体质较好。②经充分检查无远处转移(非 M);无远处淋巴结转移(非 N_3);纵隔淋巴结并非广泛融合(非广泛 N_2)。③术前放、化疗的前提下,无论肿瘤是否缩小,对于单纯肿瘤侵及食管的患者可适当放宽手术指征。

2.术式选择

手术是综合治疗肺癌的重要环节,即使残存少许肿瘤,亦为术后放、化疗奠定了基础,因此应争取彻底切除至少肉眼所见的肿瘤。但是肺癌累及食管时已属晚期,对于仅少许食管肌层受累,尤其是气管隆嵴下淋巴结压迫累及食管外膜或少许肌层,而患者体质较差时,未必行食管切除,可切除受累部分后配以放化疗,效果仍能满意。术中若见剩余肌层薄弱,则可用相邻胸膜包盖,或取相邻心包翻转缝于对侧胸膜包盖,以加固食管,防止术后进食时出现食管黏膜破裂。对全肺切除者,因无肺压迫相应食管,更应特别注意。有 1 例发生食管黏膜的破裂(食管瘘),可能与全肺切除及食管肌层部分切除后未用胸膜或心包片包盖有关。对于受累食管肌层较广较深,甚至达黏膜层者,若患者体质允许,肺肿瘤及淋巴结均可切除时,则应一期行肺癌扩大切除术,胃代食管,为节省时间可用机械吻合。

3.术后管理的注意事项

若手术未切除食管仅去除部分肌层,术后 2 天可进流质饮食,3～4 天后渐改为普通饮食;若切除食管行胃代术,则按食管癌术后处理。对全肺切除者,可适当推迟进食时间或多进几天流质饮食,以防食管黏膜破裂或吻合口瘘的发生。

九、扩大胸壁切除术

近 10%的周围型肺癌侵及胸膜及胸壁,国际分期属 T_3(区别于肿瘤胸膜广泛转移播散的 T_4),尤其侵及骨性胸壁的患者,以往多采用局部放疗并化疗,近年来该类患者行肺切除并扩大胸壁切除的报道日渐增多,且效果满意。

手术范围:对累及壁层胸膜以外,尤其是达肋骨者,应做整块胸壁切除,其范围应超过受累肋骨上、下各一根正常肋骨,前、后缘做肋骨全长或超过病变边缘 5cm以上的整块切除(包括肋骨、胸膜、肋间肌、必要时浅层胸壁肌),Akay 等认为对肿瘤仅累及部分胸膜者行胸膜扩大切除是可行的,其生存率与胸壁切除无差异。但学者认为凡是肿瘤累及壁胸膜者,只要患者情况许可,均应争取做肺切除加整块胸壁切除术,避免胸膜外肺切除,但对年老体弱者应适当缩小切除范围,否则,Martin-Ucar 认为可明显增加并发症及死亡率。

胸壁部分切除后,重建缺损的胸壁是必要的。一般认为胸壁缺损超过 6cm×6cm 时应考虑胸壁重建,但后胸壁由于肩胛骨及厚肌层的保护,10cm×10cm 以下无须重建,而肩胛角处的缺损,为防止肩胛骨嵌入胸腔,应重建修补,必要时切除肩胛下角。修补时多采用肌瓣(胸大肌、腹直肌、背阔肌等)覆盖,硬质人造材料植入。较理想的材料有 Marlex 网＋骨水泥＋Marlex 网的三明治修补法等。

胸壁扩大切除的辅助治疗:对于侵犯胸壁的肺癌,术前放疗适于侵犯范围广的患者,总量 30Gy,分 10 次进行,放疗结束后 2 周手术。术后放疗能提高生存率,所有该类患者手术后均应放疗。

十、体外循环的应用

对某些局部晚期非小细胞肺癌,尤其累及心脏大血管和(或)气管隆嵴,常规手术无法切除病灶,对该期肺癌的治疗通常采取放、化疗的模式,由于肿瘤耐药的存在,很大一部分患者预后极差,即使化、放疗有效的患者最终以患者体质不能耐受治疗,或逐渐产生耐药发生远处转移而死亡。对肿瘤侵及周围器官估计手术能切除的患者,尤其是无纵隔淋巴结肿大者,采用手术切除并辅以放、化疗的综合治疗无论近期还是远期效果均较满意。但该类手术难度大,很可能需要在体外循环的辅助下,将肿瘤切除,对手术者的操作要求较高,尤其是需要体外循环者还需要相应的仪器设备及心外科技术,可能进一步限制了该类手术的开展,此外,ⅢB期肺癌的现有治疗模式亦禁锢了外科医生的手脚,使许多本来对手术技巧性要求并不高应该能够切除的局部晚期肺癌失去了手术机会。

Marc等报道了7例体外循环下肺切除术,其中肺肿瘤侵及锁骨下动脉及主动脉弓2例,侵及降主动脉1例,左心房受累2例,气管隆嵴切除2例。长期随访中,2例17个月、25个月无复发,另3例8个月、13个月、51个月无复发;2例气管隆嵴切除的患者中,1例患者术后6个月死亡,但并非肿瘤所致,另1例随访72个月无复发。

Baron等在体外循环下对肺癌侵犯左心房的4例患者手术治疗,2例患者生存3年,1例生存72个月无复发在随访中。Homma等报道1例肺癌,肿瘤侵及左心房,并于心房内形成瘤栓,体外循环下切开心房取出瘤栓,术后恢复顺利。周清华报道4例肺癌侵犯主动脉,在体外循环下切除肿瘤修补主动脉。

某医院对3例肺肿瘤侵及肺动脉分叉处,常规无法处理肺动脉,在体外循环下直接切除肿瘤,并缝合肺动脉切缘,无手术死亡,其中1例已存活5年余。

1.手术适应证

①肺动脉根部受侵,如肿瘤侵犯肺动脉至近左、右肺动脉分叉处时,常规方式无法处理肺动脉,或距分叉处较近,手术风险大,或术中分离时肺动脉破裂,此时可在体外循环下直视剪开肺动脉切除肿瘤,然后连续缝合肺动脉残端,达到根治的目的。②肺静脉左心房受侵,尤其是左心房有瘤栓时,不能直接钳夹处理肺静脉,应在体外辅助下,切开心房取出血栓。③主动脉受侵行主动脉切除并修补或置换。④有学者将体外循环技术用于肺癌气管隆嵴成形术,获得较好的近期和远期效果。由于体外循环的应用,无须术中肺的交换,术者可从容进行手术。该部分患者采用股动、静脉插管转流即可。

2.体外循环辅助肺切除有关手术技术方面的注意事项

①该患者应用体外循环主要是因为右肺动脉的处理较困难,体外循环的介入不仅使肺动脉处理较安全,而且可扩大切除范围。此外,对术中因手术意外导致肺动脉干破裂,无法常规止血时可考虑先压迫止血,同时建立体外循环再进一步处理。由于体外循环操作复杂,且就现有的资料来看,远期效果与淋巴结状态密切相关,应最好限于无淋巴结转移者。②尽量减少转机时间,重要操作完成后即可停机。无须心脏停搏,避免了相应的操作及并发症。③注意无瘤操作,区别对待心内吸引器及普通吸引器,最大限度减少术中瘤细胞的播散,术后用温热蒸馏水浸泡胸腔。④鉴于体外循环的复杂性及相应并发症,不宜轻易使用,如有报道对上腔静脉受累的手术可采用体外循环辅助,学者认为肺癌累及上腔静脉无须体外循环辅助,即使肿瘤侵及左、右无名血管。此外,上腔静脉切除后,应用人造血管采用上腔静脉近、远心端吻合,亦可上腔静脉远心端与左心耳吻合,后者可先将人造血管与左

心耳吻合,再切除并阻断上腔静脉,然后与上腔静脉远心端吻合,可大大缩短上腔静脉阻断时间,一般无须在血管置换期间再行上腔静脉搭桥引流。⑤术后应注意体外循环相关并发症,尤其对心脏外科与普胸外科已独立的科室,应有心外科医生协助为妥。

十一、余肺切除术

余肺切除术是指曾因肺癌或其他原因,已手术切除部分肺组织,现又发生肺癌复发或第二原发癌等需要将残余肺切除的手术。由于胸腔粘连严重、手术解剖不清、术后疗效难以肯定等因素,很大一部分患者被放弃手术,其疗效很不理想。但对于某些合适的患者而言,再次手术仍可获得较好的远期生存。鉴于该类手术的复杂性,作为特例将其划为肺癌扩大切除术的范畴。

某医院报道一组 60 例肺癌再手术的病例,余肺肺癌复发 36 例,第二次原发肺癌 24 例。术后 1 年、3 年、5 年生存率分别为 80%、68.3%、38.3%。某肿瘤医院报道 20 例肺癌复发再切除,其 1 年、3 年、5 年生存率分别为 94.1%、41.7%、40.0%。某医院对 20 例肺癌术后复发再手术,1 年、3 年、5 年生存率分别为 94.1%、41.7%、40.0%。手术切除率及根治率分别为 75.0% 及 80.0%。

1.手术适应证

该类患者手术相对复杂,手术危险性增加,并发症较多,手术适应证应相对严格,既不能盲目追求可能的长期疗效,使手术指征过分扩大,同时应避免担心手术的风险及术后并发症增加而一味非手术治疗的惰性。一般认为:①患者体质较好,心、肺等重要器官的功能可较好地耐受手术。②经充分检查包括骨扫描、颅脑 CT 或 MRI、腹部超声或 CT 等均无其他转移瘤的证据。③如果肿瘤为复发,估计肿块可手术切除,无淋巴结转移。④如果肿瘤是第二原发肺癌,估计肿块可手术切除,即使有肺门淋巴结转移而无纵隔淋巴结转移,亦应积极手术。

2.手术中的注意事项

二次手术难度大,风险大,主要在于其一是解剖不清晰,其二为术中及术后渗血多。

(1)解剖方面:术中应尽量耐心细致解剖血管及分离粘连,对需要全肺切除的患者可直接打开心包处理血管,这样不仅安全而且使手术变得较为简单,出血明显减少。放疗后肺门粘连更为严重,先处理支气管可能有利于切除。

(2)出血方面:胸膜腔的粘连松解应辨别好层次,胸膜外剥离使手术较为流畅,但术中及术后渗血明显增加;太靠近肺剥离会使肺表面破裂明显增加术中渗血;创面剥离一般用电凝止血,有血供的条索样粘连还是结扎可靠;剥离后的创面应及时用纱布垫压迫止血。

术中心包内处理大血管可减少出血。肺切除后应进一步严格止血,可应用热盐水纱布、止血海绵、电刀或氩气刀、生物蛋白胶、结扎、缝扎等各种措施,确实可靠以避免再次开胸手术。

十二、小结

由于局部晚期非小细胞肺癌手术复杂、难度较大,对患者创伤大,且术后并发症较高,因此,开展该项手术应慎重,应注意患者病情的准确分期,尤其是淋巴结状态,此外要综合患者的一般情况,且要把握好时机,结合其他治疗,以便尽可能减少手术的不利因素,最大限度发挥手术在综合治疗中的优势;同时应当明确,对患者身体情况较好,尤其是 T_3 或 $T_4N_0M_0$ 的患者,应当果断采取手术治疗,扩大切除相应器官,不要因惧怕手术风险而错过手术时机。

综上所述:①局部晚期非小细胞肺癌,很多患者可采取手术治疗,手术仍是提高其生存率的有力手段。②由于手术医师的个体差异性及医院条件限制,效果仍不十分满意。③术前辅助放、化疗的周期及手术的时机的选择得当,可提高生存率且不增加手术危险性。④多学科综合治疗及使外科治疗达到个体化,应成为下一步胸外科医生努力的方向。

(杨 芳)

第七节 肺癌的术后并发症

肺部手术后由于患者自身因素、手术刺激、创伤应激、手术操作等原因,不可避免地产生一些并发症,如不能及时发现及处理,往往产生严重后果,造成不良影响。常见的主要有心血管、肺部、胸膜腔等脏器的并发症。

一、心血管并发症

1.术后大出血

(1)术后大出血常见原因:①大血管结扎线滑脱或血管撕裂。②术中或关胸时肋间血管损伤。③粘连广泛,创面出血。④凝血功能异常。⑤血液病等。

(2)诊断依据:①术后胸腔引流每小时超过 200mL,连续 3 小时或每小时 100mL,连续 5 小时。②胸腔引流液的血红蛋白含量及红细胞计数与外周血的相近。③血压持续下降,红细胞计数、血细胞比容持续降低,经输血、输液不见好转或不能维持。④X 线检查患侧胸腔内大片高密度影,余肺受压,纵隔向健侧移位,说明胸腔内有较多血凝块。

(3)处理原则:①应用止血药物,如注射用蛇毒血凝酶、维生素 K_3、维生素 K_1,

氨甲苯酸、氨甲环酸等。②输血、补液稳定血液循环。③剖胸止血。如果经过止血、输液等治疗不见好转,应立即沿原切口二次开胸止血,一旦开胸,应仔细检查出血点,避免遗漏或匆忙关胸,防止术后引流量仍较多,甚至仍有出血。

2.术后心律失常

术后心律失常是肺切除术后常见并发症,其主要原因有水电解质紊乱、手术麻醉创伤、术后疼痛、术前心脏原发病、发热、患者精神因素、缺氧等。

肺切除术后患者都要进入监护病房,一般 24～48 小时内常规应用心电监护,通过心电监护仪显示的波形,基本可以判断有无心律失常及心律失常的类型,必要时行常规心电图检查,可以更进一步明确,同时观察有无心肌缺血的情况。

窦性心动过速一般由疼痛、发热、紧张、缺氧、血容量不足等引起,只要给予对症处理,多数都能纠正。偶发房性期前收缩、室性期前收缩可以不做特殊处理,密切观察;但是,频发房性期前收缩、室性期前收缩应给予相应处理。房性期前收缩可给予毛花苷 C、维拉帕米、盐酸胺碘酮等治疗,室性期前收缩可给予利多卡因、盐酸胺碘酮等治疗。患者如果出现心房颤动,尤其是快速性心房颤动,影响心脏射血功能,应立即处理,可应用毛花苷 C、盐酸胺碘酮、心律平等药物,必要时使用电复律。室上性心动过速主要针对病因处理,心率超过 160 次/分钟,可以引起血流动力学改变,应给予毛花苷 C 或维拉帕米缓慢静脉注射。室性心动过速是严重的心律失常,如不能及时正确处理,可导致患者死亡。一旦发生,应立即给予利多卡因静脉注射;如果应用利多卡因无效,则采用电复律。复律后严密观察,静脉滴注利多卡因维持。心肌梗死是肺切除术后严重而且危险的并发症。如果患者术后出现心前区疼痛、胸闷、血压下降、心电监护或心电图出现 ST-T 的改变,立即行心肌酶谱检查,一旦证实有心肌梗死发生,给予镇静、止痛、扩张冠状动脉、保护心肌、控制心律失常等治疗;同时请心内科医师会诊,协助诊治,病情允许时可急症行冠状动脉支架置入术。

3.心功能不全

肺切除术后心功能不全是严重并发症之一,应引起足够的重视。常见原因有患者术前心功能较差、术后心律失常、心肌梗死、电解质紊乱、输液过快、肺切除术后肺动脉压增高等。临床表现为患者氧饱和度降低,心率增快,静脉压增高,脉压缩小,咳粉红色泡沫痰,肺部出现湿啰音,颈静脉怒张,肝大,下肢水肿等左心或右心功能不全的表现。治疗原则:立即给予强心、利尿、血管扩张药物,控制输液速度计输液量,注意保持血流动力学稳定。如果经上述处理不见好转,可以应用吗啡,必要时应用呼吸机治疗。

4.肺栓塞

肺栓塞是肺切除术后急、危、重症并发症。常见原因有长期卧床、下肢血管病变、手术损伤、高凝状态、心房颤动、心房附壁血栓等。如果患者突然出现呼吸困难、胸痛、缺氧的症状，排除心源性疾病及手术引起疼痛后，应考虑到肺栓塞的可能，胸部强化 CT 及肺动脉造影检查有助于明确诊断。一旦明确诊断，可应用肝素、链激酶、尿激酶等溶栓治疗，必要时手术取出血栓。较大的肺动脉栓塞病死率较高，一定有充足的思想准备。肺栓塞的预防至关重要，主动、被动活动下肢，尽早下床活动，具有高危因素者术后应用低分子肝素钙有积极的预防作用。

5.心疝

心疝是指心脏经心包切口疝出。发生于心包内处理血管或心包部分切除患者。心疝的发生主要与心包缺损的大小有关。患者突然发生心率加快、休克、心搏骤停或发绀、颈静脉怒张，叩诊或听诊发现心界改变，应想到发生心疝的可能，立即行胸片或 CT、心脏彩超检查，如果证实发生心疝，应立即手术复位。如果心包切口不能缝合，可用涤纶片修补或将心包切口完全打开，如果心包切口足够大，即使心脏有时跳出心包切口，也能自行回复。一旦发生心疝，患者死亡率可达 50%。

二、肺部并发症

1.呼吸衰竭

肺切除术后发生呼吸衰竭常与下列因素有关。胸廓因素，如胸痛、包扎过紧、反常呼吸；呼吸道因素，如分泌物增多、黏稠、咳嗽无力及呼吸道异物等；肺组织病变，如肺炎、肺不张等；动静脉分流；心功能不全。血气分析显示 $PaO_2 < 60mmHg$ 呼吸衰竭诊断即可成立。如果不伴有 $PaCO_2$ 升高，为 I 型呼吸衰竭；如果伴有 $PaCO_2 > 50mmHg$，为 II 型呼吸衰竭。治疗原则就是纠正缺氧、控制感染、增加通气量、辅助呼吸、畅通气道。

2.肺不张

肺切除术后肺不张并发症的发生主要与以下因素有关，如痰液或异物阻塞支气管、胸腔积液压迫肺组织、胸痛限制呼吸和排痰。患者可出现缺氧、患侧呼吸音降低、胸腔引流管内水柱波动增大、胸部 X 线检查显示肺不张。治疗主要排出阻塞在支气管的分泌物、止痛、畅通胸腔引流，必要时应用呼吸末正压机械通气。临床常用的排痰方法：雾化吸入以利于稀释痰液、协助患者排痰（叩背、刺激气管、深呼吸）、鼻导管吸痰、环甲膜穿刺刺激咳嗽排痰、纤维支气管镜吸痰并行冲洗，必要时气管切开。同时应用有效的抗生素控制肺部炎症，减少或消除分泌物的产生。

3.肺炎

肺炎是肺切除手术后常见并发症，常与以下因素有关，如口腔细菌下行感染、呼吸器械污染、交叉感染、肺不张。患者可出现体温升高、咳黄痰、肺部湿啰音、胸部 X 线检查或 CT 显示肺部炎症。其治疗主要是选用有效的抗生素进行抗炎治疗，协助患者排痰，促进肺复张。

4.余肺扭转

余肺扭转是肺切除后较少见的并发症,最常见于中叶肺组织扭转。主要是上叶或下叶切除后,中叶相对游离,尤其是关胸前未将肺组织摆正位置,并且麻醉师未充分张肺。一旦发生扭转,可以出现扭转肺组织坏死。可以先请麻醉师加压张肺,如果不能复位,则手术复位。复位后可与相邻肺叶缝合固定 2～3 针,防止再次发生扭转。预防术后肺扭转的措施是关胸前摆正肺组织位置、相邻肺叶间缝合固定、麻醉师充分张肺。

5.余肺坏死

余肺坏死是肺叶切除术后少见并发症。多发生在支气管血管与肺血管侧支循环不健全的病例。主要是由于误扎供应余肺的血管引起。误扎肺动脉可致肺干性坏死,误扎肺静脉可致湿性坏死。余肺坏死的临床表现主要是严重的全身中毒症状,如高热、咳嗽、咯血、呼吸急促、心率加快、白细胞计数升高等,胸腔引流液为血性或脓性,漏气严重,胸部 X 线检查显示肺不张。一旦确诊,应立即手术切除坏死肺组织。

三、胸膜腔并发症

1.胸腔积液

多数由于胸腔引流管位置不当导致引流不通畅,或者胸腔引流管拔除过早有关。术后应注意胸腔引流管是否通畅,有无胸腔积液不能引出,及时调整引流管,必要时根据 B 超或 CT 定位及时行胸腔穿刺。防止形成脓胸或引起肺不张。少量胸腔积液可以不做处理,一般能自行吸收;中量以上积液应给予胸腔穿刺或引流等相应处理。

2.余肺漏气

多数由于胸膜腔广泛粘连,肺剥离面未能完全愈合;肺裂发育不全,肺组织切开后切面漏气;支气管残端缝合不严;食管损伤;气管、支气管膜部损伤;胸壁切口关闭不严等引起。其表现为胸腔引流管内持续有气体漏出。处理原则为促进肺复张、防止胸腔感染。具体措施是鼓励患者咳嗽、咳痰促进肺复张,持续胸腔内负压吸引,胸腔内注射粘连剂,预防感染。一般在 1 周左右都能愈合,如果超过 2 周不见好转,很难自行愈合,可考虑手术治疗。如果有食管损伤,应禁食、胃肠减压、加强营养、畅通胸腔引流、控制感染、促进肺复张,如果不能愈合可考虑放置带膜食管支架或手术修补。

3.局限性气胸

也称胸膜腔残腔,多发生在上叶切除术后,余肺胸膜粘连未充分分离或下肺韧带未松解,或者术后早期余肺复张不良,局部粘连后限制了余肺的膨胀。关键在于预防,术中分离粘连要充分、松解下肺韧带;术后鼓励患者咳嗽张肺,促进肺复张;

保持引流管通畅。

4.脓胸

肺切除术后脓胸的发生主要与胸腔污染、胸腔积液或积血、持续漏气有关。术后如果出现胸腔引流液或胸腔积液为脓性、胸液中查到细菌或脓细胞，即为脓胸。应给予畅通引流、促进肺复张、行细菌培养及药敏检查、使用有效抗生素、胸腔冲洗，必要时手术治疗。

5.支气管胸膜瘘

支气管胸膜瘘是肺切除术后严重的并发症之一。其发生的常见原因有以下几方面：支气管残端缝合不当，缝合过紧、过密或缝合不严；支气管残端过长，导致感染；支气管过分剥离，影响局部血供；支气管残端被过度钳夹或闭合器过分压榨；支气管残端未用周围组织包埋。早期支气管胸膜瘘多与缝合技术有关，迟发支气管胸膜瘘多发生在术后2~3周，多与愈合有关。临床表现主要为脓气胸表现。胸腔内注入亚甲蓝，如果咳出蓝色痰液，即证实为支气管胸膜瘘。一旦确诊，应立即行胸腔闭式引流，应用有效的抗生素，部分小的瘘口，可以愈合；较大的瘘口，一般需要手术或支气管封堵治疗。

6.食管胸膜瘘

食管胸膜瘘是肺切除手术少见但非常严重的并发症。主要原因有肺与纵隔粘连或肿瘤侵及食管，解剖关系不清，误伤食管；或游离粘连时，切断破坏了食管营养血管，引起局部缺血坏死。一旦胸腔引流管内有食物残渣、口服亚甲蓝后胸腔引流管内有蓝色液体、上消化道造影检查证实，均可确诊。处理原则是畅通胸腔引流、促进肺复张、有效抗生素、胃肠减压、静脉或肠内营养，部分小的瘘口可以愈合，较大瘘口一般需手术治疗。

四、其他并发症

清扫纵隔淋巴结时引起喉返神经损伤，导致术后声音嘶哑和呛咳；分离脊柱旁粘连引起的交感神经链损伤，引起霍纳综合征、头面部及上肢无汗。打开心包或清扫纵隔淋巴结引起膈神经损伤，导致膈肌麻痹等。

（杨　芳）

第七章　肺癌的放射治疗

第一节　非小细胞肺癌的放射治疗

非小细胞肺癌(NSCLC)的病理类型包括鳞癌、腺癌、大细胞癌等,占所有肺癌病例的80%以上。其中鳞癌约占50%,腺癌约占25%,这些病理类型的肺癌在生物学行为上相似,治疗原则基本一致,早期以手术为主,中期可行手术为主的综合治疗,不可切除的局部晚期采用放化疗综合治疗,晚期应以系统性全身治疗为主,局部可加姑息放疗。

一、适应证的选择

1.首选放疗

(1)Ⅰ~Ⅱ期患者由于医学原因不能行手术治疗,预计生存期较长,应选择根治性放疗。

(2)ⅡB~ⅢA期接近可切除或不可切除的肺上沟瘤,应选择根治性同步放化疗或根治性放疗或术前放疗+手术治疗。

(3)$T_{1~2}$,N_2(+),术前放疗或根治性同步放化疗或根治性放疗。

(4)不能手术切除的ⅢA、ⅢB期NSCLC应选择根治性同步放化疗或根治性放疗加序贯化疗。

(5)Ⅳ期多发脑转移灶或骨转移的患者,针对转移灶的放疗。

2.术后需辅助放疗

(1)T_1N_0术后切缘阳性,患者拒绝再次手术治疗,行术后放疗+化疗。

(2)N_2术后切缘阳性,行术后放疗+化疗。

(3)除相同肺叶内多于一处病灶或者有恶性胸腔积液以外的任何T_4。

(4)切缘不够或者切缘阳性。

(5)大体肿瘤有残留。

(6)多个肺门淋巴结阳性的患者也可考虑加入。

(7)没有进行足够纵隔淋巴结探查,或外科医师认为手术不可靠者。

(8)已经进行术前诱导化疗的患者的术后放疗适应证同上。

3.随访过程中因疾病进展需进行放疗

(1)气道阻塞:腔内近距离治疗。

(2)纵隔淋巴结复发而未接受过放疗可选择同步放化疗。

(3)针对随访过程中转移灶的姑息放疗。

二、影响放疗疗效的因素

1.年龄等一般情况

在放射治疗的患者中,年龄≤70岁和卡氏评分≥70患者的3年和5年生存率均明显高于年龄>70岁和卡氏评分<70者。但这并不意味着高龄患者不必接受根治性放疗,即使是高龄患者,只要一般情况允许,仍可给予根治性放疗。

2.放射剂量

在20世纪80年代中期一项临床试验中,放疗组4年生存率10%,手术组45%。但放疗患者中有97%剂量不足40Gy,1/4的患者剂量不足30Gy。此后照射剂量提高到50～70Gy,多数报道的5年生存率达21%～32%。

3.肿瘤体积

肿瘤大小为3cm、3～6cm和6cm以上的3年无瘤生存率分别为30%、17%和0。临床总结,肿瘤≤4cm和≥4cm患者的3年生存率分别为40%和10%。

4.放疗方式

比较了常规连续放疗、分段放疗和超分割方法的疗效,连续组5年生存率45%,分段组5年生存率仅12%,超分割组5年生存率30%。

三、根治性放疗的实施规范

1.放疗前的基线评估

常规的放疗前检查应包括:病理诊断;病史采集和全身状况评估;胸部CT、上腹B超、血尿常规、生化常规、脑部CT或脑磁共振;放射性核素骨扫描;心电图;肺部功能检查,包括最大肺活量、第1秒最大呼气量和一氧化碳弥散量;肺癌标志物、放射性肺损伤标志物。嘱患者戒烟。

2.放疗定位及靶区勾画

(1) Ⅰ～Ⅱ期患者由于医学原因不能行手术治疗放射治疗规范。

1)剂量。66Gy/33f 2Gy/f。

2)靶区。①GTV:包括肺窗中所见的肺内肿瘤范围以及纵隔窗中所见的纵隔受累范围,病变的毛刺边缘应包括在GTV中。应基于CT所见勾画GTV的范围,PET检查所见可用于分期,而慎用于勾画靶区。②CTV:对所有的组织学类型GTV都外放8mm。除非确有外侵存在,CTV不应超出解剖学边界。不进行淋巴引流区选择性预防照射。③PTV:为CTV加上肿瘤的运动范围,再加上7mm的摆位误差。

运动范围确定方法：

模拟机下测量肿瘤的活动范围,作为确定 ITV 的依据。

ITV:PTV＝ITV 外放 1cm(7mm 摆位误差＋3mm 运动范围)。

呼吸门控:PTV＝CTV＋7mm 摆位误差＋8mm 门控变化范围。

延时 CT:PTV＝CTV＋7mm 摆位误差＋8mm 运动范围。

如上所述,对于所有的延时 CT 以及门控患者 PTV＝GTV＋2.3cm。

注:对 T_1N_0、T_2N_0,周围型病变,直径小于 5cm 的病例,建议进行剂量分割的研究,日本采用的剂量分割为:12Gy×4 次;美国在进行 20Gy×3 次的研究。参考日本的经验,BED 应≥100Gy。进行大剂量分割的临床研究,要求具备良好的质量控制。

(2)不能手术切除的ⅢA、ⅢB期 NSCLC 应选择根治性同步放化疗或根治性放疗规范。

1)放疗剂量。①单纯放疗模式;60~70Gy/33f。②同步放化疗:诱导化疗＋单纯放疗模式:60~66Gy,2Gy/f。③新辅助性同步放化疗＋手术模式:45Gy。

2)靶体积。①GTV:影像学(包括 CT/PET、FOB 等)显示的原发肿瘤＋转移淋巴结区域。GTV 应在 CT 影像上勾画,PET 作为参考。如果 PET 结果显示有病变但 CT 上并无相应的阳性表现,医师应当请影像诊断学医师会诊;如果 CT 有符合病理学改变标准(最短径>1.5cm)的阳性表现而 PET 是阴性的,则应该根据临床经验将这一病变包括进去。如果患者有阻塞性肺不张,应考虑将不张的部分置于 GTV 以外。CT 和 PET 均可作为排除不张的依据。经过 3~4 周的治疗,不张的肺可能已经复张,这时候应该重新进行模拟定位。考虑纵隔淋巴结阳性的标准:最短径>1cm,或虽然最短径不足 1cm 但同一部位肿大淋巴结多于 3 个。对侧纵隔、对侧肺门或气管隆嵴下淋巴结仅在影像学阳性时包入 GTV。化疗后放疗的患者,GTV 应以化疗后的肺内病变范围为准,加上化疗前的受侵淋巴结区域,如果纵隔或者气管隆嵴下淋巴结受侵则还应包括同侧肺门。如果化疗后 CR,则应将化疗前的纵隔淋巴结受侵区及肺内病变的范围勾画为 CTV,最少给予 50Gy。如果化疗期间病变进展,GTV 则应包括进展的病变范围。②CTV:GTV 外放 8mm。除非确有外侵存在,CTV 不应超出解剖学边界。以下的影像学无受侵证据时的预防性淋巴结照射:如果气管隆嵴下淋巴结或者纵隔淋巴结受侵,同侧肺门应包入 CTV。对于右中下叶或左舌叶,左下叶病变,如果纵隔淋巴结受侵,气管隆嵴下淋巴结应包入 CTV。对于左上叶病变,如果纵隔淋巴结包括气管隆嵴下淋巴结受侵,主动脉窗的淋巴结应包入 CTV。③PTV:为 CTV 加上肿瘤的运动范围,再加上 7mm 的摆位误差。运动范围确定方法:模拟以下测量肿瘤的活动范围,作为确定 ITV 的依据。ITV:PTV＝ITV 外放 1cm(7mm 摆位误差＋3mm 运动范围)。

呼吸门控:PTV=CTV+7mm 摆位误差+8mm 门控变化范围。延时 CT:PTV=CTV+7mm 摆位误差+8mm 运动范围。

如上所述,对于所有的延时 CT 以及门控患者 PTV=GTV+2.3cm。

在临床实际工作中,如果患者的肺功能很差,或者 CTV 体积较大,我们需要在获得肿瘤放疗靶区良好剂量分布的同时考虑到放射毒性,在提高肿瘤剂量与降低正常组织剂量之间取得一个较好的平衡。

3.术后放疗规范

(1)放疗剂量。①完全切除且切缘阴性者:50Gy/25f 2Gy/f QD。②阳性 ECE;镜下切缘阳性:60Gy/30f 2Gy/f QD。③大体肿瘤残留:66Gy/33f 2Gy/f QD 或 63Gy/35f 1.8Gy/f QD+同步化疗。

(2)靶体积。①GTV:多数时候术后放疗没有 GTV 的概念。切缘阳性,CT、PET、手术记录以及病理可见到的大体残留情况下,GTV 定义同根治性放疗。②CTV:GTV 外放 8mm。手术残端的镜下切缘阳性、切缘不够或者外科医师认为有高度危险的区域列入 CTV。没有进行足够纵隔淋巴结探查时,同侧肺门以及同侧纵隔淋巴结应包入 CTV。如果气管隆嵴下淋巴结或者纵隔淋巴结受侵,同侧肺门也应包入 CTV。右中叶、右下叶、左舌叶以及左下叶病变,如果纵隔淋巴结受侵,气管隆嵴下淋巴结也应包入 CTV。左上叶病变,如果有气管隆嵴下淋巴结在内的纵隔淋巴结受侵,主动脉窗淋巴结也应包入 CTV。如果患者只有病理学阳性的肺门淋巴结,CTV 应包括同侧肺门。除非确有外侵存在,CTV 不应超出解剖学边界。③PTV:PTV=CTV+1cm(7mm 系统误差+3mm 的肿瘤运动范围)。如果纵隔有大体肿瘤残留,则治疗技术同根治性治疗。

4.放疗及质量控制和质量保证(QA/QC)

采用直线加速器 6~8MV X 线实施放疗。QA/QC 包括:3D-CT 扫描与治疗对使用软件及硬件系统进行测试;对放疗设备的校准;建立 3D-CRT 档案;对 3D-CRT 工作人员实施培训,包括:①准确摆位 CT 模拟定位。②设计超薄层 CT 参数。③工作站将 CT 原始图像经 HIS 传输至治疗计划系统(TPS)。④工作站根据靶区三维形状和靶区设计勾画 CTV 和受危及器官体积,TPS 算出 CTV 和 PTV 剂量图,以及放疗剂量。⑤据肿瘤体积制作铅模型或光栅,形成 3D-CRT 计划。

5.放疗过程中不良反应的处理

使用 NCI CTC(3.0 版)评价急性和慢性毒性反应。放疗过程中主要的不良反应包括放射性食管炎、急性放射性肺炎、骨髓抑制。

6.疗效评估

采用 NCI 的实体肿瘤评价标准(RECIST),在基线期,对所有可测量肿瘤病灶均应记录并测量,并作为评价的对象(靶病灶)。靶病灶的选择应根据其最大直径和是否可以重复测定。计算所有靶病灶的最长直径之总和,这个值就是基线期最长直径,根据此最长直径的变化判断总有效率。胸部 CT 检查作为测量肿瘤大小、每个靶病灶的反应和评价总的有效率的依据。胸部 CT 检查应在下列时点进行:基线期,放疗结束时,结束后第 30 天、第 3 个月,以后每 3 个月检查 1 次,从第 2 年起每 6 个月检查 1 次,直至肿瘤恶化。对所有患者进行连续 3 年的生存随访。

四、单纯放射治疗

将所有患者分为早期、局部晚期及晚期(远处转移),对于不同期别患者的治疗分别加以阐释。

1.早期非小细胞肺癌

早期非小细胞肺癌(NSCLC)通常是指 Ⅰ～Ⅱ 期($T_{1\sim3}N_0M_0$、$T_{1\sim2}N_1M_0$)的肺癌,其标准治疗是手术切除,5 年生存率为 33.5%～88%。放射治疗早期 NSCLC 目前限于有手术禁忌或拒绝手术的患者。

(1)适应证:①由于有严重的内科合并症(多为心肺疾病),可能造成围术期的高风险而不能手术。②高龄,心肺功能储备不足,不能承受化疗及一般放疗的患者的姑息治疗。③部分患者拒绝手术。

(2)禁忌证:①患者不能平卧,不能按要求的体位保持一定时间。②CT 上病灶边界不明确,影响靶区的精确定位。③病灶周围有金属存在,无法获得清晰 CT 图像等为 SRT 的禁忌证。

一般来说,只要患者一般状况评分在 60 分以上者均可耐受治疗,姑息治疗的患者可适当放宽。

(3)放疗技术:尽管随着放射治疗技术的改进,早期 NSCLC 的疗效有了一定的提高,但是,放射治疗的总剂量、靶区范围、分割剂量等问题尚未根本解决。

目前在国内外常用的放疗技术:体网或真空负压袋固定体位,采用呼吸门控或主动呼吸控制或自主呼吸状态下 CT 扫描或采用缓慢 CT 扫描(每层 4～10 秒)定位;采用金标记植入进行实时肿瘤位置追踪或采用 CT 和加速器同床在线扫描定位。治疗设备多数采用直线加速器,或质子加速器和重粒子加速器。

治疗计划根据不同设备和单位也有相当大的差异,采用直线加速器治疗多用共面或非共面旋转多弧照射(3～10 个弧)或固定多野照射(6～20 个野),不规则照射野形状可用铅块或多叶光栅。直线加速器治疗的剂量分布以相对均匀的高剂量覆盖 PTV 为特点,剂量计算多以等中心或 90% 剂量线为参考。在国内体部 γ 刀治疗多采用单靶点或多靶点填充治疗,剂量分布以不均匀的逐渐递增高剂量覆盖 GTV 为特点,剂量计算以边缘剂量(50% 剂量线)为参考。CT 扫描层厚 3～5mm,层距 3～5mm;靶区范围 CTV 在 GTV 外扩 5～10mm。

1)放疗范围:肺门和纵隔淋巴引流区要不要进行预防性照射还没有统一的观点,但倾向于减少预防性照射的范围,仅行累及野放疗,即放疗靶区为影像学上所显示的原发和转移的淋巴结外加一定边界所形成的计划靶体积(PTV)。在临床放疗中,靶区的范围不是对所有病例都一成不变的。要在对其生物学规律认识和理解的基础上,结合患者的具体情况,体现治疗的个体化。因此,设定照射野时,应结合具体病例淋巴结转移可能性(危险性)的高低,还要考虑患者的情况,包括一般状况、肺功能、年龄等。综合上述因素对患者进行评估,选择最佳治疗方案。对于一般情况较差、肿瘤较小、周围型、肿瘤分化较好、血清癌胚抗原抗体水平低的患者行累及野放疗认为更为合理。

2)照射剂量:在 NSCLC 放疗中存在剂量-效应关系,常规分割放疗 50～60Gy后,仍有 50%左右患者局控失败。所以,建议使用较高的放疗剂量,对于<3cm 直径的肿瘤,总剂量为 64Gy/32 次,6.4 周。对于>3cm 者,总剂量应该继续提高,或采用超分割或加速超分割放疗,以提高放射生物效应剂量。然而,最佳的照射剂量尚待确定。三维适形放疗技术最适合这部分早期 NSCLC,因为这种技术能明显提高放疗剂量,而不增加正常肺的放射损伤。

3)照射间隔时间:应该使得靶区内晚反应组织在照射间隔的时间内完成亚致死性损伤的修复,以避免严重的并发症。一般认为,两次照射的间隔时间至少 6 小时才可使 94%的细胞损伤得到修复。

4)总的治疗时间:虽然延长总的治疗时间可以减轻正常组织急性反应,但却可能导致肿瘤控制率的降低,这一点也在头颈部肿瘤治疗中得到了证实。对于肿瘤倍增、放疗后加速再群体化明显的肿瘤,为了克服肿瘤干细胞的增殖,放射治疗必须在尽可能短的时间内完成。

(4)结果:单纯放射治疗早期 NSCLC,2 年、3 年、5 年总生存率分别为 22%～72%、17%～55%、6%～42%;2 年、3 年、5 年肿瘤特异性生存率分别为 54%～93%、22%～56%、13%～39%;11%～43%的患者是其他原因死亡;除外死于合并症或第二原发癌因素,5 年癌相关生存率(CSS)可达 13%～60%。完全缓解率为33%～61%,局部复发率为 0～70%,单独区域淋巴结复发率为 0～7%,远处转移率接近 25%。

单从数据看,放疗效果明显逊于手术,但至今未见两者的比较研究报道,而用现有资料比较两者疗效存在明显的不可比性。

(5)不良反应:目前多数研究结果表明,急性反应中 3～4 级的放射性肺炎发生率为 1.5%～3.0%,1、2 级的放射性食管炎约见于 2/3 的患者,1、2 级放射性肺炎约见于 1/5 的患者。皮肤损伤和慢性气管炎相当少见,无致死性的不良反应。晚期放射性肺损伤的评价十分困难,肺部疾病是老年人常见死因,多数患者在放疗前就合并有慢性阻塞性肺病，即使没有接受过放疗，许多患者也会经历肺功能进行性恶化的慢性过程，高剂量放射毫无疑问会加剧或加快这一过程。由于具体的量化分级难以确定，有时研究者只好简单地将肺损伤分为无症状的肺纤维化和有症状的肺损伤两种。晚期食管损伤主要表现为食管狭窄导致进食梗阻，但这种损伤极少发生。心脏的损伤向来是放疗毒性评价的难点，在早期 NSCLC 放疗中尚未见报道。高分次剂量对大血管、气管、食管以及脊髓的慢性作用还不清楚，单次 24Gy 以上的治疗模式有引起致死性肺出血的报道。

(6)预后影响因素：主要有以下几个。

1)患者年龄：接受放疗的患者大多年龄较大，多项研究发现年龄的预后意义达到或接近0.05 统计水平。然而，在多数研究中年龄不是一个独立的预后因素，高龄患者放疗的长期疗效与其他报道类似。因此，只要一般情况允许，应给予高龄患者积极的根治性放疗。

2)合并症：多数患者因患有以慢性心肺疾患为主的疾病而不能手术，拒绝手术者占全部放疗者的0～40.8％。分析多篇文献结果呈现出拒绝手术患者比例越高，总体疗效就越好的趋势。而当使用 CSS 来表示生存疗效时，这种趋势就不复存在。这是因为内科疾病不能手术的患者比例越高，死于非原发癌因素的比例也越高，而 CSS 的计算排除了死于非原发癌的因素，比较客观地反映了放疗对患者生存的影响。

3)肿瘤分期：1997 年 UICC 肺癌分期资料表明，早期 NSCLC 的 5 年生存率病理分期从 T_1N_0 的 67％到 T_3N_0 的 38％，而临床分期患者 5 年生存率从 T_1N_0 的 61％到 T_3N_0 的 22％。主要原因是临床分期不能检出的局部和区域微小淋巴结转移高达 25％～35％。很多放疗资料的分期检查没有包括上腹部和脑 CT 或 MRI，部分患者甚至没有进行胸部 CT 扫描，只有极少患者的分期结合了纵隔镜检查。因此，这些"早期"的病例中必然包括一部分非早期患者，这也是放疗早期 NSCLC 疗效不如手术的重要原因。T 分期在很多研究中都是一个独立的预后因素。

4)肿瘤体积：肿瘤体积是影响肿瘤局部控制的主要因素，其与疗效的关系比 T 分期与疗效的关系更为密切。T_1 期与 T_2 期的区别主要在于体积大小(以 3cm 为界)，它们在预后分析中的意义也基本一致。但是 T_3 期与 T_4 期的划分不再包括体积因素，更多关心的是手术切除的难易程度。放疗受解剖位置影响的程度显著低于手术，而更多地受肿瘤体积的影响。其杀灭肿瘤遵循指数规律，体积越大的肿瘤所需剂量也越高。因而位于不同位置相同体积的病灶放疗的控制情况相差不大。

5)其他：功能状态和体重下降的预后意义存在争议，一部分研究发现功能状态显著影响患者预后，但也有相当数量的研究未观察到功能状态与预后有关。除个别研究认为体重下降与疗效有关外，大多数没有发现体重下降与预后存在明显关系。性别对预后无明显影响。

2.不能手术的局部晚期非小细胞肺癌

局部晚期 NSCLC 指在确诊时尚未发生远处转移,但又不宜手术切除的病变,这部分患者通常分为两类,即ⅢA 期和ⅢB 期,约占 NSCLC 总数的 1/3,是临床上最常见的病变类型。除约 12%的ⅢA 期和极少数ⅢB 期外,大多数已失去了手术的机会。长期以来,常规分割放疗一直是不能手术的局部晚期 NSCLC 的标准治疗,然而总体的疗效令人失望。近年来开展的非常规分割放疗、适形放疗和质子射线放疗有望提高疗效和减少正常组织的放射损伤。

(1)病例选择:局部晚期 NSCLC 放疗的首要问题是病例选择的标准,即哪些病例适合根治性放疗并能够从中获益,哪些仅适宜接受姑息性放疗,以免增加由于治疗带来的不适和加重患者的经济负担。

对预后影响最大的三个因素依次是患者的功能情况(卡氏评分,KPS)、病期和确诊前体重减轻的情况。RTOG 另一项包括 1592 例患者的单因素分析和递归生存分析显示,KPS、恶性胸腔积液、体重减轻、年龄、T 分期、N 分期和放疗剂量显著影响患者的预后。

根据以上研究,可以认为一般情况差和体重明显减轻患者的预后主要受全身情况的影响。目前对"有利型"的患者应给予积极的局部治疗。所谓"有利型"是指:ⅢA 期的患者,一般情况较好(KPS≥70),在确诊为肺癌前半年中体重下降少于原体重的 5%者。预后差的因素有:锁骨上和(或)前斜角肌淋巴结转移、恶性胸腔积液、肋骨或椎骨受侵、上腔静脉综合征。部分文献认为病理类型为腺癌、肿瘤细胞分化差者的预后也不好。

(2)常规分割放疗:长期以来,不能手术的局部晚期 NSCLC 一直采用单纯的常规分割放疗,然而总体的疗效令人失望,1 年生存率为 29%~58%,5 年生存率仅为 4%~10%。

1)常规分割放疗的时间-剂量-分割因子:常规分割放疗方法的确立是基于RTOG 临床试验 73-01 的结果。该研究用随机分组方法试验了下述 4 种放疗方法:①每次 4Gy,每周 5 次,照射 20Gy 后休息 2~3 周,然后重复 1 个疗程,总剂量40Gy/10 次,4 周,共治疗 181 例。②每次 2Gy,每周 5 次,总剂量 40Gy/20 次,4 周,共治疗 182 例。③每次 2Gy,每周 5 次,总剂量 50Gy/25 次,5 周,共治疗 98例。④每次 2Gy,每周 5 次,总剂量 60Gy/30 次,6 周,共治疗 96 例。结果显示,2 年和 3 年的绝对生存率以第 4 组最好,但是 5 年生存率在四组间无显著差别,均在 5%左右。3 年肿瘤局控率随着总剂量增加而提高。因而 60Gy/30 次,6 周被确立为NSCLC 放疗的常规方法。以后的临床实践结果证明,这种放疗方法治疗后的中位生存期为 10 个月左右,5 年生存率约为 5%,肿瘤的胸腔内局控率为 30%~40%。

2)常规分割放疗的靶区:常规放疗靶区的大小至今没有统一。近年来,由于CT和MR的普遍使用,尤其是三维影像重建和融合等现代放疗技术的发展,临床医师确定临床靶区体积(CTV)的准确性大大提高,并可通过三维放疗计划计算机设计系统(3DTPS)准确地显示靶区剂量分布和正常组织受照射的情况。事实上,照射体积的大小与患者所能耐受的剂量成反比关系,照射体积越大,肺的耐受越差,小的靶区能耐受的剂量肯定高于大的靶区。下述靶区的选择似乎更合理,也被更多的人试用,即靶区包括影像学诊断可见的原发灶、转移淋巴结及其直接邻近的淋巴引流区。

具体来说,Ⅲ期NSCLC放疗的CTV可采用以下建议:原发灶位于上叶或中叶者,包括原发灶、同侧肺门和双侧中上纵隔淋巴引流区(放射野下界到气管隆嵴下5～6cm);原发灶位于下叶者,气管隆嵴下淋巴结阳性时包括原发灶、同侧肺门和全纵隔;气管隆嵴下淋巴结阴性者时包括原发灶、同侧肺门及中上纵隔。在这种小靶区照射的情况下,总剂量可以超过60Gy,达64～66Gy。

实施放疗时,照射的靶区体积还应考虑以下因素:①高能射线通过较多肺组织后在肿瘤表面存在二次剂量建成现象,肿瘤的表层受照剂量较低。②CT扫描时,最能反映肿瘤实际大小的窗宽和窗位尚待确定。目前临床上常根据纵隔窗反映的情况确定射野大小,有可能低估肿瘤的实际体积。③治疗摆位中的误差。④治疗中患者的移动以及正常呼吸等器官运动造成的误差。因此,计划靶区(PTV)应在CTV的基础上适当扩大,一般应包括临床灶外1.5～2.0cm和亚临床灶外1.0～1.5cm的正常组织。

3)影响疗效的放疗参数:①总剂量:根治一个直径5cm的NSCLC需80～100Gy的剂量,如此之高的照射剂量是常规放疗难以达到的。局部晚期NSCLC常规放疗后的局部未控和复发的概率高达60%～80%,许多资料证明在NSCLC的放疗中存在明显的剂量-效应关系。RTOG对剂量强度与局控率的关系进行的前瞻性随机试验表明,在5～6周内接受50～60Gy照射的局控率优于接受较低剂量照射者。20世纪80年代以来,各种非常规分割放疗方案三维适形放疗能够在不增加放射损伤的情况下给予肿瘤更高剂量的照射,显示出较高剂量的照有提高疗效的趋势。②疗程:目前较为一致的意见是当治疗目的是根治性时,放疗应连续进行,疗程不应中断;当目的是姑息性时,尤其是患者一般情况较差,可采用分段放疗或低分割(即每次较高剂量,减少治疗次数)的方式,以尽可能减少患者的不适。

3.晚期非小细胞肺癌

肺癌的早期发现比较困难,临床所见多为中晚期患者,需做姑息治疗的患者数并不比根治性疗的少。这部分患者包括经过手术、放疗和化疗后,原发肿瘤未控制、复发或发生远处转移者;确实已有远处转移者;相当一部分局部晚期肺癌的治疗实际上也属姑息的性质。适当的姑息治疗使大多数患者的临床症状改善,痛苦减轻,生存质量提高,并能延长少数患者的生存期。在多数情况下,放疗是姑息和减症治疗的首选方法,疗程短,花费少,操作简便,疗效确切。

晚期肺癌患者的情况有许多不同的状态和变化,应给予个体化的治疗。已临近终末期的患者或生命很短,多数不会得益于姑息放疗。患者的一般情况很差,姑息放疗的疗效也不好。姑息治疗应选择一般情况尚好,预期生命还有数月,且有明显临床症状和体征的患者。另外一些情况也需个别对待,如被确诊为肺癌时已有脑内弥散性转移患者的预后很差;然而对原发灶治疗数年后出现脑内单发转移灶,则预后明显好,应予积极治疗。

姑息放疗的原则是缓解患者的临床症状而不给患者带来更多的经济负担、不便和不良反应。一般认为姑息放疗应采用大分割方式,以减少患者的不便,且大的分割剂量抑制肿瘤的效应强,出现姑息疗效快。然而分割剂量加大会增加正常组织,特别是后期放射反应组织的损伤,如肺的纤维化、脊髓和心脏损伤,但这类损伤多发生在放射结束后 1 年以上。而这类晚期肺癌患者的预期生命大多不超过 1 年。因而即使给予超过正常组织放射耐受量的放疗,再发生放射并发症以前,患者已死亡。然而,对预期生命较长的患者,在设计姑息放疗计划时,仍应考虑放疗的时间-分割剂量等因素。既能达到姑息治疗目的,又要避免后期放射损伤的发生。

五、放射治疗和手术的联合应用

肺癌的早期诊断较为困难,在确诊时仅有约 1/3 的 NSCLC 能够手术切除,另有一部分患者勉强能够切除或姑息切除。放疗是治疗 NSCLC 的另一个主要手段,但由于肺和脊髓等重要脏器放射耐受性的限制,肿瘤剂量难以提高,根治性放疗后有 39%～62% 的患者在未发生远处转移的情况下出现了局部复发。因此,临床上经常将手术和放疗两种局部治疗方法联合应用,主要形式有术前放疗、术后放疗和术中放疗 3 种。

1.术前放疗

术前放疗兴起于 20 世纪 60 年代,目的是希望通过放疗和手术两种局部治疗方法的有机结合,提高手术切除率、局部控制率和生存率,改善局部晚期 NSCLC 的疗效。从理论上讲,术前放疗能清除亚临床病灶和缩小肿瘤,使肿瘤与周围血管和重要脏器的癌性粘连变为纤维粘连,降低手术难度并减少术中的医源性扩散,提高手术切除率。

(1)术前单纯放疗:对于传统的术前单纯放疗,目前比较一致的观点是早期肺癌常规做术前放疗肯定无益,并不能增加患者的 5 年生存率,而且增加了术后并发症的发生。但对肿瘤已侵犯肺门及纵隔主要脏器或纵隔有淋巴结转移、估计肿瘤不能完全切除,以及肺上沟瘤伴 Pancoast 综合征者行术前放疗是有益的。

(2)术前放化综合诱导治疗:传统的术前放疗主要用于技术上切除有困难的局部晚期 NSCLC。由于能够切除的Ⅱ～ⅢA 期肺癌的疗效不尽如人意,术后 5 年生存率为 15%～50%。主要失败原因是局部复发和远处转移。因此,近年来术前诱导治疗的尝试已从技术上切除有困难的病例扩大到上述能够切除的类型,诱导治疗手段也从单纯的术前放疗发展到诱导化疗(又称新辅助化疗)和放化综合的诱导治疗。

术前放化综合诱导治疗目前处于临床试验阶段,其目的主要是评价治疗毒性和探索合理的放化疗剂量及两者的联合方式,虽然有一些有希望的初步结果,但尚不能得出肯定的结论。考虑到Ⅲ期肺癌诱导治疗后仅有不到 50%可考虑手术,而手术又有约 50%的完全切除率,则接受诱导治疗的全部患者只有约 25%的完全切除率,整体疗效的提高并不显著。

(3)术前放疗技术:术前放疗一般设前后对穿大野,包括原发灶、同侧肺门和纵隔淋巴引流区。放射剂量一般为 40～50Gy/20～25 次,4～5 周,放疗结束后 1 个月左右手术。术前放射剂量过高会增加手术并发症。在前述放化疗综合诱导治疗的临床试验中,放疗一般使用中等剂量的超分割或加速超分割方式:总剂量 40～50Gy,每周 5 天,每天 2 次,每次 1.2～1.6Gy,同时使用以顺铂(DDP)为主的联合化疗。最佳的放化疗时间-剂量-分割方案有待进一步研究。

2.术后放疗

(1)术后单纯放疗。

1)术后肿瘤残留的放疗:清除局部病灶是治愈恶性肿瘤的基本前提,对手术未能切除全部肿瘤组织、病理证实手术切缘有癌残留者和切缘距肿瘤边缘不足 0.5cm 者应给予积极的术后放疗。治疗方法应根据不同的肿瘤残留情况区别对待。照射野包括和剂量可参考以下建议:①原发灶有残留,淋巴结彻底清扫且无转移者,照射野只包括残留部位,每次 2Gy,总量 60～66Gy/6～7 周。②原发灶完全切除但有肺门和(或)纵隔转移淋巴结残留者,照射野包括残留淋巴结、同侧肺门和纵隔淋巴结引流区;上纵隔淋巴结残留照射野包括锁骨上区,每次 2Gy,40Gy/4 周后缩野照射残留淋巴结至总量 60～66Gy/6～7 周。③原发灶和转移淋巴结均有残留者,照射野包括残留原发灶和淋巴结、同侧肺门和纵隔淋巴结引流区,每次 2Gy、40Gy/4 周后缩野照射残留原发灶和残留淋巴结至总量 60～66Gy/6～7 周。④原发灶有残留,肺门和(或)纵隔淋巴结有转移但已彻底清扫切除者,照射野包括残留原发灶、同侧肺门和纵隔淋巴结引流区,每次 2Gy、40Gy/4 周后缩野照射残留原发灶至总量 60～66Gy/6～7 周。⑤切缘癌残留和切缘距肿瘤边缘不足 0.5cm 者,给予总量 60Gy/30 次,6 周的照射。以上建议是目前经常采用的方法。

2)原发灶完全切除:肺门和(或)纵隔淋巴结有转移但已被完全切除病例的放射治疗,对这类病例的术后放疗存在争议。许多回顾性资料显示术后放疗提高了疗效,但随机对照的临床试验表明术后放疗的益处非常有限。考虑到术后放疗虽然未能显著改善 5 年生存率,但能够明显提高局控率,因此建议此类患者应接受放疗。照射野包括同侧肺门和纵隔引流区,剂量为 50Gy/(25 次·5 周)。

3)原发灶完全切除且无淋巴结转移的病例:对于原发灶已完全切除且切缘阴性、术后病理证实无淋巴结转移的病例,术后放疗不但无益反而有害。Van Houtte 等报道 175 例患者随机对照试验的结果,所有病例原发灶切除彻底且清理证实无淋巴结转移,术后放疗未显示任何好处,反而使预后变差。有学者报道的结果与此相似,术后放疗降低了 I 期患者手术的疗效。

综上所述,术后原发灶和(或)转移淋巴结有残留需辅以放疗和原发灶完全切除的 N_0 病例不需放疗的原则已经确立。肿瘤已完全切除的 $N_{1\sim2}$ 病例是否需术后放疗仍未明了。

(2)术后放化综合治疗:术后辅助治疗除放疗外,还有辅助化疗和辅助放化综合治疗等手段。但无论是 20 世纪 60~70 年代使用 CAP 方案还是 20 世纪 80~90 年代以 DDP 为基础的联合化疗,术后化疗均未能提高疗效。Logan 等通过调查,对术后放疗、化疗和放化综合治疗的作用进行了评价。资料包括一个 Meta 分析和 22 个前瞻性随机临床试验。多数研究的对象为Ⅲ期病例,少数研究包括了未完全切除的 I 期病例或小细胞肺癌(不超过 10%)。该研究的结论是术后放疗降低了完全切除经病理证实的Ⅱ~ⅢA 期病例 11%~18% 的局部复发率,但未能改善生存率。早期的强烈化疗对生存率的改善十分有限且毒性很大,现已不用。目前尚无足够资料对现代术后化疗做出评价。

(3)术后放疗的时机:肿瘤细胞加速再增殖并非放疗过程中所特有,手术后残留的肿瘤也有可能发生。Trotti 等用加速超分割做头颈部鳞癌的术后放疗,发现局部控制率明显高于术后常规分割放疗;术后 6 周内开始放疗者局部复发率为 14%,6 周后开始放疗者上升至 40%。但是,Wurschmidt 等回顾性分析 340 例非小细胞肺癌后发现放疗在术后 36 天内开始者生存率低于 36 天后开始者,并认为原因可能是术后放疗过早开始使患者由于手术造成的免疫抑制未能及时恢复。但是多数意见认为术后放疗不宜拖延时日,一般主张在术后 4 周左右开始。

3.术中放疗

使用高能电子束进行术中放疗(IORT)于 20 世纪 60 年代始于日本。在我国,目前已经开展了这一技术的应用和研究。

IORT 是经手术切除或暴露肿瘤,术中直视下单次大剂量准确地直接照射残存肿瘤、瘤床或淋巴引流区。IORT 最大的优点是在直视下进行,避免和减少了对肿瘤附近重要脏器的照射。IORT 的不利之处是使用单次照射,在放射生物学上表现为:①肿瘤乏氧,对放射效应的负面影响增加。②后期反应,正常组织修复 SLD 的机会减少。③失去了分割放射中肿瘤细胞周期再分布的机会。

IORT 在 NSCLC 中的应用尚处于初步探索阶段。临床报道的例数均很少,从这些资料中无法得出具有普遍意义的结论,IORT 在 NSCLC 治疗中的价值、适应证、最佳剂量、与外照射和化疗配合的方案等均有待进一步研究确定。但以下几点得到多数学者的认同:①IORT 在肺癌方面的应用主要是局部晚期 NSCLC。②单次 10~15Gy 的剂量是安全的。③IORT 必须与外照射有机地结合进行。

六、放射治疗与化疗的联合应用

放疗作为局部晚期不能手术 NSCLC 的标准治疗沿用了多年,但常规放疗的疗效不尽如人意,长期生存率令人失望,仅约为 5%。由于超过 50% 的患者死于远处转移,多年来一直在探索在放疗的基础上结合全身化疗,以减少远处转移。近年来更希望通过合理的放化综合治疗达到不仅减少远处转移率,而且提高局控率的目的。通过多年的研究对放化综合治疗的生物学基础已有一定的了解,临床应用也有了长足的进步。

1.放疗和化疗综合治疗的生物学基础

(1)预防抗治疗的肿瘤克隆出现:由于普遍存在的肿瘤细胞群的异质性,敏感的细胞群易被放疗或化疗杀灭,残留的细胞群具有治疗抵抗性,加之肿瘤克隆细胞在增殖中的畸变不断发生,那些抗治疗的克隆细胞亚群也逐步增加。由此,残留肿瘤会在治疗过程中出现治疗抵抗性。对一种治疗方法抵抗的肿瘤克隆细胞往往对另一种治疗方法敏感。因而放射和化疗联合应用有互补作用,从而阻止抗治疗的肿瘤克隆细胞群的产生,提高治疗效果。当然临床上也常常有对放疗和化疗有交叉抵抗性的情况,然而许多实验和临床资料仍表明,放化疗联合应用有可能减少抗治疗克隆的出现。

(2)立体的联合作用:放化疗联合治疗某一肿瘤时,两种方法杀灭肿瘤的效应各自独立,又互相补充。如对肺癌的治疗,放疗在于控制胸腔内肿瘤,化疗则主要在于控制可能已有的微转移灶。

(3)增效作用:放疗和化疗最终效应大于两者各自使用时的效应,即 $1+1>2$。这些增效作用的确切机制还不很清楚,部分研究显示有以下可能的机制。①肿瘤细胞群同步化:如紫杉醇阻止肿瘤细胞于 G_2/M 期,而 G_2/M 期是细胞周期各期相中对放射杀灭最敏感的。②再氧化作用:乏氧细胞具有抗放射性,顺铂有乏氧细胞再氧化作用,从而提高了细胞的放射敏感性。③乏氧细胞杀灭作用:丝裂霉素有直接杀灭乏氧细胞的作用,因而使放射的效应增加。④阻止放射损伤的修复:在分割放疗期间,部分放射损伤能够修复,使放射杀灭效应减弱。多柔比星、顺铂、博来霉素等能阻止上述放射损伤的修复,从而加重了放射损伤。

(4)减少放射剂量的应用:放射对肿瘤的杀灭呈一级动力学规律,即每次剂量杀灭一定比例的细胞数,细胞数量越大所需剂量越高。如果化疗能够杀灭一定数量的肿瘤细胞,则消灭剩余肿瘤的放射剂量就可以降低。放射剂量的减少有重要的临床意义,它能降低放射并发症的发生率,提高患者治疗后的生活质量。

(5)阻止放疗中残留肿瘤细胞的增殖:常规放疗一般要进行6～7周,在此期间残存的肿瘤细胞会发生加速再增殖,因而需要更多的剂量来杀灭这些增殖出来的肿瘤细胞。放疗同时合并化疗能够杀灭或抑制增殖的肿瘤细胞,同时由于处于增殖周期中的细胞对化疗更敏感,所以杀灭效应更强。

(6)降低治疗的毒性:诱导化疗能使肿瘤缩小,放射治疗野因而缩小,使放疗的毒性反应减轻。另外,肿瘤体积缩小后,肿瘤血液供应改善,使得更多的细胞进入增殖周期,提高了肿瘤整体的放射敏感性,因而放射剂量可以适当降低,有利于减少放射并发症。

2.放疗和化疗药物相互作用的机制

(1)顺铂(DDP)和放疗:20世纪70年代中期,动物实验和临床应用都提示DDP和放疗合用有可能提高放疗的效应。放疗前给DDP使放疗后细胞生存曲线的斜率变小,同时它能阻止亚致死性损伤和潜在性放射性损伤的修复,从而使放疗的效应增加。一般认为,临床上把DDP作为放疗增敏药使用时,以持续静脉滴注更好。

(2)多柔比星(ADM)和放疗:已发现ADM使放疗效应增加的现象,特别当它在放疗期间或放疗刚结束时使用。然而关于其增敏机制还未完全搞清。可能的解释为:①ADM抑制线粒体和肿瘤细胞的呼吸,导致肿瘤外层细胞氧分压减小,而内层缺氧肿瘤细胞的氧分压相对增加,从而增加了这些缺氧细胞的放射敏感性。②ADM能阻止放射造成的DNA单链断裂的修复。但在胸部放射中,由于ADM的心脏毒性会加重放射对心脏的损伤,故不宜联合使用。

(3)丝裂霉素(MMC)和放疗:MMC具有烷化剂样的作用,对缺氧细胞的毒性比富氧细胞更大些。临床前期研究显示,MMC在放疗前使用对放疗有增敏作用,但是在放疗后使用时仅有相加作用。由于正常组织内不存在缺氧细胞,所以放疗与MMC合用从理论上推测不会使正常组织的放射性损伤加重。动物实验也没有发现MMC对正常早期和后期反应组织的放射性损伤有增敏作用。一个头颈部肿瘤前瞻性临床研究的初步结果是,MMC和放疗合用增加了肿瘤的局控率,但没有增加正常组织的放疗反应。

(4)紫杉醇和放疗:紫杉醇具有抑制微管的作用,阻止细胞分裂,使细胞停滞于

G_2/M。而这一期相的细胞对放射杀灭最为敏感。在放疗前 48 小时使用紫杉醇的放疗增敏效力最强。临床试验紫杉醇放疗增敏的研究正在进行之中。

(5)伊立替康(CPT-11)和放疗:CPT-11 是拓扑异构酶工的抑制药,作用于 S 期细胞,造成 DNA 损伤。实验研究提示,CPT-11 能增加放疗的细胞杀灭。当在放疗前 2~4 小时给药时增敏效应最强。其增敏作用可能是:①CPT-11 阻止放疗后 SLD 和 PLD 的修复。②放疗导致肿瘤细胞群中 S 期细胞的比例增加,而 CPT-11 杀灭 S 期细胞的作用强。临床试验 CPT-11 放疗增敏效应的研究正在肺癌和头颈部肿瘤中进行。

3.放疗和化疗综合治疗的临床应用

(1)序贯放化疗:在放疗之前使用化疗,两者序贯进行,也称作诱导化疗,是 NSCLC 治疗中为避免毒性相加而最常采用的手段。单药试验表明单一细胞毒药物的加入,如甲氨蝶呤(MTX)、多柔比星(ADM)、长春碱(VDS)和长春新碱(VCR)等与放疗联合应用与单纯放疗相比没有延长患者的存活时间。不包含 DDP 的多药化疗试验中,化疗的加入不延长患者的中位生存期及长期生存率。以 DDP 为基础的联合化疗试验取得了较好的效果,降低了ⅢA~ⅢB 期 NSCLC 的 2 年病死率 30%,而非 DDP 联合化疗为 18%,长期随访后显示提高了患者的 5 年存活率。

总之,尽管随机试验证实加入化疗对放射治疗局部晚期 NSCLC 有肯定的影响,但总的生存曲线并没有显著提高。增加化疗似乎仅减少了远处转移,对局部控制并无明显影响,而局控失败是这些患者治疗失败的主要原因之一。另外,诱导化疗以 2~3 个疗程为宜。原因如下:①文献报道取得较好疗效的诱导化疗多为 2~4 个疗程,没有资料表明增加诱导化疗疗程能够提高疗效。②化疗疗程过多,强度过大将影响随后放疗的实施,而放疗是这一类型患者最主要的治疗。③单用化疗控制 NSCLC 临床病灶是困难的,在临床上经常可以看到化疗 1~2 疗程时肿瘤有缩小,而继续化疗下去反而出现肿瘤增大的现象。

(2)同时放化疗:同时放化疗是另一种放化综合治疗的方法。其理论上的优势是通过两种治疗的同时直接叠加以增加局部控制的概率。但紧随的不利之处是毒性增加及剂量经常人为变化而难以达到最佳的组合。同时放化疗常见的毒性反应有骨髓抑制产生的白细胞减低症、放射性食管炎、放射性肺炎等。同时放化疗中最常应用的是顺铂、卡铂和依托泊苷等药物的单药使用或联合应用。Schaake-Koning 等报道的 EORTC 的临床试验。在这个随机Ⅱ期试验及随后的Ⅲ期试验中,331 例患者随机分成 3 组。结果显示每日应用 DDP 组显著提高了生存率:1 年、2 年和 3 年生存率分别为 54%、26%和 16%,而单纯放疗组分别为 43%、13%和 2%($P=0.003$)。每日联合 DDP 的放化疗提高生存率的原因是局部控制的改善。

（3）目前研究的方向：主要有以下几方面。

1）非常规放疗方法：主要是超分割、加速超分割和适形放疗与化疗的联合应用：由于常规放疗和化疗联合应用对提高局部晚期 NSCLC 疗效的作用有限，近来一些临床试验开始探讨非常规的放疗方法，如超分割、加速超分割和适形放疗与化疗联合应用的有效性，初步结果显示疗效优于常规放化疗。

2）新化疗药物与放疗的联合应用：化学药物治疗肿瘤的研究发展非常迅速，新的药物不断涌现。其中一些已用于局部晚期 NSCLC 的治疗。目前正对这些药物与放疗的联合应用进行临床试验。这些新的化疗药物是紫杉醇类、异环磷酰胺、长春瑞滨、拓扑替康和吉西他滨。

总之，序贯（诱导）化放疗提高了生存率，同时放化疗的疗效尚未明确，一些初步临床试验显示提高了疗效，最终结论有待更多资料的累积。超分割、加速超分割和适形放疗与化疗的联合应用紫杉醇等新的化疗药物与放疗联合应用的基础和临床试验正在进行。

七、放射治疗肺癌的新进展

1.非常规分割放疗

临床实践证实分割放疗是行之有效的放疗基本原则。常规分割放疗已沿用了半个世纪，然而疗效并不满意，即局控率不高，放射后遗症明显。常规分割放疗局部晚期 NSCLC 的局部复发率高达 60%~80%。提高肿瘤放射效应的方法主要有两种：一是改善放射物理剂量的分布，在减少正常组织照射的同时使肿瘤受到更高剂量的照射，适形放疗即属于这一范畴；二是通过对放疗的时间-剂量-分割等因素的合理调整，提高正常组织的耐受量，增加肿瘤的放射生物效应，即非常规分割的放疗方法。这一方法 20 世纪 80 年代以来用于临床实践，已证实其对部分肿瘤尤其是 NSCLC 的放疗疗效优于常规分割放疗。

广义的非常规分割包括对常规分割方式中时间-剂量-分割因子的任何修正，在这里非常规分割放疗特指每日照射 1 次以上的分割方式。主要有以下两种类型。①超分割放疗（HR:T）：与常规分割相比，每次剂量降低，分割次数增加，总剂量增加，总疗程基本不变。②加速超分割放疗（HART）：每次剂量降低，分割次数增加，总疗程时间缩短，总剂量做相应调整。

（1）放射生物学基础：分割放射的生物学基础包括 SLD 修复、再增殖、细胞周期再分布和再氧合，即"4R"原理。与非常规分割放疗有关的时间-剂量因子包括分割剂量、总剂量、总疗程时间和分次间隔时间。几十年的临床实践使我们对常规分割放疗的肿瘤放射效应和正常组织的急性反应及后期损伤有了比较清楚的认识，但这些经验可能不适用于非常规分割放疗。这反映在由于分割方式的变化导致的肿瘤组织、早期反应组织和后期反应组织放射效应的变化,即急性反应与累积剂量(周剂量)关系密切,后期损伤则对分割剂量的大小更为敏感,而肿瘤组织的放射反应规律与早期反应组织类似。

1)分割剂量与放射损伤:根据放射损伤发生的规律,正常组织可分为早期和后期反应组织,肿瘤组织的放射反应规律类于早期反应组织。分割剂量的大小和正常组织及肿瘤放射损伤之间的关系可用线性-平方模式(L-Q 模式)来描述,其中的 α/β 参数反映了组织修复放射损伤的能力。α/β 值较小的组织修复 SLD 的能力较强,反之则修复能力较弱。在分割剂量变化时,不同 α/β 值的组织达到某一特定生物效应所需的等效总剂量的变化也不同。较低的 α/β 值意味着较大的等效剂量的变化,反之亦然。由于后期反应组织的 α/β 值较低,早期反应组织 α/β 值较高,因此当分割剂量变化,后期反应组织耐受量增加的幅度高于早期反应组织,换言之,使用较小的分割剂量有利于保护后期反应组织,或者提高其放射耐受剂量。肺组织 α/β 值为 (3.3 ± 1.5) Gy,主要是一个后期反应组织。当照射 59.4Gy,每次 1.8Gy,急性放射性肺炎发生率 17%,后期放射性肺纤维化为 0。而当照射 60Gy,每次 2.0Gy,分割剂量仅提高了 0.2Gy,上述两项损伤分别升至 34% 和 9%。在胸部肿瘤放疗中,肺和脊髓等后期反应组织损伤是限制肿瘤放射剂量提高的主要因素之一,因此,降低分割剂量能提高后期反应组织的耐受量(或减少放射损伤),而对早期反应组织和肿瘤的杀灭效应没有明显影响。

2)照射间隔时间与亚致死性损伤修复:使用较小的分割剂量有利于保护后期反应组织的前提是在照射间隔期间 SLD 得以完全修复。修复损伤需要时间,如果照射间隔时间过短,SLD 修复不完善,损伤将会累积。组织修复动力学研究表明 SLD 的修复与照射后时间呈指数性关系,常用半修复时间($t_{1/2}$,50% 细胞损伤修复所需时间)来表示。不同组织修复 SLD 的速度是不一样的。皮肤、肾和脊髓的 $t_{1/2}$ 较长(1 小时至数 h),小肠黏膜较短(约 30 分钟),肺和结肠介于两者之间。早期反应组织和后期反应组织在修复动力学方面没有本质的区别,重要的是一些希望通过超分割方式得到保护的后期反应组织的 $t_{1/2}$ 较长,两次照射的间隔时间必须足够,这一点在脊髓受到非常规分割照射时尤为重要。Cox 等观察到,肺癌超分割放疗中,两次照射的间隔时间 < 4.5 小时的患者发生后期放射损伤的比例明显高于间隔时间 ≥ 4.5 小时的患者。总之,在超分割放疗中,两次照射的间隔时间应根据 $t_{1/2}$ 尽可能延长,脊髓以外的正常组织 SLD 的修复至少需 6 小时,脊髓则需更长时间。分割剂量的大小与修复动力学的关系还不清楚,但有资料表明,分割剂量增大,修复能力减弱。

3)总疗程时间与肿瘤细胞加速再增殖:长期以来,人们一直认为在"4R"中,再增殖对分割放疗效应的影响没有其他 3 个因素重要。这一方面是因为人类肿瘤的体积倍增时间相当长,从 27～166 天,所以误认为在 4～7 周的分割放疗中,至多 1 次的肿瘤倍增不足以明显影响放疗的结果;另一方面是因为在放疗过程中大多数肿瘤有一定程度退缩的情况下,残余肿瘤细胞的增殖处于隐蔽状态,不易引起重视。放疗过程中存在肿瘤细胞加速再增殖主要有以下 3 方面的依据:①肿瘤放疗后复发的时间。②分段放疗与连续放疗的疗效。③肿瘤控制剂量与总疗程时间。

一些资料表明,在 NSCLC 放疗中存在明显的时间-效应关系,在不能手术切除的局部晚期 NSCLC 高剂量根治性放疗中,疗程中断患者的局部控制率明显低于连续完成治疗者。尤其是在超分割放疗的患者,疗程中断超过 5 天患者的 2 年和 5 年生存率分别为 13％和 3％,远低于按计划完成治疗者的 24％和 10％。Komaki 等分析 85 例肺上沟瘤放疗的资料,发现接受分段放疗患者的 2 年局部控制率为 18％,明显低于接受连续放疗患者的 50％。

目前尚无有效的实验方法直接测定放疗过程中肿瘤细胞的增殖状态,也没有一个有效的细胞动力学指标能够单独地准确预测肿瘤细胞在放疗过程中的增殖状态。现已能用流式细胞技术测定人类肿瘤的潜在倍增时间,但其预测肿瘤细胞增殖状态的作用尚有争议。

(2)超分割放疗:超分割放疗的基本原理是使用较小的分割剂量,在不增加后期反应组织损伤的基础上提高总剂量,使肿瘤受到更高生物效应剂量的照射。超分割放疗的益处还包括增加细胞周期再分布的机会和降低细胞杀灭对氧的依赖性,从而提高了肿瘤的放射敏感性。由于早期反应组织和肿瘤一样具有较高的 α/β 值,在肿瘤杀灭效应提高的同时,急性反应不可避免的有所加重。

临床 I／II 期试验显示超分割放疗提高了 NSCLC 的疗效。有学者临床 III 期试验显示 54 例 III 期非小细胞肺癌超分割放疗的 2 年局控率和生存率分别为 27.8％和 31.3％,51 例常规放疗分别为 12.5％和 6％;超分割放疗急性放射性食管炎发生率较高,后期损伤两组无差异。

(3)加速超分割放疗:加速超分割放疗的基本原理是缩短总疗程时间以克服疗程中肿瘤细胞加速再增殖,同时降低分割剂量以保护后期反应组织。在分次间隔时间足够长的前提下,总疗程时间与后期放射损伤的关系不大,急性反应由于周剂量增加而明显加重,因而成为这种分割方式的剂量限制性因素。目前正在研究和应用的 5 种加速超分割放疗方式采用了不同手段来保证急性反应不致过重。这 5 种方式具体如下。

1)连续加速超分割放疗(CHART):每次 1.5Gy,每天照射 3 次,连续治疗 12 天(周末不休息)(54Gy/36 次,12 天)。这是目前疗程最短、周剂量最高的分割方案。试图在肿瘤加速再增殖尚未开始或程度较轻时结束治疗,同时降低总量以减轻急性反应。

2)同期小野加量加速超分割放疗(CBHART)：在大野(包括原发灶和淋巴引流区)照射的某一时期加用小野(仅包括临床肿瘤灶)。疗程缩短限于临床肿瘤,通过减少加速放疗中正常组织的受照体积来减轻急性反应。

3)分段加速超分割放疗(SCHART)：总疗程短于常规放疗,疗程中插入休息时间以减轻急性反应。

4)后程加速超分割放疗(LCHART)：有资料显示,肿瘤加速再增殖主要发生在后半疗程。因此,疗程前半段采用常规分割,后程缩野加速超分割照射,同时前半段常规放疗可刺激早期反应组织加速增殖,有利于后程耐受加速放疗。

5)逐步递量加速超分割放疗(EHART)：分割剂量逐步递增,周剂量逐渐增加。符合疗程中肿瘤细胞加速再增殖逐步加重的趋势,同时有利于早期反应组织耐受较高剂量的照射。

临床Ⅰ/Ⅱ期和Ⅲ期试验结果均显示超分割和加速超分割放疗提高了 NSCLC 放疗的疗效。但是,超分割和加速超分割放疗的急性放射反应明显重于常规放疗,每日剂量不应大于4.8Gy。对于强烈的短疗程方案,急性反应是主要的剂量限制因素。后期反应组织放射损伤与分割剂量大小密切相关,两次照射至少应间隔 6 小时。

2.三维适形放疗

目前常规应用的二维设计的放疗技术存在较明显的缺陷,即未能最大限度地将剂量集中到病变(靶区)内,而使周围正常组织和器官受到较高剂量的照射,从而局控率不高,正常组织损伤较重。1959 年,日本学者 Takahasi 提出适形放疗的概念,即高剂量区分布形状在三维方向与病变(靶区)的形状一致,正常组织受量显著减少,因而称为三维适形放射治疗(3D-CRT)。在肺组织能够耐受的范围内,利用这一技术可以给予肿瘤区 70~80Gy 甚至更高剂量的照射。1993 年开始用于临床的 IMRT 技术使三维适形放疗有了更进一步的发展。三维适形放疗在几何上限制了治疗射线束的截面形状,使其由射野视角方向的投影与靶区轮廓一致,如此采用多线束治疗可以得到较好的剂量体积分布。但是如果病灶与周围正常组织或危险器官在立体上难以分离,甚至包裹必须保护的正常组织时,对射线束强度的调制,即调强则可能是唯一能够对该重要器官提供保护的方法。IMRT 的基本原理来自 CT 成像的反思维：自 CTX 线球管出来的均匀射线束经过人体后变成了强度不均匀的射线束。因而如果给予一个强度不均匀的射线来照射,则出射线就可能是均匀的。IMRT 的关键是在照射野内给出强度变化的射线进行治疗,加上使用多野照射,就能得到适合靶区立体形状的剂量分布,而且对靶区要求的剂量强度也可以"适形"。

适形放疗尤其是 IMRT 是放射治疗历史上的一个重大进步,由于它的适形性好,因此能明显增加肿瘤放射剂量,提高疗效,同时有效地保护周围正常组织,减少了放射并发症。目前普遍认为 IMRT 是 21 世纪放疗技术发展的方向。

3.质子射线放疗

带电重粒子在介质中运动的开始阶段,能量损失较小,而在接近其射程终末时,能量突然发生大量释放,在该处形成陡峭的电离吸收峰,称为 Bragg 峰,并在达到该电离吸收峰的最高值时,由于能量几乎全部损失而静止。粒子射线的深度剂量曲线分布特性显示,在其大部分射程内近似恒定剂量(坪段剂量),在其射程末端出现一明显的 Bragg 峰,峰值剂量为坪段剂量的 3～4 倍,并在达到峰值后迅速截止。质子射线的生物学效应与常规低 LET 射线相近,相对生物效应为 1.1。所以光子射线治疗的临床经验完全可以用于质子治疗。

质子射线放疗开始于 20 世纪 50 年代,在近些年里有了较大发展,主要归因于高能加速器的发展,出现了专为医用的质子放疗系统。由于质子射线的 Bragg 峰,加上适形调强放疗,使其放疗的适形性优于迄今所有的放疗方法。因此能显著提高肿瘤放射剂量,有效保护周围正常组织。肿瘤局部控制明显改善,放射损伤减少。Yenemoto 用质子射线治疗 28 例早期 NSCLC,3 年生存率达 51%。质子射线放疗在 21 世纪将会得到发展,然而该系统价格昂贵,影响了其广泛应用。

4.近距离放疗

近距离放疗是将放射源直接贴敷于肿瘤表面或插植于肿瘤中心,其物理剂量分布的特点是近源处剂量很高而随着离源距离的增大,剂量迅速跌落。因而可以给予肿瘤部位非常高的放射剂量,而对周围正常肺的放射剂量较低。但这种剂量分布特点同时也是其致命的缺点:靶区内放疗剂量分布极不均匀。若以距施源管中心 0.5cm 处的剂量为 100%,则在距施源管中心 1.0cm、1.5cm 和 2.0cm 处的剂量分别为 25%、11% 和 6%。因而近距离放疗只能用于支气管腔内的肿瘤,对已向支气管腔外浸润的肺癌,仅适用于直径＜3cm 的肿瘤。

近年来,使用较多的是支气管腔内近距离放疗(EBT)。EBT 方法是由纤维支气管镜引导插入 1.7～2mm 直径的施源管,将放射性微粒源送达肿瘤部位进行计算机遥控治疗。EBT 主要用于以下几种情况:支气管腔内的肿瘤引起的管腔阻塞,导致支气管远端的阻塞性肺炎、肺不张、肺实变。用低剂量率放射源照射后的临床症状缓解率在 50%～80%。高剂量率放射照射后为 60%～90%。然而多数临床报道没有显示患者的中位生存期延长,但患者的临床症状减轻,生存质量改善。另一种情况是用于外放射后有较小残留病灶的患者,作为一个局部加量照射方法,但是残留病灶必须＜3cm。EBT 的主要并发症有大出血、放射性肺损伤、瘘管形成(气管胸膜瘘、气管纵隔瘘、气管食管瘘)。

综上所述,对于不能手术的局部晚期 NSCLC 的放射治疗,常规分割放疗疗效不尽如人意，但目前仍是这一病变类型的标准放疗方法；非常规分割放疗显示出令人鼓舞的前景，但最佳的时间-剂量-分割方式及其适用范围有待进一步确认；适形放疗和质子放疗是 21 世纪放疗技术发展的方向。在照射靶区方面主要的变化趋势是治疗靶区较前适当缩小但更强调"适形"。在剂量方面一是通过改变分割方式提高肿瘤的生物效应剂量，二是通过适形放疗和质子放疗提高肿瘤的物理剂量。

（杨　阳）

第二节　小细胞肺癌的放射治疗

小细胞肺癌（SCLC）约占所有肺癌病例的 15%，是一种以生长迅速、早期转移、高度侵袭性为特点的病理类型，临床上更容易早期广泛转移，所以在治疗策略上与其他病理类型有着显著的差异。小细胞肺癌局限期（LD）是指肿瘤局限于一侧胸腔、同侧肺门、双侧纵隔、同侧锁骨上区，且除外恶性心包积液或恶性胸腔积液等情况，确诊时局限期病例仅占全部小细胞肺癌的 30%。广泛期（ED）是指 Ⅳ 期或多发肺内转移结节和（或）肿瘤病灶、转移淋巴结靶区过大而难以耐受根治性放疗。局限期小细胞肺癌以根治性同期放化疗为主要治疗手段，广泛期小细胞肺癌因病变广泛、预后差，放疗仅起到姑息治疗作用。

一、局限期小细胞肺癌的放射治疗

放疗是 SCLC 的重要治疗手段。Meta 分析显示与单纯化疗比较，放疗（40～50Gy，常规分割）＋化疗可将局部控制率提高 25%～30%，将生存率提高 5%～6%。之后的多项研究发现，化、放疗同步治疗的疗效优于序贯治疗及单一治疗方法，但其不良反应亦相应增加。现大多数研究认为，依托泊苷、顺铂（EP 方案）是较好的同步治疗方案，其与胸部放疗联合应用的毒性反应可耐受，且并不影响药物或放疗剂量。

1.同步放化疗的理论依据

包括以下几点。

（1）降低发生转移的概率：实验研究发现，随着肿瘤体积的增长，肿瘤细胞可很快获得转移能力，而 SCLC 细胞具有较快的增长速度以及较强的转移能力，因此尽早杀灭较多的肿瘤细胞应是降低转移概率的最好方法。

（2）降低化疗耐药的概率：有研究认为，肿瘤细胞对化疗药物耐药是一个随机发生的基因突变过程，其发生概率与分裂细胞总数呈正相关，所以尽快地降低肿瘤负荷可减小耐药的发生概率。

（3）降低放疗耐受的概率：新辅助化疗可能会引起 DNA 修复能力增强，从而使肿瘤细胞获得放疗耐受性，而同步放化疗可减少此种情况的发生。

（4）减少加速再群体化：动物模型发现，治疗后肿瘤细胞增长速度加快，当治疗时间延长时，为达到同样疗效需提高总治疗剂量。早期同步进行放化疗可较快地杀灭肿瘤细胞，减少再群体化的发生。

因此，目前对于 LSCLC 的治疗，已基本达成共识，即在患者能够耐受的情况下，化疗（EP 方案或其他含铂类、VP-16 方案）、放疗同步治疗疗效最佳。但对于放疗的应用时间、放疗靶区、剂量及分割方式，尚存在争议。

2.同步放疗的应用时间

加拿大国立肿瘤研究所（NCIC）发现，早期同步联合 EP 方案化疗与放疗明显优于晚期同步治疗者。其他对比早期与晚期同步放化疗疗效的随机试验结果不尽相同，部分研究并未发现早期同步治疗的疗效显著优于晚期治疗，但其晚期同步治疗的 5 年生存率仅为 10% 左右，远低于 NCIC 研究中早期同步治疗 20%～30% 的 5 年生存率。

早期同步放疗可显著提高近期疗效。亚组分析发现，对超分割放疗或含铂类化疗者，早期同步放疗的优势更为明显。有 Meta 分析发现，如以初次化疗后 30 天内开始放疗作为早期同步放疗的定义，对于应用了含铂方案的患者或放疗总疗程少于 30 天者，早期同步放疗可显著提高患者的生存率。当放疗总疗程少于 30 天，同步应用含铂类化疗方案时，早期同步放疗可明显提高患者长期生存疗效。

3.放疗靶区

传统的放疗定位多在模拟定位机下完成，虽较简便快捷，但无法详细获知各具体器官的剂量分布。而根据 CT 定位进行的三维适形放疗可准确地勾画靶区，了解靶区和危及器官的具体受量，从而给以优化的治疗方案，应作为 SCLC 的标准放疗方式得到广泛开展。传统的放疗靶区包括大体肿瘤体积（GTV）、同侧肺门、双侧纵隔及双侧锁骨上淋巴结区，但随着强效化疗药物的应用，靶区范围已较前缩小，有研究倾向于靶区仅限于 GTV 外放 2cm。较小的靶区范围可降低放疗的不良反应并有助于提高放疗、化疗的剂量，但目前尚无随机对照临床试验比较其与传统靶区在治疗效果上的差异。通过回顾性研究，Tada 发现 N_2 及 N_3 患者的上纵隔及锁骨上区边缘复发较多，而 N_0 及 N_1 患者的边缘复发较少，因此建议适度增大前者靶区的上界，而对于后者则可较安全地缩小放疗靶区。另外，对于化疗后肿瘤缩小的患者，靶区勾画的参考标准亦有争议。SWOG 的前瞻性研究将化疗后取得部分缓解的患者随机分为两组，一组以化疗前肿瘤区域作为靶区，另一组以化疗后缩小的肿瘤作为靶区，随访发现两组患者的局部复发率并无显著差异。因此，对于化疗后部分缓解患者,放疗靶区多选择化疗后瘤区。但对于化疗后完全缓解者,放疗靶区多为化疗前受累的淋巴引流区域。

4.放疗总剂量

目前对于 LSCLC 的放疗总剂量,仍有较多争论。现多应用常规分割方式照射,即每日 2Gy,每周 5 次。总剂量多为 45~55Gy。有回顾性研究发现,当总剂量由 30Gy 升至 50Gy 时,局部复发率可由 79% 降至 37%,而当剂量在 40~50Gy 时,其局部复发率与 30Gy 无明显差异。因此,总剂量>50Gy 可能较<50Gy 获得更好疗效。有研究认为,常规分割条件下,最大耐受总剂量可达 70Gy。对于高剂量放疗,尚需进一步行随机对照研究。

5.放疗分割方式

因 SCLC 具有加速再群体化的特点,理论上,低分割或加速超分割放疗的疗效应优于常规分割。有报道显示,低分割或加速超分割放疗的中位总生存期可超过 20 个月。

二、广泛期小细胞肺癌的放射治疗

大多数 SCLC 患者确诊时即为广泛期,往往同时有多脏器的转移,主要累及骨、肝、肾上腺、脑等,其预后很差,未经治疗的广泛期患者中位生存期仅 6~12 周。其治疗以化疗为主,并可根据患者的具体情况,予以局部放疗,以减轻症状、减小肿瘤负荷。靶区可包括原发灶及纵隔淋巴结、脑转移灶、骨转移灶等。有学者报道,对于 SCLC 患者,单纯化疗的中位生存期为 6 个月,1 年、2 年生存率分别为 28.9% 和 7.8%。而化疗辅助放疗组中位生存期为 11 个月,1 年、2 年生存率分别为 52.8% 和 19.7%;相当一部分 ESCLC 患者有呼吸困难、上腔静脉压迫综合征、骨转移疼痛及脑转移、颅内压增高的相关症状,经过放疗后症状缓解率可高达 70%~80%。因此放射治疗可起到延长一定的生存期、缓解症状、改善生存质量的作用。

三、预防性脑照射

约 10% 的小细胞肺癌患者在初诊时被发现有肿瘤脑转移,另外有 20%~25% 的患者在随后的一生中被发现有脑转移,随着生存期的延长脑转移发生的可能性增高。在没有对中枢神经系统进行抗肿瘤治疗的情况下,小细胞肺癌 2 年生存患者发生脑转移的可能性高达 50%~80%。65% 的小细胞肺癌患者尸解病例被发现有脑转移。因为脑转移有时候是完全缓解患者的唯一复发部位,而且脑转移发生后通常使患者丧失能力,所以为了减少它的发生,自 20 世纪 80 年代以来预防性脑照射(PCI)已被经常应用。

　　曾有数项回顾性研究,认为 PCI 与放疗后神经系统及智力损伤有关。但这些研究多缺乏放疗前的基线数据,且未能考虑同步化疗、年龄、疾病等因素的影响。PCI 后的智力损伤可能与身心状态欠佳有关。癌症与白血病协作组 B(CALGB)的一项研究分析了 347 例接受 PCI 患者的情况,这些患者都接受了同步化疗。通过与治疗前基线数据比较,发现治疗后患者情绪状态未受明显影响,但认知能力较前下降,表明 PCI 与同步化疗对智力具有明显的不良反应。

　　接受 PCI 患者的脑 CT 及中枢神经系统异常的发生率显著高于没有接受 PCI 的患者,脑 CT 扫描显示异常变化,普通体检不容易发现神经系统症状和体征,许多症状通过神经心理学检查才能被发现,只有少数患者有明显症状。脑 CT 异常虽然最终会稳定,但是在治疗结束后的几年内异常变化会加重。神经系统异常改变在 PCI 加同期大剂量化疗或每次放疗 4Gy 的患者最为严重。

　　目前关于 PCI 的总剂量和分割方式尚无定论。大多数研究的 PCI 总剂量在 30～36Gy,分割剂量 2～3Gy。Meta 分析发现,当总剂量在 36～40Gy 时,脑转移发生率可减少 73%;而 30Gy 可减少 68%;24～25Gy 可减少 48%;8Gy 的总剂量仅可降低 24% 的脑转移发生率,但总剂量并不影响总生存期。另一项研究发现,当 PCI 的总剂量在 20～35Gy 范围内时,剂量与脑转移的预防效果几乎为线形相关。一般认为,为防止发生迟发性脑损伤,单次分割剂量应低于 3Gy。也有研究认为,加速超分割 PCI(30～36Gy,每次1.5Gy,每日 2 次)疗效较好,且无明显不良反应。目前放疗肿瘤协作组正在进行加速超分割 PCI 的Ⅱ/Ⅲ期随机试验(RTOG0212)。关于 PCI 的应用时间,现也并不统一。大多数研究认为应在获得 CR 后进行 PCI,但不应晚于化疗开始后 6 个月。

　　现在正在进行更多的临床随机研究,对治疗后完全缓解患者加或不加 PCI,这些研究对 PCI 的毒性反应及 PCI 对生存期的影响将会提供更加明确的资料。在这些研究没有完成及发表以前,有专家认为可参照以下的指导原则给予 PCI:①PCI 仅给予完全缓解患者。②每次放疗剂量 2～3Gy,2～3 周内完成,总剂量 24～30Gy。③PCI 不应该在化疗的同一天给予,放疗与化疗的间隔应尽量延长,例如在全部化疗结束后进行。

　　总的来说,目前评测 PCI 不良反应的研究尚需进一步排除以下因素对神经系统的影响:治疗过程中的抑郁、焦虑情绪、年龄、吸烟、副肿瘤综合征及脑内微转移灶等。根据现有研究结果,为减少晚期神经毒性,PCI 治疗应避免同步化疗,并应使单次分割剂量<3Gy。

四、肺癌放射治疗的并发症

1.放射性肺损伤

（1）急性放射性肺炎:肺组织受照 25～30Gy 后,呈现急性渗出性改变,病理检查可见毛细血管内皮细胞肿胀、空泡化，血栓形成，肺实质和间质充血，肺泡水肿，胶原纤维肿胀，炎性细胞浸润，肺泡上皮细胞脱落，蛋白性物质渗出。在此阶段多数患者不产生症状，若合并感染即产生与普通肺炎类似的症状。这些急性改变在数周或数月后逐渐消失。

急性放射性肺炎的临床症状多出现在放疗开始后的1~3个月。早期的临床症状为低热、干咳、胸闷，较严重尤其是合并感染者有高热、气急、胸痛、咳痰，有时有血痰。体检可闻及啰音，有肺实变表现。部分患者有胸膜摩擦音和胸腔积液临床表现。较严重者出现急性呼吸窘迫，甚至导致肺源性心脏病死亡。度过急性期后，则将经历一个逐步发展到肺纤维化的过程。

肺放射后多数会出现影像学改变，即使在没有临床症状的患者也会出现。所以影像学检查发现肺异常改变的比例明显多于有临床症状者。急性放射性肺炎在常规胸部X线检查显示为弥漫浸润样改变，这些改变的分布与放射野的形状一致。胸部CT检查通常的改变为肺密度增加。由于CT在区别肺的密度方面比胸部X线检查更敏感，而且能显示出放射剂量越高，肺密度增加越明显的关系。因而更常被用于诊断肺的放射损伤。

急性放射性肺炎的治疗以抗生素和肾上腺皮质激素为主，必要时给予支气管扩张药和吸氧等对症处理。皮质激素的用量要大，每天10~20mg，连续使用4周左右，然后逐步减量。骤然停药会引起肺组织潜在放射损伤的表达，使放射性肺炎的症状出现反跳。

（2）后期放射性肺纤维化：放疗3个月后，肺放射性损伤的改变主要是逐步发展的纤维化。肺泡间隔有弹性纤维和胶原沉积使之增厚。肺泡缩小塌陷，代之以纤维结缔组织。血管壁上也有胶原沉着，血管壁增厚使管腔狭窄、阻塞。肺的放射性纤维化进展较缓慢，呈隐匿发展。在放疗1~2年后趋于稳定。

大多数患者无明显临床症状，或仅有刺激性咳嗽，少数患者有临床症状，特别是那些急性放射性肺炎较严重的患者，表现为气急、运动能力下降、端坐呼吸、发绀、慢性肺心病、杵状指。

肺受放射后，大多数患者的影像学检查中会出现肺的后期放射改变。放疗后1~2年，在胸部X线上出现肺纤维化的表现，在肺的放射高剂量区有致密阴影，伴纤细的条索状阴影向周围放射。上述表现与放射野的形状基本相似，但也可超过原放射野的大小。肺纤维化的形状和放射野的一致性远不如急性放射肺炎时的表现，肺纤维化的另一个明显改变是肺呈局部收缩状态，即以放射野为中心收缩，使纵隔、肺门移位，横膈上抬。局部肺的纤维化使其余肺有不同程度的代偿性气肿，受照胸膜可出现增厚。有时肺纤维化造成的阴影和肿瘤的局部复发很难鉴别。MRI、PET和SPECT有助于鉴别肺纤维化和肿瘤复发。

肺放射性纤维化尚无有效的治疗方法,重在预防,即在给予肿瘤高剂量照射的同时,尽可能避免和减少对正常肺组织的照射。

(3)与放射性肺损害有关的因素。

1)放射方面的因素:依据正常组织对放射损伤反应的规律,一般把它们分为急性放射反应组织和后期放射反应组织。急性放射反应组织的生物学特性是这些组织在不断地更新,有较强的增殖能力,其放射反应出现在放疗过程中。而后期放射反应组织多数是那些已经丧失了增殖能力的组织,其放射反应出现在放疗结束以后的不同时期里。放射反应的严重程度或损害大小与受照体积、放射总剂量、分割剂量、两次照射的间隔时间和照射总时间这5个因素密切相关。肺属于后期放射反应组织,它对放射损伤的反应形式基本遵循后期放射反应组织的反应规律。

2)其他因素。①年龄:儿童的肺放射耐受性比成年人的肺更差,而且照射儿童的肺必定使胸廓受照射,因而放射不但造成肺纤维化,还使胸廓的生长发育受影响,从而使肺功能的受损更明显。②照射前肺功能状态:慢性支气管炎和肺气肿等慢性阻塞性肺疾病都使的放射耐受量降低,这些患者除容易产生急性放射性肺炎和肺纤维化外,由于肺功能的储备有限,因而若照射同样量的肺体积,正常的肺能耐受,而慢性肺病的患者就不能耐受。③全身性疾病:血管硬化和糖尿病所致血管损坏会使肺的放射耐受下降。④合并化疗:放疗的同时合并化疗会降低肺的放射耐受性,特别是使用对肺有毒性的化疗药物,如博来霉素、环磷酰胺、异环磷酰胺、丝裂霉素、长春新碱、多柔比星,亦有报道同时使用干扰素也可能使肺的放射损伤增加。⑤肺照射部位:肺底部放射耐受性比肺尖部差。

2.放射性食管损伤

放射性食管损伤有两种表现形式,即早期的急性放射性食管炎和后期的放射性食管损伤。急性放射性食管炎是胸部肿瘤放疗中常见的急性反应,特别在超分割放疗或加速超分割放疗中的发生率更高,70%~80%的患者出现 RTOG II 级以上的食管炎。其机制与皮肤急性放射性反应相似,是放射损害了迅速增殖的黏膜上皮生发层细胞所致,一般出现于放疗开始后的2~3周。患者出现进食疼痛、胸骨后疼痛或烧灼感。合并化疗患者的食管炎出现更早,发生率更高,程度更严重。放疗结束后这些症状多可自行消失。食管炎的治疗为对症治疗,可用黏膜表面麻醉药,嘱患者进软食,避免酸、辣等刺激性食物。症状严重不能进食者应给予鼻饲和静脉营养。后期放射性食管损伤很少见,主要是食管狭窄、放射性溃疡、食管气管瘘和瘘管形成。

3.放射性脊髓损伤

早期的放射性脊髓反应主要表现为 Lhermitte's 征,在常规放疗中的发生率为10%~15%,这是一种脊髓的亚急性放射损害,潜伏期1~10个月。患者在低头时出现背部自头向下的触电感,放射到双足跟,多为一过性。若脊髓放射剂量在耐受剂量(45Gy/10cm 脊髓)以内,则患者的上述症状数月后自行消失,不需任何治疗。

放射性脊髓病是脊髓的后期放射性损伤,发生在放疗 1 年以后。由放射对少突神经胶质细胞和毛细血管的损伤引起,产生神经脱髓鞘等退行性变,严重者有脊髓白质坏死等。临床上脊髓炎表现为横断性脊髓损伤,严重者出现截瘫,瘫痪平面与受照射脊髓段所支配部位一致。

放射性脊髓病是不允许出现的放射性损伤,一旦发生,无有效治疗方法。因此,设计和执行放疗计划时,必须保证脊髓受照射剂量在其耐受范围以内。

4.其他放射性损伤

(1)心脏损害:这是放射对心肌细胞本身或心包等的损伤引起。临床表现为心包积液、心包积血、缩窄性心包炎和心肌病。合并化疗会增加其发生率,在胸部放化综合治疗中一般不应使用多柔比星。

(2)臂丛神经损伤:肺尖癌或锁骨上区淋巴结转移时做高剂量照射引起。照射50Gy 以内一般不发生。

(3)放射性肋骨骨折:发生于放疗数年后,表现为放射野内多根肋骨骨折,一般无症状,不需处理。

(杨　阳)

第八章　肺癌的化学治疗

第一节　概述

目前肿瘤化学治疗(简称化疗)的疗效可分为以下 4 个层次:①单纯化疗能达到治愈的肿瘤,如睾丸癌、淋巴瘤、某些儿童肿瘤和急性白血病等。②术前新辅助治疗、术后辅助治疗(包括放疗、化疗、靶向治疗和内分泌治疗等)能提高治愈率的肿瘤,如乳腺癌、大肠癌及卵巢癌等。③化疗疗效显著,能明显延长生存期,少数能达到治愈(治愈率 30% 以下)的肿瘤,如胃癌及肺癌等。④化疗只有姑息性疗效的肿瘤,如肾癌等。

现在化疗不再仅仅是肿瘤综合治疗中的一种姑息疗法或辅助疗法,而已经成为一种根治性的方法,是临床上不可缺少的重要治疗手段之一。不可否认,化疗仍有其局限性,抗肿瘤药物的不良反应限制了药物应用的剂量,或会使治疗被迫中断;另外,肿瘤细胞对化疗药物的抗药性也可造成肿瘤治疗的失败。

一、肿瘤细胞增殖动力学

近年来对于肿瘤细胞增殖动力学和各类药物作用靶点和机制的研究,为选择安全有效的治疗方案提供了可靠的理论基础。

1.肿瘤细胞群

从病理学的角度,肿瘤的主要组成细胞为肿瘤细胞,而肿瘤细胞群包括增殖细胞群和非增殖细胞群。增殖细胞群中部分处于细胞增殖周期中,这部分细胞所占的比例称为生长比率,是肿瘤生长速度的决定因素之一,其余细胞处于静止期(G_0)。生长缓慢的实体瘤,多数细胞长时间停留在 G_0 期,这些细胞有增殖能力但暂不进行分裂,对各类药物都不敏感,当某些因素使增殖细胞大量死亡或受某些因素刺激时,G_0 期细胞即进入增殖周期而成为肿瘤复发的根源,这也是目前肿瘤化疗的难题之一。非增殖细胞群包括无增殖力或已分化到终末期的细胞,数量很少,目前相关研究较少;另外一部分非增殖肿瘤细胞是因某些原因如缺血缺氧等造成的已经死亡或将要死亡的细胞。

2.细胞增殖周期

增长迅速的肿瘤如急性白血病等,生长比率较大,对化疗药物最敏感,增长缓慢的肿瘤如多数实体瘤等,生长比率较小,化疗疗效较差;增长较快的正常组织,如骨髓、发囊和胃肠道上皮细胞等,也易受到某些化疗药物的损伤,产生药物不良反应,从而限制了这些药物的使用。肿瘤细胞与正常细胞一样,分为 4 个时相,具体如下。

(1)合成前期(G_1):细胞进行 RNA 及蛋白质合成并准备 DNA 合成,此期时间变异最大,决定着细胞增殖的速率。

(2)DNA 合成期(S):正常细胞和肿瘤细胞的 S 期长短不同,一般持续 10～30 小时,处于此期的细胞对干扰核酸合成的药物较敏感。

(3)合成后期(G_2):细胞继续进行 RNA 及蛋白质合成并准备进入有丝分裂期,一般持续 1～12 小时。

(4)有丝分裂期(M):持续 1 小时,处于此期的细胞对作用于微管蛋白的药物较敏感。经此期后每个细胞分裂成 2 个子细胞,新生成的细胞,一部分直接进入增殖周期,另一部分暂时静止或休止,不继续分裂,即成为 G_0 期细胞,少部分分化为终末期细胞。研究发现,有的细胞分裂后死亡,称为细胞裂亡,细胞裂亡现象在肿瘤生长发育中的作用是目前研究的热点之一。

二、抗肿瘤药物的分类

抗肿瘤药物数量和种类繁多,而且化学结构相差很大,作用机制各不相同,我们根据以下两方面进行介绍。

1.根据对细胞增殖周期的影响分类

(1)细胞周期非特异性药物(CCNSA):是指对 G_0 期及细胞周期中 4 个时相的细胞均有作用的药物,如铂类、烷化剂类、抗生素类等。其量效曲线呈指数性,杀伤能力随剂量而提高,在浓度(C)和时间(T)的关系中 C 是主要的,从发挥化疗药物的最大效用这一角度,CCNSA 到达峰浓度所需的时间越短,CCNSA 能达到的峰浓度就越高,疗效越好,即推注的疗效好于滴注,更好于其他非血管途径用药。某些情况下,若有支持手段帮助患者克服化疗药物的剂量限制性毒性,可通过增加 CCNSA 的剂量来达到更高的峰浓度,追求更好的疗效,如造血干细胞移植治疗白血病时,作为移植前的预处理措施,环磷酰胺(CTX)可使用远超于标准化疗的大剂量。

(2)细胞周期特异性药物(CCSA):此类药物选择性作用于细胞增殖周期中的某一个时相,对迅速增殖细胞的杀伤率比缓慢增殖细胞高。如氟尿嘧啶(5-FU)、吉西他滨(GEM)、羟基脲作用于 S 期,长春碱类和紫杉类作用于 M 期。这类药物的量效曲线也随剂量增大而提高,但达到一定剂量时即向水平方向转折,成为一个坪,即使再增加剂量,也不再有更多的细胞被杀死,一般这类药物的作用弱而慢,需要一定时间才能发挥作用,在浓度(C)和时间(T)的关系中 T 是主要的,从发挥化疗药物的最大效用这一角度,CCSA 应以缓慢滴注、肌内注射或口服为宜,从而尽可能维持长时间的有效浓度。

2.根据其来源和作用机制分类

(1)烷化剂类:此类药物通过氮芥基团作用于 DNA、RNA、酶和蛋白质,导致细胞死亡。如氮芥、卡莫司汀(卡氮芥)、CTX、异环磷酰胺(IFO)、白消安(马利兰)、洛莫司汀(环己亚硝脲)等。

(2)抗代谢类:此类药物主要是抑制细胞代谢过程中的生物酶或以伪底物的形式对核酸代谢物与酶的结合反应有相互竞争作用,可影响与阻断核酸的合成,包括5-FU、甲氨蝶呤(MTX)、阿糖胞苷、GEM、替加氟(呋喃氟尿嘧啶)等。

(3)抗生素类:来源于抗生素,选择性作用于 DNA 模板,抑制 DNA 依赖的RNA 聚合酶从而阻止 RNA 合成,包括蒽环类的多柔比星(阿霉素,ADM)和表柔比星(表阿霉素,E-ADM)、放线菌素 D(更生霉素)、丝裂霉素(MMC)、博来霉素、平阳霉素、普卡霉素(光辉霉素)等。

(4)植物类:是从植物中提取的一大类药物,目前发现的主要是作用于有丝分裂的药物,如长春碱类的长春新碱(VCR)、长春碱(VLB)、长春地辛(长春花碱酰胺,VDS)、长春瑞滨(去甲长春碱,NVB)及鬼臼毒素类的依托泊苷(足叶乙苷,VP-16)、替尼泊苷可阻止微管蛋白聚合和诱导微管解聚,紫杉类的紫杉醇(Taxol)和多西紫杉醇(多西他赛,TXT)可阻止微管蛋白解聚,微管蛋白的异常聚合和解聚都可干扰细胞内纺锤体的形成,使细胞分裂停止于有丝分裂期;另一部分药物与DNA 有关,如喜树碱类的羟喜树碱、伊立替康(CPT-11)、拓扑替康(TPT)及鬼臼毒素类作用于拓扑异构酶导致 DNA 链断裂或通过改变 DNA 的构型而影响基因转录过程,使肿瘤细胞不能继续增殖而死亡。

(5)其他:如激素类对激素依赖性肿瘤,通过拮抗激素的作用、阻断激素合成或以伪底物的形式竞争与激素受体的结合,能改变机体内环境,进而影响肿瘤生长;铂类作用于 DNA 结构,有类似烷化剂双功能基团的作用,可以与 DNA 的碱基结合,使 DNA 分子链内和链间交互键联,不能复制,包括顺铂(Cisplatin,DDP 或cDDP)、卡铂(CBP)和草酸铂(L-OHP)等。

3.联合化疗方案的组合原则

联合化疗是指作用于细胞增殖不同环节的药物联合使用,一般而言,联合化疗优于单一用药,可以提高疗效,延缓抗药性的发生,而毒性增加不多,或联合使用能保持疗效,降低毒性。联合化疗方案的组合常参照以下原则。

(1)一般都包括两类以上、作用机制不同的药物,而且常常 CCNSA 类和 CCSA类配合使用或作用于细胞增殖周期不同时相的 CCSA 类配合使用。

(2)选药时尽可能使药物的毒性不相重复,使每一种药物都可采用最适当的剂量,在提高疗效的前提下毒性又无明显增加。

(3)药物数量一般以 2~3 种最好,更多药物联合并不一定能提高疗效,或者疗效增加不明显,而毒性增加很多。

(4)联合使用增效剂或减毒剂:一方面是解救治疗,如 MTX 可减少 5,10-甲烯四氢叶酸合成,先给予 MTX 后再给予叶酸补充可以减少 MTX 的毒性;另一方面有些药物可通过各种机制加强化疗药物的疗效,如甲酰四氢叶酸可增加 5-FU 与胸苷酸合成酶的结合,形成稳定的三聚体,通过抑制核苷酸的合成进而影响 DNA 合成及细胞增殖,在 5-FU 前使用甲酰四氢叶酸可增强 5-FU 的疗效。

4.化疗药物的使用方法和顺序安排

为达到既能充分发挥联合化疗方案中各个药物的最大疗效,又不增加或降低毒性的目的,使用化疗药物时要注意以下几点。

(1)根据化疗药物对细胞增殖周期的影响,单从发挥化疗药物的最大效用这一角度,CCNSA 到达峰浓度所需的时间越短,CCNSA 能达到的峰浓度就越高,疗效越好,即推注的效果好于滴注,更好于其他非血管途径用药,因此临床上使用 CTX、蒽环类药物时通常采用静脉推注或快速静脉滴注给药;CCSA 的疗效与有效药物浓度持续的时间有关,应缓慢滴注、肌内注射或口服为宜,如 5-FU 长时间滴注较静脉推注或短时滴注给药疗效好,紫杉类最初推荐每 3 周用药 1 次,但在临床实践和临床试验中,发现每周给药 1 次的疗效和耐受性可能优于 3 周 1 次的方案;VP-16、5-FU 和拓扑异构酶抑制药等药物的口服制剂可根据药物的半衰期安排用药频率,已显示较静脉短时用药临床疗效提高。

(2)联合化疗用药的顺序和间隔是当前研究的课题之一。增长缓慢的实体瘤 G_0 期细胞较多,一般先采用 CCNSA 类杀灭增殖期及部分 G_0 期细胞,使瘤体缩小而驱动 G_0 期细胞进入增殖周期,继而用 CCSA 类杀伤之。相反,生长比率高的肿瘤如急性白血病等,则先用 CCSA 类,以后再用 CCNSA 类杀伤剩余细胞;按化疗药对细胞增殖周期时相的影响,先用 MTX 以减少 5,10 甲烯四氢叶酸合成,6 小时内再进行 5-FU 滴注阻断脱氧胸苷酸合成,此种用药方法疗效最好而且毒性降低;CBP 和 GEM 联合化疗时以 CBP 给药 4 小时后再给予 GEM 的疗效较好。

(3)有些用药顺序是在临床实践中根据患者的耐受和疗效逐渐调整到目前的常规方法,如紫杉类与蒽环类联合时,宜蒽环类在前、紫杉类在后可使心脏毒性降低,紫杉类与 cDDP 联合时,宜紫杉类在前、cDDP 在后可使肾毒性降低;培美曲塞和 cDDP 的联合,宜在培美曲塞给药 0.5 小时后再给予 cDDP 为好;cDDP 和 GEM 联合用药,如将 GEM 在第 1、第 8 天给药,将 cDDP 放在第 8 天给药,不良反应会减轻;表皮生长因子单克隆抗体西妥昔单抗使用之后 1 小时再给予化疗为宜。

三、化疗的分类

从临床实践的不同角度,化疗可进行以下分类。

1.根据化疗与手术的关系分类

(1)术后辅助化疗:术后辅助化疗是肿瘤根治性化疗策略的一部分,其目的是消灭残存的微小转移灶,减少复发的概率,消灭手术过程中可能造成的局部种植,提高外科治疗的治愈率。在化疗中应同时注意机体各器官功能的恢复,安排好攻补之间的关系。

(2)术前化疗:又称新辅助化疗或诱导化疗,目的是降低肿瘤负荷,降低肿瘤分期,及早消灭微小转移灶,消灭可能的远处转移。通过新辅助化疗可提高手术切除的可能性和完全切除率,若能达到病理分期降低,还可增加患者的治愈概率或延长生存期,另外新辅助化疗还可为术后治疗提供最可靠的个体化的体内药敏试验结果。有些情况下新辅助化疗可与新辅助放疗同步。

(3)肿瘤综合治疗中不包括手术治疗的化疗:有些肿瘤单独使用根治性化疗即可治愈,不需手术;有些肿瘤诊断时已达晚期或复发转移,失去手术机会,以姑息性化疗为主要治疗手段;某些肿瘤,即便是早期,也一般不采用手术治疗,如 SCLC,以肿瘤内科治疗为主要手段,包括根治性治疗和姑息性治疗两种可能。

2.根据化疗的目的分类

(1)姑息性化疗:顾名思义,姑息性化疗是指通过化疗暂时缓解患者的症状和控制病情的发展,以姑息化疗为目的的治疗方案不应给患者带来很大风险和痛苦,必须衡量治疗可能导致的利弊得失。复发及发生远处转移肿瘤的化疗大多属于此。

(2)根治性化疗:根治性化疗应尽可能地消灭肿瘤细胞,并采用必要的巩固和强化治疗,以期达到治愈,为此根治性化疗要保证足够的强度。如白血病、恶性淋巴瘤、绒毛膜细胞癌等单用肿瘤内科治疗包括根治性化疗即可治愈,术后辅助化疗在乳腺癌、骨肉瘤、睾丸肿瘤等的根治性治疗中不可缺少。

随着肿瘤治疗手段的进步及新的治疗手段的出现,更多的肿瘤化疗正从姑息性治疗向根治性治疗过渡,在制订化疗计划和方案前一定要明确肿瘤治疗的目的是姑息还是根治,以尽可能避免患者遭受不必要的痛苦,或者错失治愈机会。

3.根据化疗的途径分类

(1)静脉化疗:是最常用的化疗途径,对肺部肿瘤来说,采用静脉给药,药物首先经右心进入肺,肺组织受药量最大。

(2)动脉介入化疗:理论上通过动脉给药可选择性把药物直接导入瘤组织内,其抗肿瘤效应可高于同剂量的静脉给药,到达全身其他部位的药物很少,可减少全身不良反应,但动脉穿刺置管的风险性也相对增大,而且要求肿瘤的供血动脉相对单一才能达到把药物直接导入瘤组织内的目的。动脉介入化疗已证实可提高肝癌、肾癌的疗效,可通过肝、肾动脉注射到肝和肾肿瘤,而到达身体其余部位的药物很少。5-FU 衍生物氟尿嘧啶脱氧核苷酸属于原型药物,从药理学角度适于肝动脉滴注。

(3)口服化疗:生物利用度受药物吸收的难易程度及肝首关效应影响较大,疗效的个体差异较大。CCSA 类的疗效与药物的峰浓度无关,而更和药物的有效浓度持续的时间有关,VP-16、5-FU 和拓扑异构酶抑制药的口服剂型,可根据药物半衰期安排服药时间,维持长时间的有效浓度,已显示可提高临床疗效。

(4)腔内化疗:如胸膜播散、心包播散和腹腔转移患者除全身治疗外,可同时腔内给药,膀胱癌患者也可直接膀胱注射;腔内化疗要使用原型药物局部有效的药物,有些药物需代谢后发挥抗肿瘤作用,不适合局部灌注。

(5)病灶局部外涂化疗:影响药物在局部分布的有效浓度的因素很多,将药物直接在肿瘤部位使用是解决方式之一,如皮肤癌给予 1%~5% 5-FU 或 0.1%~0.2%平阳霉素软膏外涂是行之有效的治疗方法。

四、化疗患者的身体条件要求

患者的身体条件要达到一定的要求才可从化疗中受益并耐受化疗,要求如下。

(1)化疗只能使行为状态好的患者受益,ECOG 行为状态评分为 PS0~1 的患者是标准化疗的适宜人群,老年或 ECOG 行为状态评分为 PS2 的患者可根据具体情况行单药化疗或含铂的两药方案化疗,ECOG 行为状态评分为 PS≥3 的患者不能从化疗中受益,不建议进行。这里要区别对待的是这一种情况,若是恶性肿瘤本身造成的暂时的行为状态评分下降,有效的化疗使病灶控制后行为状态评分可明显改善,此时的 PS 评分高就不是化疗的禁忌证,如对于 SCLC 的化疗,ECOG 行为状态评分可放宽到 PS3。

(2)化疗前血常规、肝肾功能各指标一般应在正常范围以内,但若因肿瘤病变直接引起的功能异常则可以化疗,在治疗初期应合理减少化疗药用量。

(3)无明确的细菌、病毒感染和其他病原学感染。

(4)伴随心脏疾病的患者应避免使用有心脏毒性的药物,使用蒽环类药物的患者中有 1%会出现延迟性、进行性心肌病变,表现为顽固性充血性心力衰竭,与累计剂量密切相关,应用此类药物前应进行心电图和超声心动图的检查,必要时应在心电监护下使用,可体内蓄积的药物重复使用前要注意计算累计剂量是否已达到限制性累计剂量:ADM 400mg/m²,EPI 500mg/m²,同时接受同步纵隔放疗时对心脏的损伤更大,需要特别注意的是少部分患者第 1 次使用蒽环类药物就可能对心脏造成损伤,应高度重视;蒽环类和紫杉类药物都会影响心肌传导系统,应用前应进行心电图检查,有严重心律失常基础疾病的患者应避免使用。

(5)过敏体质患者应避免使用有较高过敏风险的药物,如紫杉类药物。

(6)重要脏器的功能状态应可耐受化疗。

五、肺癌化疗的禁忌证

一般认为患者有以下情况应谨慎使用或不用化疗:①ECOG 行为状态评分为 PS≥3 的患者不能从化疗中受益,不建议进行;但要注意区分是否是局部病灶造成的暂时的行为状态评分下降,此时进行有效的化疗可控制病灶使行为状态评分明显改善,若是长期的肿瘤负荷过大导致患者已出现恶病质表现,此时化疗反不能使患者受益。②精神异常患者在化疗过程中不能配合化疗药物正确使用,或不能遵守化疗中的注意事项难以保证安全,应避免使用化疗。③肝肾功能异常且主要原因非肿瘤性原因导致,如实验室指标超过正常值的 2 倍,或有严重并发症者不宜立即化疗。④白细胞$<3.0×10^9/L$,中性粒细胞$<1.5×10^9/L$,血小板$<6×10^{10}/L$,红细胞$<2×10^{12}/L$,血红蛋白$<8.0g/dL$ 的肺癌患者原则上不宜化疗。

六、肺癌化疗前的注意事项

为保证化疗顺利进行,化疗前要注意:①治疗前所有患者必须有明确的组织病理学或针吸细胞学诊断,脱落细胞学检查仅作为参考诊断条件,不可作为确诊依据,不可做"诊断性治疗"或安慰剂治疗。②患者符合化疗的适应证,排除禁忌证。③许多化疗药物是按患者的体表面积计算给药剂量的,每次化疗前应核实身高、体重,并注意药物累积剂量勿超标。④患者或家属要签署化疗知情同意书,家属代签时应有患者的授权委托书。⑤化疗药物对血管内皮损伤极大,为避免长期输液对外周血管的破坏,也避免药物渗漏对局部组织的破坏,化疗患者尽量留置中心静脉导管,经外周静脉穿刺置入的中心静脉导管(PICC)或经锁骨下静脉置入的中心静脉导管置入后患者的舒适度较好,容易护理,为优先选择置管部位,必要时经颈内静脉置入中心静脉导管也可接受,不到万不得已不选择经股静脉置管;尽量避免经小血管和下肢血管化疗。⑥向家属和患者交代所用化疗药物的特殊注意事项,使患者和家属有充分的心理和物质上的准备,如围化疗期的饮食要求,假发的准备,紫杉类药物的预处理措施,奥沙利铂使用时避免接触冷风冷物及冷食水以免神经毒性加重等。⑦注意患者伴随疾病的处理,对化疗药物可能出现的不良反应有高度的警惕性并有处理措施。

七、化疗药物不良反应

通过对症支持治疗和辅助用药,把化疗过程中不良反应控制在 0～2 度,患者在化疗期间就能保持较好的舒适度,对化疗的依从性较好,不良反应达 3 度时要高度重视,不良反应达 4 度时,对患者生命有明显威胁,应当终止本次化疗,下次治疗时改用其他方案。

1.局部反应

一些刺激性较强的化疗药物在静脉注射时可引起严重的局部反应。

(1)静脉炎:表现为所用静脉部位疼痛、发红,有时可见静脉栓塞和沿静脉的皮肤色素沉着等。

(2)局部组织坏死:刺激性强的发疱性药物,如蒽环类、长春碱类抗肿瘤药等,漏入皮下时可造成局部组织化学性炎症,出现红肿疼痛甚至组织坏死和溃疡,经久不愈。

2.骨髓抑制

大多数化疗药物均有不同程度的骨髓抑制,常为抗肿瘤药物的剂量限制性毒性。骨髓抑制在早期可表现为白细胞尤其是粒细胞减少,严重时血小板、红细胞、血红蛋白均可降低,不同的药物及其不同剂型对骨髓抑制作用的强弱、快慢和长短不同,不同患者耐受化疗的程度不一,所以反应程度也不同,患者可因骨髓抑制出现疲乏无力、抵抗力下降、易感染、发热、出血等相应的临床表现。

3.胃肠毒性

大多数化疗药物可损伤增殖旺盛的胃肠道黏膜细胞,引起胃肠道反应,表现为口干、食欲缺乏、恶心、呕吐,有时可出现口腔黏膜炎或溃疡,腹泻、胃肠道出血及腹痛也可见到,化疗药的神经毒性可导致便秘、麻痹性肠梗阻,抑制胃肠蠕动的止吐药物如 5-羟色胺 $3(5-HT_3)$ 受体拮抗药阻断迷走神经激活从而阻断呕吐反射,胃肠蠕动受抑制,也可导致便秘、麻痹性肠梗阻。CPT-11 对乙酰胆碱酯酶的抑制作用可引起急性腹泻,在用药 24 小时内发生,给予阿托品治疗后症状可消失。CPT-11 的代谢产物 7-乙基 10-羟喜树碱(SN-38)在肠道内的蓄积可导致局部细胞毒性反应,杯状细胞分泌大量增多,出现延迟性腹泻。尿苷二磷酸葡萄糖醛酸转移酶(UGT)可灭活 SN-38,存在 UGT 基因多态性时该酶活性明显低于野生型,可导致严重腹泻。

4.免疫抑制

机体免疫系统在消灭体内残存肿瘤细胞上起着很重要的作用,化疗药物一般多是免疫抑制药,对机体的免疫功能有不同程度的抑制作用,当免疫功能低下时,肿瘤不易被控制,反而加快复发或转移进程。免疫功能低下,患者也易出现感染或原有感染重新活动或加重。

5.肾毒性

部分化疗药物可引起肾损伤,主要表现为肾小管上皮细胞急性坏死、变性、间质水肿、肾小管扩张,严重时出现肾衰竭。患者可出现腰痛、血尿、水肿、小便化验异常等。

6.肝损伤

化疗药物引起的肝反应可以是急性而短暂的肝损害,包括坏死、炎症,也可以由于长期用药引起肝慢性损伤,如纤维化、脂肪性变、肉芽肿形成、嗜酸性粒细胞浸润等。临床可表现为肝功能检查异常、肝区疼痛、肝大、黄疸等。

7.心脏毒性

临床可表现为心律失常、心力衰竭、心肌综合征(患者表现为无力、活动性呼吸困难,发作性夜间呼吸困难,心力衰竭时可有脉快、呼吸快、肝大、心脏扩大、肺水肿、水肿和胸腔积液等),心电图出现异常。多见于蒽环类和紫杉类化疗药。

8.肺毒性

少数化疗药物如平阳霉素可引起肺毒性,表现为肺间质性炎症和肺纤维化。临床可表现为发热、干咳、气急,多急性起病,伴有粒细胞增多。

9.神经毒性

部分化疗药物可引起周围神经炎,表现为指(趾)麻木、腱反射消失、肢体麻木、刺痛,有时还可发生便秘或麻痹性肠梗阻;有些药物可产生中枢神经毒性,主要表现为步态失调、共济失调、嗜睡、精神异常等。多见于长春碱类和草酸铂。

10.脱发及其他

有些化疗药物可引起不同程度的脱发,一般只脱头发,有时其他毛发(如眉毛)也可受影响,这是化疗药物损伤毛囊的结果,脱发的程度通常与药物的浓度和剂量有关,停药后可再生。化疗药还可引起听力减退、皮疹、面部或皮肤潮红、指甲变形、骨质疏松、膀胱及尿道刺激征、不育症、闭经、性功能障碍、男性乳腺增大等不良反应。

八、化疗的疗效评价

(一)近期疗效

1.病灶的分类

(1)可测量的病灶:指临床或影像学至少可测一个径的病灶,其疗效评价标准在下文介绍,包括以下几点。①临床检查可测量的病灶:如皮肤结节、表浅淋巴结。②影像学检查可测量的病灶:若为肺内病灶,胸部X线检查至少2cm×1cm,CT检查至少1cm×1cm;若为肝内病灶,CT或B超检查至少1cm×1cm。

(2)可评价不可测量病灶:细小病灶无法测量直径者,如肺内粟粒状或点片状病灶,评价疗效时可估计肿瘤总量,评价标准参照可测量病灶。

(3)溶骨性或成骨性病灶:也属于可评价不可测量病灶,评价疗效时可估计肿瘤总量,评价标准参照可测量病灶。因骨病灶改变缓慢,故至少在治疗开始后 8 周以上方可评价为宜。

2.目标病灶和非目标病灶

一般情况下,所有可测量病灶都为目标病灶(靶病灶),但有脑转移存在的情况下,因存在血脑屏障,大多数化疗药可能对此无效,则脑病灶属于非目标病灶。非目标病灶的存在/消失应进行评价和记录,如脑转移的出现,不论其他部位病灶如何变化,也应认为系肿瘤进展,但医生可以根据靶病灶的变化决定是否继续原方案治疗。

3.近期疗效标准

可采用双径测量或单径测量(RECIST)标准,疗效维持时间需不少于 4 周。

客观缓解率(ORR)=CR+PR。

疾病控制率(DCR)=CR+PR+SD。

(1)完全缓解(CR):可见的病变完全消失,超过 4 周。

(2)部分缓解(PR)。

双径测量:①单个病变,肿瘤面积(指肿块两个最大垂径的乘积)缩小≥50%。②多个病变,多个肿块两个最大垂径的乘积之和缩小≥50%。

RECIST:单个病变的最大径或多个病变的最大径之和减少≥30%。

(3)稳定(SD):病灶无变化,或缩小未达 PR 或增大未到 PD。

(4)进展(PD):出现新病灶,或单个病变的最大径或多个病变的最大径之和增加≥20%。

RECIST 标准的改良:2008 年美国肝脏病研究会发表肝癌临床试验研究终点指南,建议在临床试验中以"存活肿瘤"对靶病灶进行疗效评价,即改良 RECIST 标准,其中的"存活肿瘤"即动态 CT 或 MRI 动脉期显示造影剂摄取的病变范围或区域。这是因为传统 RECIST 标准的设立初衷是对细胞毒药物的疗效(肿瘤缩小)进行评价,因而主要基于测量靶病灶最大直径的总和,并没有考虑肿瘤内在的变化。目前在肿瘤临床治疗中应用越来越多的分子靶向治疗药物或介入治疗,主要作用是引起肿瘤坏死,并非肿瘤缩小,用传统标准评价往往低估,如肿瘤内出现空腔或坏死,但肿瘤总体积不变,或假阳性进展,治疗后肿瘤坏死或液化后肿瘤体积反而增大。

(二)远期疗效

1.缓解期

自出现部分缓解(PR)之日起至肿瘤复发不足 PD 标准时的日期为止,一般以月计算,亦有按周或日计算的。

2.中位缓解期

将各个缓解病例的缓解时间列出,由小至大排列,取其中间的数值即为中位缓解期。

3.总生存(OS)

患者从化疗开始之日起至死亡或末次随诊时间之日止的时间称为 OS 期,从化疗开始之日起至死亡或末次随诊时间之日止时生存患者占总数的比率为 OS 率。

4.中位生存时间(MST)

计算方法与中位缓解期的计算相同。

5.无病生存期(DFS)

CR 患者从评价为 CR 开始之日起至肿瘤开始复发或死亡之日止的时间。

6.疾病进展时间(TTP)

从随机分组开始到肿瘤进展的时间。只算到进展为止,死亡的患者不包括。

7.无进展生存期(PFS)

从随机分组开始到肿瘤进展或死亡时间,与 TTP 相比,PFS 与 OS 有更好的相关性。肿瘤进展或死亡哪个时间在先即以哪个时间为准,死亡的患者也包括,死亡前若进展就算到进展那天,死亡前没进展就算到死亡那天。

(滕　杨)

第二节　非小细胞肺癌的化学治疗

据统计,目前非小细胞肺癌(NSCLC)的治疗现状是,初诊时可手术早期肺癌患者只有 25%～30%,早期患者的 5 年生存率为 35%～50%(其中Ⅱ期患者的 5 年生存率为 30%～40%,ⅢA 期患者的 5 年生存率为 20%～25%),因此尽管外科手术仍然是治愈肺癌的主要手段,但非常遗憾的是,术后复发率和死亡率非常高,ⅠB～ⅢA 期患者的术后复发及死亡可达 50%～75%。初诊时大部分(70%～75%)的非小细胞肺癌是不可手术的晚期患者,生存状况差,总生存期只有 7～11 个月。

从肺癌最初被人类认识之日起,人们就进行着药物治疗的尝试,但在 20 世纪 80 年代以前,由于当时缺乏有效的化疗药物和减轻化疗不良反应的辅助用药及措施,肺的化疗疗效一直不令人满意,20 世纪 80 年代后期辅助用药大大减轻了顺铂(DDP)的肾毒性和胃肠道反应,该药得以顺利使用,为肺癌的治疗揭开了新的篇章。20 世纪 90 年代紫杉类、吉西他滨(GEM)和长春瑞滨(NVB)等药物的问世,使

NSCLC 的治疗达到了新的水平。

NSCLC 的化疗方案经历了 3 个阶段:20 世纪 80 年代的第 1 代化疗方案以 EP (DDP＋VP-16)方案为代表,有效率 20%～25%,具有价格便宜、耐受性好等优点,至今仍在采用;第 2 代化疗方案以三药含铂方案 MVP(MMC＋VDS＋DDP)和 MIC(MMC＋IFO＋DDP)为代表,有效率 30%左右,中位生存期 6～8 个月,从 20 世纪 90 年代开始使用后,因未被证实有更高的疗效,不良反应却更为明显,逐渐被第三代方案代替;第 3 代新药含铂方案(紫杉类、GEM 和 NVB＋铂类)从 21 世纪前后开始使用,有效率超过了 40%,中位生存期延长至 8～10 个月,其中以 NP 方案(NVB＋DDP)较早,故被称为"二代半"方案。

一、肺癌的辅助与新辅助治疗

(一)非小细胞肺癌的辅助化疗

辅助化疗是指根治性手术后施行的化疗,实质是根治性治疗的一部分。目的在于清除残存病灶或者亚临床病灶,减少局部复发及远处转移的风险,从而提高根治率,延长患者生存期。

1.完全切除的非小细胞肺癌术后辅助化疗的循证医学证据

若干大型随机、对照Ⅲ期临床研究评估了术后辅助化疗在完全切除的非小细胞肺癌中的价值。2003 年以法国为中心开展的(IALT)中,以完全切除的术后Ⅰ期、Ⅱ期、Ⅲ期非小细胞肺癌患者为研究对象,随机分入顺铂为主的术后辅助化疗组(顺铂＋依托泊苷;顺铂＋长春碱类药物)或术后观察组。研究共入组 1867 例患者,经过 56 个月的中位随访后,发现术后辅助化疗组和观察组的 5 年总生存率分别为 44.5%和 40.5%(HR:0.86,95% CI:0.76～0.98,P＜0.03),5 年无病生存率分别为 39.4%和 34.3%(HR:0.83,95% CI:0.74～0.94,P＜0.003);提示以顺铂为主的辅助化疗能降低疾病复发率,延长患者的生存期。尽管 IALT 研究随访 7.5 年的数据显示化疗组死亡的患者增加,化疗带来的生存获益随时间推移而降低,但辅助化疗仍在预防疾病复发上起作用。

2004 年加拿大和北美研究组完成了另一项Ⅲ期临床研究(JBR.10 研究)。该研究共入组 482 例 ECOGPS 0～1 分,手术完全切除的ⅠB 期(T_2N_0)、Ⅱ期(T_1N_1 或 T_2N_1)非小细胞肺癌患者,随机分入长春瑞滨联合顺铂组(242 例)或术后观察组(240 例)。两组中位年龄为 61 岁。与观察组相比,辅助化疗组总生存期明显延长(94 个月 vs 73 个月,HR:0.69,P＝0.04),无复发生存期也显著改善(还未观察到 vs 46.7 个月,HR:0.60,P＜0.001),5 年生存率显著提高,分别为 69%和 54% (P＝0.03)。值得一提的是,与观察组相比,辅助化疗组的毒副反应可以耐受,死亡率并未增加。但 JBR.10 研究的最新 9 年随访数据显示,辅助化疗仅能使Ⅱ期患者获益(HR:0.68,95% CI:0.5~0.92,$P=0.01$),但不能使ⅠB期患者获益(HR:1.03,95% CI:0.7~1.52,$P=0.87$)。Ⅱ期非小细胞肺癌辅助化疗组和观察组患者的中位生存期分别是6.8年和3.6年。

在另一项(ANITA)研究中,共入组840例ⅠB期(T_2N_0)、Ⅱ期、ⅢA期非小细胞肺癌患者(中位年龄59岁),随机分入长春瑞滨联合顺铂辅助化疗组或对照组,中位随访76个月,化疗组和观察组的中位生存期分别为65.7个月和43.7个月。研究发现,辅助化疗可明显提高完全切除的Ⅱ期和ⅢA期患者的5年生存率(提高8.6%),但对于Ⅰ期患者无生存获益。

CALGB9633研究是专门针对$T_2N_0M_0$,ⅠB期的非小细胞肺癌术后辅助化疗的研究。该研究共入组344例患者(34~81岁),在术后4~8周内随机分入紫杉醇联合卡铂化疗组或术后观察组。结果显示患者对该辅助化疗方案耐受良好,未发生化疗相关死亡。研究发现,辅助化疗能够显著提高ⅠB期患者的3年生存率(80% vs 73%,$P=0.02$),但6年生存率无显著性差异。亚组分析提示,仅对于肿块直径≥4cm的患者,辅助化疗可以降低死亡风险(HR:0.69;95% CI:0.48~0.99,$P=0.043$)。

2008年LACE Collaborative Group进行的Meta分析系统评估了术后辅助化疗的作用。该Meta分析共纳入了4584例非小细胞肺癌术后患者,研究发现以顺铂为基础的辅助化疗方案能显著提高5年生存率(绝对获益5.4%);辅助化疗方案(长春瑞滨,依托泊苷或其他)之间没有明显差异。但值得注意的是,辅助化疗仅仅显著改善了Ⅱ期及Ⅲ期患者的总生存,对于ⅠB期患者有改善的趋势,但不具有统计学意义。

2.非小细胞肺癌患者术后辅助化疗的应用

根据上述循证医学证据,对于不同分期非小细胞肺癌术后辅助化疗的推荐存在差异。对于ⅠA期非小细胞肺癌患者,不推荐术后辅助化疗。ⅠB期($T_{2ab}N_0$)外科R0切除的患者通常也不推荐进行辅助化疗。对于某些具有危险因素的患者是否进行辅助化疗目前尚存在争议。NCCN指南推荐对于分化差的肿瘤、血管侵犯、楔形切除、肿块>4cm、脏层胸膜累及和淋巴结分期不完全的患者,可行术后辅助化疗(2A类推荐)。但中国临床肿瘤学会(CSCO)原发性肺癌诊疗指南(2016版)则认为,由于缺乏高级别证据的支持,对于ⅠB期患者,不管有无高危因素,一般不推荐辅助化疗。

ⅡA期和ⅡB期外科切缘阴性($T_{1ab\sim2ab}N_1$ 或 T_3N_0)的患者,推荐术后辅助化疗;前述数个大规模临床研究中的结果均表明,术后辅助化疗可改善Ⅱ期患者的预后生存,提高患者5年生存率10%~15%。

ⅢA期患者如果经过了完整手术切除,应当进行术后辅助化疗。如仅在手术探查和纵隔淋巴结切除时发现 N_2 阳性的ⅢA期 $T_{1\sim3}$ 的患者,若手术切缘阴性,患者术后需要行顺铂为主的联合方案辅助化疗。其他属于ⅢA期情况如胸壁病灶($T_3\sim T_4$,$N_0\sim N_1$)或可手术切除的位于气道近端或纵隔的肿瘤($T_3\sim T_4$,$N_0\sim N_1$),若术后切缘阴性,则也同样需要对患者进行术后辅助化疗。

3.辅助化疗方案的选择

依据非小细胞肺癌辅助化疗的临床研究,NCCN 指南推荐顺铂联合长春瑞滨、长春碱、依托泊苷作为术后辅助化疗方案;顺铂与 20 世纪 90 年代后出现的第 3 代抗癌药物联合化疗方案·在术后辅助治疗中的有效性和安全性虽然尚需验证,但 NCCN 专家认为在术后辅助化疗中也可以选择顺铂联合吉西他滨、培美曲塞或多西他赛方案:若患者有使用顺铂的禁忌证,可以选择紫杉醇联合卡铂的方案。术后辅助化疗通常进行 4 个周期。

NCCN 建议的非小细胞肺癌术后辅助化疗方案具体如下。

(1)顺铂 $50mg/m^2$,第 1 天,第 8 天;NVB $25mg/m^2$,第 1 天,第 8 天,第 15 天,第 22 天;每 28 天重复,共 4 周期。

(2)顺铂 $100mg/m^2$,第 1 天;NVB $30mg/m^2$,第 1 天,第 8 天,第 15 天,第 22 天;每 28 天重复,共 4 周期。

(3)顺铂 $75\sim80mg/m^2$,第 1 天;NVB $30mg/m^2$,第 1 天,第 8 天;每 21 天重复,共 4 周期。

(4)顺铂 $100mg/m^2$,第 1 天;VP-16 $100mg/m^2$,第 1~第 3 天;每 28 天重复,共 4 周期。

(5)顺铂 $80mg/m^2$,第 1 天,第 22 天,第 43 天,第 64 天;VLB $4mg/m^2$,第 1 天,第 8 天,第 15 天,第 22 天,第 43 天后每 2 周完成 1 次;每 21 天重复,共 4 周期。

(6)有合并症或不能耐受顺铂的患者:紫杉醇 $200mg/m^2$,第 1 天;卡铂 AUC6,第 1 天;每 21 天重复。

(7)其他可接受的顺铂为主的方案。

1)顺铂 $75mg/m^2$,第 1 天;盐酸吉西他滨 $1250mg/m^2$,第 1 天,第 8 天;每 21 天重复。

2)顺铂 $75mg/m^2$;多西他赛 $75mg/m^2$;每 21 天重复。

3)培美曲塞 $500mg/m^2$,第 1 天;顺铂 $75mg/m^2$,第 1 天;每 21 天重复。

(二)非小细胞肺癌的新辅助化疗

对非小细胞肺癌患者进行新辅助化疗的目的是:①将辅助化疗提前,避免患者因为手术创伤、恢复不佳而无法接受预定的化疗方案。②将级别比较高的肿瘤缩小,降期,以利于后续局部治疗的进行。

1.新辅助化疗的循证医学证据

SWOG 9900 研究是评估非小细胞肺癌新辅助化疗价值的最大型的临床研究之一。该研究共纳入ⅠB～ⅢA期的非小细胞肺癌患者(排除肺上沟瘤及 N_2 阳性的患者)600 例。入组患者随机分入紫杉醇联合卡铂新辅助化疗组(3 个疗程,随后接受手术)或单纯手术组。该研究的主要研究终点为总生存期。在研究入组患者的过程中,由于非小细胞肺癌辅助化疗的研究取得了阳性的结果,辅助化疗成为标准治疗,因此本研究入组提前中止。尽管如此,该研究还是入组了 354 例患者。研究结果显示,新辅助化疗具有延长总生存期及无疾病进展生存期的趋势。新辅助化疗组总生存期为 62 个月,单纯手术组为 41 个月(HR:0.79,95% CI:0.60～1.06,$P=0.11$);新辅助化疗组无疾病进展生存期为 33 个月,单纯手术组为 20 个月(HR:0.80,95% CI:0.61～1.04,$P=0.10$)。

另一项关于新辅助化疗的大型临床研究由 Scagliotti 等开展。该研究纳入分期为ⅠB期、Ⅱ期及ⅢA期的非小细胞肺癌患者,随机分入吉西他滨联合顺铂新辅助化疗组(共 3 个疗程,此后接受手术)或单纯手术组。主要研究终点为无疾病进展生存期。该研究同样提前中止,共入组 270 例患者。研究发现,新辅助治疗显著改善了患者的无疾病进展生存期及总生存期。新辅助化疗降低了 30% 的疾病进展风险(HR:0.70.95% CI:0.50～0.97,$P=0.003$)及 37% 的死亡风险(HR:0.63,95% CI:0.43～0.92,$P=0.02$)。

2014 年 NSCLC Meta-analysis Collaborative Group 利用患者个体数据开展了一项大型的 Meta 分析,以评估术前新辅助化疗的价值。该研究共纳入 15 项随机对照研究,共 2385 例患者的资料。研究发现,术前新辅助化疗显著改善了患者的生存(HR:0.87,95% CI:0.78～0.96,$P=0.007$),将 5 年生存率提高了 5%(从40%到45%)。此外,新辅助化疗还显著提高了无复发生存期及至远处转移时间。该研究认为,术前新辅助化疗疗效明确,应该成为一种实际中可以选择的治疗模式。

2.新辅助化疗与辅助化疗

新辅助化疗与辅助化疗究竟哪种模式疗效更优,这是亟待回答的临床问题。为了解答这个问题,某学者开展了一项多中心随机对照研究,比较多西他赛联合卡铂作为新辅助治疗或辅助治疗在可手术非小细胞肺癌中的疗效(CSLC0501)。该研究纳入ⅠB期、Ⅱ期及ⅢA期的非小细胞肺癌患者,随机分入新辅助治疗组或辅助治疗组,两组均进行 3 个疗程。该研究计划入组 410 例患者,但由于入组缓慢最终仅入组 198 例患者。2016 年欧洲肿瘤内科学会年会上公布了本研究的结果。研究发现,新辅助化疗组的无疾病进展生存期为 2.3 年,辅助化疗组为 5.2 年,但差异无统计学意义($P=0.057$)。辅助化疗组的总生存期在数值上也更长,达 7.3 年,而新辅助化疗组仅为 4.2 年,但同样不具有统计学意义上的显著差异($P=0.087$)。考虑到样本量不够的问题,该结果从数值的趋势上可能提示了辅助化疗更具有优势。值得注意的是,术后辅助化疗也是指南更加推荐,同时临床上更加常用的治疗策略。

3.N_2 阳性ⅢA 期非小细胞肺癌的新辅助化疗

N_2 阳性ⅢA 期非小细胞肺癌本身异质性很大,治疗模式也存在诸多争议,经过新辅助治疗后行手术是可以选择的治疗模式之一。既往研究中新辅助治疗多为化疗与放疗联合,但不良反应较多,患者耐受性欠佳。由瑞士学者开展的随机对照Ⅲ期研究则评估了新辅助化疗与新辅助化放疗在可手术 N_2 阳性ⅢA 期非小细胞肺癌中的疗效。该研究共入组 232 例病理证实的 N_2 阳性ⅢA 期非小细胞肺癌患者。入组患者随机接受 3 周期新辅助化疗(多西他赛联合顺铂),贯序新辅助放疗(44Gy/22F),再接受手术;或接受 3 周期新辅助化疗后即接受手术治疗。研究结果提示,两种治疗模式疗效相当,新辅助化放疗组中位总生存期为 37.1 个月,而新辅助化疗组中位总生存期为 26.2 个月,无显著性差异($P=0.162$)。研究者认为,N_2 阳性ⅢA 期非小细胞肺癌没必要进行化疗、放疗及手术 3 种方法联合治疗,化疗联合根治性手术就已经可以达到较好的效果。但这种观点受到了很多的挑战,如研究样本量太少,不足以对两种治疗策略进行非劣性研究;研究采用化疗序贯加速放疗,而不是目前常用的同步化放疗;多西他赛与顺铂剂量太大,中国人可能无法耐受等。因此,这类患者理想的新辅助治疗模式还待进一步探索。

(三)非小细胞肺癌的辅助及新辅助治疗进展

1.靶向治疗

靶向治疗在晚期非小细胞肺癌中取得了巨大的成功,因此,研究者希望将其用于非小细胞肺癌的辅助及新辅助治疗中,进一步改善治疗效果,提高治愈率。在辅助治疗领域,RADIANT 研究是比较大型的探讨 EGFR-TKI 作为辅助治疗疗效的研究。该研究共纳入 973 例免疫组化 EGFR 蛋白表达阳性或 FISH 检测 EGFR 扩增,经手术完成切除的ⅠB～ⅢA 非小细胞肺癌患者。入组患者在完成辅助化疗后随机接受厄洛替尼(150mg/d)或安慰剂,共治疗 2 年。主要研究终点为无疾病进展生存期。同时研究者也会在 EGFR 基因突变阳性的患者亚组中对厄洛替尼的疗效进行分析。研究结果发现,在总体人群中厄洛替尼并未提高无疾病进展生存期(厄洛替尼组 50.5 个月,安慰剂组 48.2 个月;HR:0.90,95% CI:0.74～1.10,$P=$0.324)。在 161 例 EGFR 基因突变阳性的患者亚组中,厄洛替尼组无疾病进展生存期在数值上延长,但无显著差异(厄洛替尼组 46.4 个月;安慰剂组 28.5 个月;HR:0.75,95% CI:0.48～1.16,$P=0.19$)。两组的总生存期数据尚未完成收集。

ADJUVANT 研究与 RADIANT 研究类似,也是评估 EGFR-TKI 在 EGFR

基因突变阳性非小细胞肺癌辅助治疗中的疗效。该研究结果以口头报告的形式展示在了 2017 年 ASCO 年会上。该研究纳入的患者为经过手术完全切除的 Ⅱ～ⅢA 期($N_{1\sim2}$)患者,具有 EGFR 敏感突变,共 220 例。入组的患者随机接受吉非替尼 250mg/d,共 2 年,或长春瑞滨联合顺铂化疗 4 个疗程。主要研究终点为无疾病进展生存期。研究结果表明,吉非替尼辅助治疗较标准方案化疗显著延长了患者的无疾病进展生存期(28.7 个月 vs 18.0 个月;HR:0.60,95% CI:0.42～0.87,$P=$ 0.005)以及 3 年的无疾病生存率(34.0% vs 27.0%,$P=0.013$)。研究者认为吉非替尼可以作为 $N_{1\sim2}$ 这类患者的优选辅助治疗方案。但该结论存在很大的争议,突出的一点是辅助治疗的目的是提高患者的根治率,延长生存期,应该以总生存期为主要研究终点,而本研究整体总生存期数据尚不成熟,无法得出吉非替尼优于标准辅助化疗的结论。

目前,还有多项针对靶向治疗作为辅助治疗的临床研究正在进行,如 ALCHEMIST 研究。我们需要更多的临床研究数据来评估靶向治疗的作用,目前靶向治疗尚不能成为标准的辅助治疗方案。

2.免疫治疗

最近几年以 PD-1/PD-L1 单抗为代表的免疫治疗在晚期非小细胞肺癌的治疗中显示出了良好的效果,成为目前的研究热点。2018 年新英格兰医学杂志发表了将 PD-1 单抗用于可切除非小细胞肺癌新辅助治疗的研究。该研究入组分期为 Ⅰ～ⅢA 期可手术的非小细胞肺癌患者,接受两次 Nivolumab 治疗(3mg/kg,在术前 28 天及 14 天各 1 次)。本研究共纳入 22 例患者,耐受性良好,研究中仅有 1 例患者出现 3 级以上不良反应(肺炎)。在疗效方面,10% 的患者为部分缓解,86% 的患者疾病稳定。在接受了手术的患者中,45% 的患者达到了好的病理缓解(在手术切除标本中肿瘤细胞残留＜10%)。该研究表明,Nivolumab 作为新辅助治疗存在巨大潜力,值得进一步研究。另一项大型的随机、对照Ⅲ期临床研究评估了 PD-L1 单抗 Durvalumab 用于辅助治疗的效果。该研究纳入了 713 例经含铂方案同步放化疗后未发生疾病进展的局部晚期 NSGLC(Ⅲ期)患者,按 2：1 随机分入 Durvalumab 组或安慰剂组,接受 Durvalumab(10mg/kg,2 周为 1 周期,最长治疗 12 个月)或安慰剂治疗,结果显示,Durvalumab 巩固治疗组患者 PFS 得到显著的提高,达 16.8 个月,而安慰剂对照组仅为 5.6 个月(HR:0.52,95% CI:0.42～0.65,$P＜0.001$),且不良反应可控。该研究结果已经被 NCCN 等指南采纳,作为这类患者的标准治疗方案进行推荐。目前还有多项将免疫治疗用于辅助治疗与新辅助治疗的研究正在开展,有望促进指南的改写,提高非小细胞肺癌患者的治疗效果。

3.抗血管生成治疗

ECOG 4599 及 BEYOND 研究表明,在含铂双药基础上联合贝伐珠单抗治疗可以显著延长晚期非鳞非小细胞肺癌的生存期。ECOG 1505 研究则是评估在辅助化疗的基础上加上贝伐珠单抗治疗能否提高辅助治疗的效果。该研究纳入的患者为 IB~IIIA 期经过手术完全切除的非小细胞肺癌患者,随机接受 4 个疗程的含铂双药辅助化疗,或在化疗的基础上联合贝伐珠单抗治疗(每 3 周 1 次,≤1 年)。主要研究终点为总生存期。经过中位数 50.3 个月的随访后,单纯化疗组的中位总生存期尚未达到,而化疗联合贝伐珠单抗组的中位总生存期为 85.8 个月,两者之间无显著性差异($P=0.90$)。因此,目前尚无证据支持抗血管生成治疗作为辅助治疗的一部分,尚需进一步研究探讨。

综上,化疗仍是目前非小细胞肺癌新辅助治疗及辅助治疗的基石。靶向治疗在辅助治疗及新辅助治疗中展现出了一定的优势,但是仍需生存数据成熟后才能明确其地位。免疫治疗在辅助治疗及新辅助治疗中取得了良好的效果,有望成为新的标准治疗,进一步提高非小细胞肺癌的治疗水平。

二、晚期非小细胞肺癌的化疗

肺癌患者每年新发病例约 500000 例,其中非小细胞肺癌(NSCLC)约占 400000 例(80%),大约 50% 的 NSCLC 患者在诊断时已经出现远处转移病灶。晚期患者如未行抗肿瘤治疗,则平均生存期(OS)为 4~5 个月。IV 期非小细胞肺癌为全身化疗的适应证。过去,不适合手术的晚期非小细胞肺癌的化学治疗是令人失望的,多数学者认为化疗能否延长非小细胞肺癌患者的生存期不能肯定,但近几十年来有了新的进展,联合化疗获得了令人鼓舞的疗效。如果能正确选择合适的治疗方案,便可以取得延长生存期的效果。

目前晚期非小细胞肺癌患者常规化疗方案的总体疗效尚不能令人满意,已进入平台期。对功能状态好的患者,治疗可选以顺铂为基础的化疗方案;对功能状态低下者,可试用单药治疗。

(一)晚期非小细胞肺癌的一线化疗

晚期非小细胞肺癌的化疗研究近年发展相当迅速,特别是 20 世纪 90 年代以来一批新型的抗肿瘤药物如长春瑞滨、紫杉醇、多西紫杉醇、吉西他滨、培美曲塞等的出现,极大改变了过去肺癌化疗疗效低、不良反应大的缺点。20 世纪 90 年代多个 III 期随机对照研究显示铂类+新药优于旧方案,临床研究证实,PS 评分较好的 IIIB/IV 期患者可以从化疗中获益。目前,已有多个大宗随机对照研究证明上述新药+铂类化合物为基础的化疗方案(第三代方案)优于其他含铂类的方案(第二代方案),有效率提高 20%[25% vs (40%~50%)],平均中位生存期延长 2~3 个月(6 个月 vs 9 个月),1 年生存率提高 10%~15%(25% vs 40%)。

常用方案包括紫杉醇、长春瑞滨、多西他赛、吉西他滨、培美曲塞、白蛋白结合型紫杉醇等,搭配铂类药物(顺铂、卡铂等)组合的含铂两药方案,Ⅲ期随机临床试验表明许多含铂的两药方案具有相似的客观缓解率和生存率。另外,上述第三代含铂方案之间相比较,疗效与生存差别不大。

著名的美国东部肿瘤协作组(ECOG)1594号研究将1207例ⅢB/Ⅳ期NSCLC患者随机分入4组:顺铂/紫杉醇(对照组),顺铂/吉西他滨,顺铂/多西他赛和卡铂/紫杉醇:结果全组患者的有效率为19%(17%~22%),中位生存期为7.9个月(7.4~8.1个月),1年生存率为31%~36%,组间均无统计学上的差异。

另一项TAX326号临床研究是迄今为止单组患者数量最多的研究,1218例ⅢB/Ⅳ期患者被随机分入3组,即顺铂/多西他赛、卡铂/多西他赛和对照组顺铂/长春瑞滨。当顺铂/多西他赛与对照组相比时有更高的有效率、较好的中位生存期、2年生存率,分别是31.6% vs 24.5%,$P=0.029$;11.3个月 vs 10.1个月,$P=0.044$;21% vs 14%。尽管中位生存期差距并不大,但由于该研究是第三代方案间的对比,其结果也值得重视。卡铂/多西他赛与对照组相比时无生存期上的优势。

2007年WCLC大会,Grossi等的研究,通过疾病有效率及疾病进展两个指标,分析18项随机多中心的临床研究中(共7401例患者)多西他赛、吉西他滨、紫杉醇、长春瑞滨与铂类联合在晚期非小细胞肺癌一线治疗中的活性,结果显示:含第三代药物的方案与不含第三代药物的方案在晚期非小细胞肺癌一线化疗的有效率RR(RR=CR+PR)基本相同,含多西他赛和吉西他滨的方案分别减少了7%和12%进展率($P=0.29$,$P=0.03$),含紫杉醇方案则增加了22%进展率($P=0.003$),故认为吉西他滨和多西他赛能减少晚期非小细胞肺癌一线化疗早期进展的风险,可被视为优先选择的一线方案。

培美曲塞是一种新型抗叶酸代谢细胞毒药物,它和它的多聚谷氨酸能竞争性抑制胸腺嘧啶合成酶(TS)、二氢叶酸还原酶(DHFR)及甘氨酰胺核苷酸甲基转移酶(GARFD)等叶酸依赖性酶,造成叶酸代谢和核苷酸合成过程的异常,从而抑制肿瘤细胞的生长。Scagliotti等进行的JMDB研究是一项非劣效性、Ⅲ期随机研究,纳入了1725例初次化疗的ⅢB期或Ⅳ期NSCLC患者,其中一组($n=863$)的方案为:顺铂$75mg/m^2$,第1天;吉西他滨$1250mg/m^2$,第1天、第8天;另一组($n=862$)的方案为:顺铂$75mg/m^2$,第1天;培美曲塞$500mg/m^2$,第1天;每3周重复,共治疗6个周期。研究结果显示,顺铂/培美曲塞组的总生存期不劣于顺铂/吉西他滨组(中位生存期10.3个月 vs 10.3个月;HR:0.94,95% CI:0.84~1.05)。顺铂/培美曲塞组在腺癌($n=847$;12.6个月 vs 10.9个月)和大细胞癌($n=153$,10.4个月 vs 6.7个月)患者中的总生存期优于顺铂/吉西他滨组,差异具有统计学意义。与之相反,在鳞癌患者中,顺铂/吉西他滨组的总生存期明显优于顺铂/培美曲塞组($n=473$,10.8个月 vs 9.4个月)。对于晚期NSCLC,顺铂/培美曲塞的化疗方案与顺铂/吉西他滨方案疗效相近,但耐受性更好,使用更加方便。这是第一项 NSCLC 患者的前瞻性Ⅲ期临床研究,显示了不同组织学类型之间的生存差异。正是基于这样的研究结果,奠定了顺铂/培美曲塞方案在晚期非鳞癌 NSCLC 一线化疗的地位。

Yang 等比较了培美曲塞联合顺铂与吉西他滨联合顺铂一线治疗东亚人群晚期 NSCLC 患者的疗效和安全性,结果显示对肺非鳞癌患者,当未按人种分组时,培美曲塞联合顺铂治疗患者的中位 OS 优于吉西他滨联合顺铂治疗组(分别为11.0 个月和 10.1 个月,$P < 0.05$);在东亚人群患者中,培美曲塞联合顺铂治疗患者的中位 OS 明显优于吉西他滨联合顺铂治疗组(分别为 21.2 个月和 17.7 个月;HR: 0.70,95% CI:0.39～1.24)。该研究结果提示,对 EGFR 基因野生型的非鳞癌 NSCLC 患者,一线治疗可优选铂类药物联合培美曲塞;而对晚期鳞癌 NSCLC 患者,标准一线治疗方案仍为铂类药物联合紫杉醇、多西他赛、吉西他滨或长春瑞滨。

目前晚期非小细胞肺癌使用三代含铂方案的疗效与生存期有所提高,但效应已达平台期,这些化疗方案及开发新的一线药物的研究还在继续。替吉奥(S-1)联合顺铂或卡铂是一个新的一线治疗晚期 NSCLC 的化疗方案。Tamiya 等的一项多中心Ⅱ期晚期 NSCLC 患者的临床研究,应用卡铂替吉奥(S-1)联合吉非替尼,主要研究终点为无进展生存期(PFS),次要研究终点为客观反应率(RR)、总生存期(OS)。结果显示:1 年 PFS 为 74.3%,总 RR 为 85.7%,中位 PFS 为 17.6 个月,但 28 例存活的患者中位 OS 为 21.4 个月。我国进行的 SC-103 试验结果显示,S-1 联合顺铂(SP)组一线治疗晚期 NSCLC 的 PFS 和 OS 不高于多西他赛联合顺铂(DP)组。SP 组 3/4 级中性粒细胞减少性发热及中性粒细胞减少的发生率明显低于 DP 组,但目前我国 CFDA 尚未批准该药应用于晚期 NSCLC 患者的治疗。

紫杉醇(白蛋白结合型)联合卡铂是另一个新的一线治疗晚期 NSCLC 的有效方案。Socinski 等进行的一项Ⅲ期临床试验比较了白蛋白结合的紫杉醇与紫杉醇分别联合卡铂治疗晚期 NSCLC 患者的疗效,结果显示白蛋白结合的紫杉醇组患者的 ORR 明显更高(33% vs 25%,$P = 0.005$)。组织学分析还显示,白蛋白结合的紫杉醇联合卡铂治疗方案在肺鳞癌患者中的 ORR 也更高(41% vs 24%,$P < 0.001$)。Ⅲ期临床试验结果显示,晚期肺鳞癌患者接受紫杉醇(白蛋白结合型)联合卡铂方案的总有效率明显高于紫杉醇联合卡铂方案,而非鳞 NSCLC 患者两方案的总有效率相似。亚组分析显示,对于年龄＞70 岁的老年患者,与紫杉醇联合卡铂方案,相比,紫杉醇(白蛋白结合型)联合卡铂方案显著提高了 OS。除此之外,紫杉醇(白蛋白结合型)引起严重周围神经毒性及中性粒细胞减少的发生率明显低于紫杉醇组。因此,2012 年 10 月 11 日美国 FDA 批准紫杉醇(白蛋白结合型)与卡铂联合应用于晚期 NSCLC 患者的治疗。然而,一项在中国晚期 NSCLC 患者中

进行的Ⅱ期临床随机试验却显示,白蛋白结合的紫杉醇联合卡铂和卡铂联合吉西他滨治疗两组患者的 ORR、PFS 和 OS 均没有明显差异,且在白蛋白结合的紫杉醇组中,白细胞减少和中性粒细胞减少的发生率更高。

晚期/复发肺鳞癌Ⅲ期随机临床研究(WJOG5208L),对奈达铂联合多西他赛(ND)和顺铂联合多西他赛(CD)的疗效进行比较,结果显示,二者的 OS 分别为13.6个月和11.4个月。ND 组的 PFS 同样较 CD 组长($P=0.050$),二者的中位PFS 分别为 4.9 个月和 4.5 个月。紫杉醇(白蛋白结合型)联合卡铂也是一线治疗晚期 NSCLC 的有效方案。

不过,上述第三代含铂方案都拥有相似的疗效及生存期。目前为止,在有效率和生存获益上,没有证据表明某一化疗方案优于其他方案。临床医生在选择化疗方案时应考虑患者的具体情况(如病情、身体状况、经济条件等)。

(二)晚期非小细胞肺癌的二线化疗

肿瘤细胞的耐药性限制了化疗的疗效,常常导致化疗的失败。近年来,文献报道显示,尽管近些年有许多新的有效的药物可以应用在肺癌治疗上,但是含顺铂方案失效的晚期非小细胞肺癌采用第二线方案化疗后总体有效率仍然低于10%。

在二线治疗方面,多西他赛是目前非小细胞肺癌标准的二线治疗用药,已有多个临床研究证明其优于支持治疗和 IFO、NVB 等药物。两项大型的随机试验确立了多西他赛在晚期 NSCLC 二线治疗的地位。Shepherd 主持进行了一项前瞻性的随机研究,对比了多西他赛单药与最佳支持治疗在既往含铂方案化疗失败的晚期NSCLC 二线治疗中的情况。主要的研究终点是总体生存期,次要研究终点包括有效率(多西他赛组)、不良反应和生活质量。患者随机分为多西他赛 $100mg/m^2$ 组、多西他赛 $75mg/m^2$ 组和最佳支持治疗组。结果发现,多西他赛有效率为 7.1%,其进展前时间与最佳支持治疗组相比为 10.6 周 vs 6.7 周,$P<0.001$,中位生存期 7.0个月 vs 4.6 个月,$P=0.047$。发现与最佳支持治疗组相比,多西他赛 $75mg/m^2$ 组生存获益更加明显(7.5 个月 vs 4.6 个月,$P=0.010$,1 年生存率 37% vs 11%,$P=0.003$)。Fossella 等报道了多西他赛、长春瑞滨及异环磷酰胺治疗铂类化疗失败后的晚期 NSCLC 的随机对照研究。373 例患者随机分为多西他赛 $100mg/m^2$(D100)组或 $75mg/m^2$(D75)组和长春瑞滨组或异环磷酰胺组(V/I)(对照组),三组间患者的特征平衡性较好。结果发现 D100 组有效率为 10.8%,D75 组为 6.7%,两组均较(V/I)组 0.8% 的有效率高($P=0.001$ 和 $P=0.036$),接受多西他赛治疗的患者进展前时间较长($P=0.036$),D75 组的 1 年生存率明显较对照组高(32% vs 19%,$P=0.025$)。D100 组的不良反应最大,而 D75 组的不良反应是可以耐受的。研究认为,对于含铂方案化疗后疾病复发或进展的晚期 NSCLC,多西他赛 $75mg/m^2$,3 周 1 次可使患者有临床获益。

培美曲塞被批准用于 NSCLC 二线治疗主要是基于一项大规模的Ⅲ期随机对

照临床研究(JMFI)得出的结论。Hanna 等报道了对比培美曲塞与多西他赛二线治疗晚期非小细胞肺癌的多中心Ⅲ期临床研究。该临床研究共收治复发的非小细胞肺癌患者 571 例,患者被随机分成两组,分别接受培美曲塞($500mg/m^2$)或多西他赛($75mg/m^2$)治疗,两种药物均为静脉滴注,每 21 天重复 1 次,直至疾病进展或出现不可耐受的不良反应,主要的研究终点是总体生存期,其中培美曲塞组的患者同时给予维生素 B_{12}、叶酸、地塞米松等药物支持。结果发现两组的有效率分别是9.1%和8.8%($P=0.105$),中位无进展生存期均为 2.9 个月,中位生存期 8.3 个月 vs 7.9个月,P 值无统计学差异),1 年生存率均为29.7%。不良反应方面,接受多西他赛组治疗的患者发生 3/4 级中性粒细胞下降和发热的比例较高,分别为40% vs 5%和 13% vs 2%。研究认为,在晚期 NSCLC 二线治疗中培美曲塞疗效与多西他赛相似,但不良反应明显降低,应当可以作为 NSCLC 二线标准治疗的选择。

TAILOR 研究入选的是经含铂类药物化疗方案一线治疗后疾病进展的 EGFR基因野生型的 NSCLC 患者,其中 110 例患者接受多西他赛 $75mg/m^2$(3 周为 1 疗程)或 $35mg/m^2$(1 周为 1 疗程)、108 例患者接受厄洛替尼 150mg/d 的二线治疗,直至疾病进展或出现不可接受的不良反应为止。结果显示,使用多西他赛治疗较使用厄洛替尼治疗能显著改善患者的 PFS(HR:0.70,95% CI:0.53~0.94,$P=$ 0.016),同时显著提高治疗的 ORR 和疾病控制率,而不良反应均与预期相符。该研究表明,对 EGFR 基因野生型的晚期 NSCLC 患者的二线治疗,化疗的疗效优于靶向治疗。但对 EGFR 基因突变的 NSCLC 患者,二线治疗时应首选靶向治疗。

(滕　杨)

第三节　小细胞肺癌的化学治疗

与非小细胞肺癌(NSCLC)相比,小细胞肺癌(SCLC)细胞的倍增时间明显短,生长比率明显高,更早发生全身广泛转移,虽对化疗和放疗均有高度的反应性,但易获得性耐药。SCLC 的治疗原则是以化疗为主,辅以手术和(或)放疗。SCLC 的全身化疗肯定能延长生存,改善症状,对初治的大多数患者可以缩小病灶,但单纯化疗很少能达到治愈,由于耐药问题通常缓解期不到 1 年,因而综合治疗是达到根治的关键。

SCLC 分期是由退伍军人医院肺癌研究组(VALG)制订的,把 SCLC 简单地分为局限期(LD)和广泛期(ED)。LD 期为病变局限于一侧胸腔伴有区域淋巴结转移,后者包括肺门、同侧和对侧纵隔、同侧和对侧锁骨上淋巴结,但不能有明显上腔静脉压迫、声带麻痹和胸腔积液,即所有病灶能安全地被一个放射野囊括。ED 指超出此范围的病变。

LD 期 SCLC 的治疗原则是首选化疗或放化疗同步治疗,酌情加用颅脑预防性放疗(PCI),酌情在化疗和放疗后手术切除受侵的肺叶以除去耐药的残存癌细胞,也可切除混合性肿瘤中其他类型的癌细胞。经有创检查明确为 $T_1N_0M_0$ 的 SCLC 患者也可进行手术治疗,术后辅以化疗。

ED 期 SCLC 的治疗原则是采用以化疗为基础的治疗,根据病情酌情加局部放疗,如骨、颅内、脊柱等处病变首选放疗以尽快解除压迫或症状。

复发 SCLC 的治疗原则是给予姑息性放疗或化疗以解除症状,如有可能尽可能参加临床试验,以便争取机会试用新药。

一、小细胞肺癌的一线化疗

在 20 世纪 70 年代,CAV(CTX+ADM+VCR)成为 SCLC 的标准化疗方案,20 世纪 80 年代中期,EP(VP-16+DDP)方案作为一线化疗方案治疗开始显示出很好的效果,可使 80% 以上的 SCLC 达到完全或部分缓解,在此基础上,EP 方案或是与其他方案交替,或是增加剂量强度,或是和造血干细胞移植/支持联合,或是增加第三种药物,都未能得到明显的生存获益,SCLC 化疗疗效进入平台期。

近年来用于 NSCLC 的第 3 代新药含铂方案进入 SCLC 的治疗,但因未显示出明显的生存优势,仍未能取代 EP 方案的地位,多数第 3 代新药含铂方案用于二线化疗,仅 CPT-11 方案已进入 ED 期 SCLC 的一线治疗。目前ⅠA 期以后的 LD-SCLC 的一线标准治疗是 4～6 周期 EP 方案化疗,并尽可能在第一或第二周期时配合胸部同步放疗,或在化疗结束后有良好反应的患者可进行胸部放疗,RR 可达到 70%～90%,PFS 为 14～20 个月,2 年 OS 率为 40%。对 ED-SCLC,可给予 4～6 周期 EP 方案或 CPT-11 方案化疗,若远处转移灶达到 CR、胸腔病灶缩小很明显也可进行胸腔放疗,单纯化疗的 RR 可达到 60%～70%,PFS 为 9～11 个月,2 年 OS 率仅为 5%。

1.CAV 方案和 EP 方案

Evans 1985 年报道 31 例患者接受 EP 方案化疗,LD 期 11 例,其余的 ED 期患者中包括 8 例脑转移患者,结果 43% 达到 CR,43% 达到 PR,PFS 在 LD 期为 39 周,在 ED 为 26 周,有疗效患者的 MST 在 LD 期为 70 周(28～181 周),在 ED 期为 43 周(17～68 周)。在毒性反应方面,胃肠道毒性轻微,但白细胞减少和血小板减少较普遍,有 4 例败血症,其中 1 例死亡,15 例出现神经毒性并导致 2 例终止化疗。该作者认为 EP 方案较传统化疗有优势。

Johnson 等证明 CAV 方案化疗后 EP 方案巩固治疗可增加生存率。在这个包括 386 例 LD 期 SCLC 患者的Ⅲ期临床研究中,患者随机分为胸部放疗(TRT)组和单纯化疗组,所有患者接受 CAV(CTX 1000mg/m² + ADM 40mg/m² + VCR 1mg/m²,每 21 天 1 次)×6 周期,放疗组患者在第 1 和第 2 周接受 10 次共 30Gy 放疗,在第 5 周接受剩余的 5 次共 15Gy 放疗。对 CAV 化疗有反应的患者随机接受 2 周期的 EP 方案巩固化疗[DDP(20mg/m²,第 1~4 天)+ VP-16(100mg/m²,第 1~4 天)]或观察。他们发现放疗组和非放疗组的 CR 率(46% vs 38%)和 RR 率(67% vs 64%)无显著性差异,但 MST(14.4 个月 vs 12.8 个月)和 2 年 OS 率(33% vs 23.5%)在放疗组稍显优势,同时 4 度血液学毒性在放疗组明显多见,巩固化疗的患者 MST(21.1 个月 vs 13.2 个月)和 2 年生存率(44% vs 26%)明显延长,他们认为 CAV 方案和同步 TRT 在 LD 患者未较单用 CAV 方案化疗显示生存优势,致命血液学毒性反而多见,CAV 方案化疗(有或无同步 TRT)后给予 2 周期 EP 方案巩固治疗可增加生存率。

其后的Ⅲ期临床研究未能证明 EP 方案较 CAV 有生存优势,但与 TRT 联合治疗时 EP 方案显示出了更好的耐受性,很快 EP 方案成为最常用的 SCLC 化疗方案。2002 年 Sundstrom 报道了 436 例患者随机接受 EP 和 CEV 方案比较的Ⅲ期临床研究,EP 组为 DDP(75mg/m²,第 1 天)+ VP-16(100mg/m²,第 1 天),继之以口服 VP-16(200mg/m²,第 2~4 天);CEV 组为 CTX(1000mg/m²,第 1 天)+ E-ADM(50mg/m²,第 1 天)+ VCR(2mg/m²,第 1 天),均为 5 周期,另外 LD 患者在化疗第 3 周期接受同步 TRT,CR 患者接受预防性脑放疗。2 年和 5 年 OS 率在 EP 组为 25% 和 10%,显著高于 CEV 组(8% 和 3%),在 LD 患者中,中位生存时间是 14.5 个月对 9.7 个月,在 ED 患者中,两组生存率和生活质量无明显差异。

为了增加反应率,Ihde 等进行了高剂量和标准剂量 EP 方案在 ED 期 SCLC 患者中的前瞻性研究。95 例患者随机进入高剂量和标准剂量 EP 组,另外 25 例预计接受高剂量 EP 方案风险较大的患者直接进入标准剂量 EP 组。在第 1~2 周期,标准剂量 EP 组为 DDP(80mg/m²,第 1 天)+ VP-16(80mg/m²,第 1~3 天),每 21 天 1 次,高剂量 EP 组为 DDP(27mg/m²,第 1~5 天)+ VP-16(80mg/m²,第 1~5 天),每 21 天 1 次,第 3~4 周期都接受标准剂量 EP 方案化疗。在第 5~8 周期,已达到 CR 的患者接受标准剂量 EP 方案化疗,其他的接受 CAV 或者按体外药敏实验组合的其他化疗方案化疗。结果显示,尽管高剂量组的剂量增加了 68%,但两组的 CR 率(23% vs 22%)、MST(10.7 个月 vs 11.4 个月)很一致。未随机患者的 CR 率为 4%,MST 为 5.8 个月。高剂量组白细胞减少、发热性白细胞减少及体重减少明显增加。此研究证明增加 EP 方案的剂量未能增加疗效,反而不良反应增加。

为了避免 DDP 的毒性,CBP 被用来代替 DDP,研究证实了这种替代未影响疗效。Skarlos 等报道,患者随机接受 EP:DDP(50mg/m²,第 1~2 天);或 CE:CBP

（300mg/m²，第 1 天），均联合使用 VP-16（300mg/m²，第 1～3 天），每 21 天 1 次，6 周期。有反应的 LD 期患者和达到 CR 的 ED 期患者大多数在第 3 周期接受 TRT 和预防性脑放疗。化疗周期延迟天数在 EP 和 EC 组分别为 8 天和 9 天，药物平均实际用量分别达到 74％和 80％。CR 率分别为 57％和 58％，MST 分别为 12.5 个月和 11.8 个月，无显著差别，EP 组白细胞减少、中性粒细胞减少性感染、恶心、呕吐、神经毒性和高敏反应常见而且严重，显示 CE 不劣于 EP。

因 SCLC 极易获得性耐药，在 20 世纪 80～90 年代人们曾尝试交替两个化疗方案治疗。Roth 等进行了 EP、CAV 及两者交替化疗的Ⅲ期临床研究，并在 1992 年公布结果。在该研究中，437 例 ED 期患者接受 12 周 EP 方案、18 周 CAV 方案或 18 周 CAV/EP 方案交替化疗，发现 3 组在有效率方面无显著差异，分别为 61％、51％和 59％，CR 率分别为 10％、7％和 7％，MST 分别为 8.6 个月、8.3 个月和 8.1 个月，TTP 在交替化疗组有延长趋势但与另外两组相比无显著差异，分别为 4.3 个月、4.0 个月和 5.2 个月，两组患者在病情进展后进行的交替二线化疗均出现反应率低、生存时间短的特点。骨髓抑制是所有各组的限制性毒性。该研究认为 4 个周期 EP 和 6 个周期 CAV 在 ED 期患者中疗效相等，并且在一定程度上存在着交叉耐药，交替化疗未显示出较任一单独化疗方案更有优势，因而不应被用作标准治疗。

因 SCLC 对化疗有高度的反应性，在 20 世纪 80～90 年代人们亦曾尝试在造血干细胞支持下提高化疗药剂量来增加疗效。Smith 等给予 36 例 SCLC 患者传统化疗（VP-16＋ADM＋VCR）后再给予高剂量 CTX 7g/m² 化疗，最初的 17 例同时接受了自体造血干细胞解救，除了 1 例治疗相关性死亡外，患者对治疗的耐受性良好，15 例患者在高剂量 CTX 化疗前仍有可测量病灶，其中 12 例（80％）再次获得治疗反应，但维持时间较短，中位时间为 9 周，14 例在高剂量 CTX 化疗前已达到 CR 的 LD 期患者，其中的 11 例（79％）平均总 PFS 也仅为 10 个月。该研究证明，传统化疗后高剂量 CTX 化疗是可行的并且可增加反应率，但无论在整体还是亚组分析都没有转化成生存获益。

Rizzo 等 2002 年报道了 22 个自体血和骨髓移植中心中 103 例 SCLC 患者接受自体造血干细胞移植配合高剂量化疗的结果。常用预处理方案为 CBP（CTX＋卡莫司汀＋DDP）（60％）和 ICE（IFO＋CBP＋VP-16）（28％）。从诊断到移植的平均时间为 6 个月（1～34 个月）。66％在诱导化疗达到 PR 后、27％在达到 CR 后接受移植。100 天死亡为 11％。3 年 OS 率和 PFS 率为 33％和 26％，负性影响因素为年龄超过 50 岁、ED 期、预处理方案不为 CBP 或 ICE。3 年 OS 率和 PFS 率在 LD 期和 ED 期差别明显（43％ vs 10％，35％ vs 4％），年龄超过 50 岁的患者死亡风险或进展风险加倍。该结果提示自体造血干细胞移植仅在年轻 LD 期 SCLC 患者中延长了生存期。

在 EP 方案联合放疗基础上增加第 3 个药物,如紫杉醇,未能显示生存获益。在 Ettlnger 等 2005 年报道的 LD-SCLC 研究中第 1 周期化疗为紫杉醇($135mg/m^2$ 3 小时静脉滴注,第 1 天)+VP-16($60mg/m^2$,第 1 天静脉滴注,随后 $80mg/m^2$ 口服,第 1~3 天),DDP($60mg/m^2$,第 1 天),同步 TRT 1.5Gy 每天 2 次×15 天,第 2~4 周期单用化疗,但紫杉醇增至 $175mg/m^2$ 3 小时静脉滴注,第 1 天。55 例患者入组,53 例可评价,主要毒性为 3 度和 4 度的中性粒细胞减少(分别为 32% 和 43%),3 度和 4 度食管炎(分别为 32% 和 4%),1 例死于急性呼吸窘迫综合征,另 1 例死于败血症。MST 24.7 个月,2 年 OS 率为 54.7%,PFS 为 13 个月,2 年 PFS 率 26.4%,他们认为所用研究方案对 LD-SCLC 有效,但三药联合方案配合 TRT 不一定会比 EP 配合 TRT 改善生存率。

2.NSCLC 第 3 代新药方案

第 3 代新药方案也在 SCLC 中进行了研究。Lee 于 2009 年报道,ED-SCLC 或预后不良的 LD-SCLC 随机接受 GC(GEM+CBP,$n=121$)或 EP 方案化疗($n=120$),OS 未出现明显差异,MST 分别为 8.0 个月和 8.1 个月,中位 PFS 分别为 5.9 个月和 6.3 个月;3 度和 4 度骨髓抑制在 GC 组常见(贫血为 14% vs 2%;白细胞减少为 32% vs 13%;血小板减少为 22% vs 4%),但未增加住院率、感染或死亡,2~3 度脱发(17% vs 68%)、恶心(43% vs 26%)在 PE 组常见;GC 组患者门诊治疗多见(89% vs 66%),即 GC 和 EP 在 OS 和 PFS 上同样有效,毒性更可接受。

3.伊立替康方案

CPT-11 方案最早是用于 SCLC 的二线化疗方案。受其启发,Noda 等 2002 年完成了 CPT-11 联合 DDP 与 EP 方案在 ED-SCLC 中的比较研究,这是一项多中心Ⅲ期随机研究,由此奠定了 CPT-11 联合 DDP 在 ED-SCLC 中的一线治疗地位。此研究原计划入组 230 例患者,但因在中期分析时即已显示出两组之间的明显差异,故最后仅入组 154 例。MST 分别为 12.8 个月和 9.4 个月,2 年 OS 率分别为 19.5% 和 5.2%,严重的或威胁生命的骨髓抑制在 EP 组更常见,严重的或威胁生命的腹泻在 CPT-11 组更常见。

同样为了避免 DDP 的不良反应,Her-mes 比较了 CPT-11 联合 CBP(IC)与口服 VP-16 联合 CBP(EC)在 ED-SCLC 中的疗效。IC:$n=105$,卡铂(AUC 4)+CPT-11($175mg/m^2$,第 1 天),每 21 天 1 次;或 EC:$n=104$,CBP(AUC 4)+VP-16(口服 $120mg/m^2$,第 1~5 天),每 21 天 1 次;(1/3 的患者因 PS 在 3~4 或年龄>70 岁减少了剂量)。OS 在 EC 组显著低于 IC 组,MST 分别为 8.5 个月和 7.1 个月,1 年生存率分别为 34% 和 24%。CR 分别为 18 例和 7 例,有显著差异。两组在 3~4 度骨髓毒性上无显著差异,3~4 度腹泻在 IC 组常见,QOL 差别较小,但

IC 组较 EC 组有姑息疗效延长的倾向,即 IC 可延长生存期并伴有 QOL 稍有改善,但差异不如 CPT-11 联合 DDP 与 EP 间的差别明显。

二、小细胞肺癌的二线化疗

在现行的放化疗模式下,90%～95%的 SCLC 患者一线治疗后可达到延长生存的目的,但大多数患者在或长或短的化疗暂停期后会复发,需要进行二线化疗,此时区分出患者对诱导化疗究竟是敏感还是耐药,对二线化疗方案的选择很重要,3 个月内复发的一般认为是耐药,要另外选择无交叉耐药的药物。SCLC 二线治疗虽较多,但有临床收益的结果少见,至今,所有化疗方案中并未发现反应率和生存受益有明显差异。其中最常见的是喜树碱类化疗药,该方案反应率和生存受益较安慰剂好,但与 CAV 方案相比毒性要强,CAV 或 CPT-11 化疗都优于最佳支持治疗。TPT 除了静脉使用外,口服用药也是一种选择。

1.喜树碱类

含喜树碱类方案在 SCLC 二线治疗中的研究较多。Masuda 1992 年报道了单中心、前瞻性、非随机对照Ⅱ期临床研究,16 例患者一线接受含铂类强烈化疗后耐药或复发,其中 5 例接受过 DDP+VCR+ADM+VP-16(CODE)诱导化疗,6 例接受过 EP 方案化疗和胸腔同步放疗,中位停止化疗时间为 7.3 个月(1.9～15.1 个月)。患者接受 CPT-11 每周 100mg/m² 90 分钟静脉滴注,其后根据不良反应情况调整剂量。7 例对 CPT-11 有反应的患者中位 TTP 时间为 58 天,主要毒性为骨髓抑制、腹泻和肺毒性,提示 CPT-11 值得进一步研究。

Von Pawel 证明了 TPT 在复发 SCLC 的二线化疗中,和 CAV 方案在有效性上是相等的,并可得到严重症状的改善。患者接受 TPT 1.5mg/m²,第 1～5 天,每 21 天 1 次(n=107);或 CAV:CTX 1000mg/m²+ADM 45mg/m²+VCR 2mg,第 1 天,每 21 天 1 次(n=104)化疗,反应率分别为 24.3% 和 18.3%,无显著差异,TTP 分别为 13.3 周和 12.3 周,中位生存期分别为 25.0 周和 24.7 周,均无显著差异,但在呼吸困难、缺氧、声嘶、疲劳、无力及对日常生活的困扰等症状改善上,TPT 更有优势。在不良反应上,4 度中性粒细胞减少分别为 37.8% 和 51.4%,4 度血小板减少和 3～4 度贫血分别为 9.8%、17.7% 与 1.4%、7.2%,有显著差别,非血液学毒性主要为 1～2 度。

为了比较 TPT 的使用方法之间的疗效差异,一线治疗停止至少 90 天后复发的患者随机接受口服 TPT 2.3mg/(m²·d),第 1～5 天,每 21 天 1 次(n=52);或静脉使用 TPT 1.5mg/(m²·d),第 1～5 天,每 21 天 1 次(n=54),反应率分别为 23% 和 15%,MST 分别为 32 周和 25 周,两组在症状控制上相似。耐受性较好,骨髓抑制是主要的毒性,4 度中性粒细胞减少分别为 35.3% 和 67.3%,有显著性差异,超过 2 度的发热或感染与 4 度中性粒细胞减少有关,败血症分别为 5.1% 和

3.3%,非血液学毒性主要为呕吐(分别为 36.5%和 31.5%)和恶心(分别为 26.9%和 40.7%),此研究提示口服 TPT 用于复发的、一线化疗敏感的 SCLC 在疗效上和静脉使用相似,4 度中性粒细胞减少降低,使用方便。

2006 年 O'Brien 比较了口服 TPT 二线化疗[2.3mg/(m² · d),第 1~5 天,每 21 天 1 次,$n=71$]与单纯最佳支持治疗($n=70$)相比的疗效差别,发现 TPT 组生存时间延长,MST 分别为 25.9 周和 13.9 周,在治疗终止时间短的亚组(≤60 天)也保持了这种显著优势。TPT 组患者 7%达到 PR,44%达到 SD,QOL 恶化速度及症状控制较好。TPT 组的毒性主要为血液学毒性,4 度中性粒细胞减少 33%,4 度血小板减少 7%,3~4 度贫血为 25%。4 度感染分别为 14%和 12%,败血症 4%和 1%,其他 3~4 度事件包括呕吐分别为 3%和 0,腹泻分别为 6%和 0,呼吸困难分别为 3%和 9%,疼痛分别为 3%和 6%,TPT 组中的 4 例(6%)因毒性死亡,分组后 30 天内任何原因死亡率分别为 13%和 7%。另一个 Ⅱ 期临床研究也证明口服 TPT 用于治疗一线治疗敏感的复发 SCLC,在疗效上与静脉使用相似。

2.紫杉类

紫杉醇已被证明在耐药的实体瘤中有效,如耐铂类的卵巢癌、耐蒽环类的乳腺癌,而且在 SCLC 的一线化疗中也被证实有一定疗效。Smit 等尝试把紫杉醇单药用于一线化疗后 3 个月内复发的 24 例患者,紫杉醇 175mg/m² 超过 3 小时静脉滴注,每 21 天 1 次,并按上一周期出现的不良反应情况调整后续周期中的剂量,21 例患者的疗效可评价,2 例患者在化疗早期死亡,2 例患者因毒性死亡,无达到 CR 病例,7 例达到 PR(29%),7 例达到 SD,MST 为 100 天,共 4 例患者出现致命毒性。类似的结果可见于之前 Smyth 1994 年的报道,28 例患者的 PR 率为 25%,TTP 3.5~12.6 个月。

3.吉西他滨

Masters 2003 年报道了吉西他滨(GEM)在二线治疗耐药或复发的 SCLC 的 Ⅱ 期临床研究,方法是患者按对一线化疗的反应分为顽固性耐药组($n=20$)和敏感组($n=26$),中位年龄 60 岁,中位 PS 评分为 1。患者接受 GEM 1000mg/m²,第 1 天,第 8 天,第 15 天,每 28 天 1 次,主要的 3~4 度血液学毒性为中性粒细胞减少(27%),血小板减少(27%)。主要的 3~4 度非血液学毒性为肺(9%)和神经毒性(14%),客观反应率 11.9%,其中 1 例(5.6%)在顽固性耐药组,4 例在敏感组(16.7%)。总中位生存期 7.1 个月,研究认为 GEM 二线治疗 SCLC 作用有限,但毒性较低,可考虑进一步做和其他化疗药或靶向药联合的研究。

三、小细胞肺癌的辅助化疗

1.SCLC 的手术治疗

SCLC 的手术指征:SCLC 的手术治疗限于 $T_{1\sim2}N_0M_0$ 的患者,在确定手术治疗前患者需经过以下流程:经胸、上腹强化 CT 及脑 CT 或 MRI 检查确定临床分期为 $T_{1\sim2}N_0M_0$ 后初步考虑手术切除的可能性,必须进一步行 PET/CT 检查排除远处转移后,再采取有创手段进行纵隔淋巴结病理分期,这些有创手段包括纵隔镜、纵隔切开术、支气管镜或食管镜下超声引导淋巴结穿刺活检术、电视胸腔镜术等,若排除纵隔淋巴结转移,才可行肺叶切除术并纵隔淋巴结清扫或取样活检,术后辅以全身化疗,手术病理若显示纵隔淋巴结为阳性,则行全身化疗并纵隔同步放疗。

2.SCLC 手术治疗的争议

20 世纪 60 年代以前,外科手术是所有肺癌的标准治疗,20 世纪 70 年代以后认识到 SCLC 是全身性疾病,手术治疗被放弃,20 世纪 90 年代以后,随着化疗和放疗疗效的提高,手术在 SCLC 中的地位重新被审视。1999 年的一个 II 期临床试验结果显示,术前或术后化疗都是可行的,5 年 OS 率因原发灶范围不同在 10%～50%波动。2008 年 Lim 回顾性分析了 1980～2006 年间接受手术的 59 例 SCLC 患者的结果。患者分期情况 IA($n=9$),IB($n=21$),IIA($n=0$),IIB($n=13$),IIIA($n=9$),IIIB($n=1$),中位随访时间 2.8 年(0.79～8.65 年),结果发现 1 年和 5 年 OS 率分别为 76%和 52%,不同 T 和 $N_{0\sim2}$ 分期未导致明显差别,提示 I～III 期的 SCLC 患者有必要重新评估肺切除和淋巴结清扫作为主要治疗的可能,此时采用 TNM 分期筛选能手术者是很有用的。

3.SCLC 的辅助化疗方案

辅助化疗方案可选择 EP 或 CE 方案,均用 4～6 个周期。

(1)EP 方案。

DDP($60mg/m^2$,第 1 天)+VP-16($120mg/m^2$,第 1～3 天),每 21 天 1 次。

DDP($80mg/m^2$,第 1 天)+VP-16($100mg/m^2$,第 1～3 天),每 21 天 1 次。

(2)CE 方案。

CBP(AUC 5～6,第 1 天)+VP-16($100mg/m^2$,第 1～3 天),每 21 天 1 次。

(滕　杨)

第九章　肺癌的其他治疗

第一节　肺癌的免疫治疗

近年人们研究通过刺激免疫系统来抵抗癌症取得了一定的进展，免疫治疗成为治疗肺癌的有效新方法。自 1982 年 Oldham 提出生物反应调节剂（BRM）的概念以来，肿瘤的免疫治疗受到国内外专家的重视，使免疫治疗成为继手术、放射和化学疗法后的又一新的治疗模式。免疫治疗有时单独使用，但多数情况下用作辅助治疗。

一、机体抗肿瘤免疫的机制

免疫反应分为固有性免疫和适应性免疫。固有性免疫能够区分属于器官的正常组织和新遇到的非自身蛋白或异常细胞。因此，任何非自身物质，无论是起源于病毒感染、肿瘤转化，还是来源于另一个个体都会被效应细胞（如巨噬细胞、自然杀伤细胞等）非特异性识别并降解。适应性免疫是抗原特异性 T、B 淋巴细胞受到抗原刺激后被激活，并增殖、分化为效应细胞，最终发挥清除病原体或肿瘤细胞的作用。无论是固有性免疫还是适应性免疫都能对肿瘤细胞产生免疫应答。

1.肿瘤抗原

肿瘤相关抗原（TAA）通常分为三类。第一类是肿瘤特有抗原，它们多数是由肿瘤细胞变异基因产生，其产物有可能在肿瘤发生发展过程中起重要作用。典型的例子就是基因突变可使癌基因活化或使抑癌基因失活，这种突变基因产物一方面能诱导和维持肿瘤的恶性表型，另一方面也为免疫治疗提供了良好的靶抗原，目前已在肺癌、黑色素瘤、结直肠癌、胰腺癌等肿瘤中发现该类抗原。第二类是过度表达的抗原，该类抗原实际上在多种组织和细胞上有表达，但在恶性肿瘤中过度表达，这些抗原通常是那些在正常情况下不表达的基因在转录水平上被重新激活所产生的。典型的例子是人表皮生长因子受体-2（HER-2），它在细胞生长、增殖、黏附和移动等生命活动中起重要作用，约 30% 的乳腺癌高表达 HER-2，在肺癌、卵巢癌、结肠癌、胰腺癌和前列腺癌等恶性肿瘤中也发现有不同程度的表达。该类抗原还包括癌胚抗原（CEA），甲胎蛋白（AFP）等。第三类是来源于肿瘤起源组织的分化抗原，这些抗原在某些特定的组织中表达，因此也可出现在该组织来源的肿瘤细胞上,并且可能在肿瘤细胞上有更高的表达。另外,病毒相关肿瘤中的病毒产物同样能够对免疫系统产生强有效的刺激引起免疫反应。

2.T淋巴细胞

T淋巴细胞对控制具有免疫原性的肿瘤细胞的生长起重要作用。T淋巴细胞并不能直接识别肿瘤抗原分子,而是需要抗原呈递细胞(APC)摄取肿瘤抗原,将其处理成抗原多肽并与主要组织相容性复合物(MHC)分子结合表达于APC表面,才能被T淋巴细胞识别。T淋巴细胞活化需要双信号,第一信号来自于T淋巴细胞受体(TCR)与MHC分子/抗原肽复合物的特异性结合,TCR不仅要识别抗原肽,还要与MHC分子相匹配,称为MHC限制性。T淋巴细胞活化的第二信号为协同刺激信号,由APC和T淋巴细胞表面黏附分子之间的相互作用产生,其中最重要的是B7与CD28分子之间的相互作用。第二信号对T淋巴细胞的活化同样非常重要,若缺乏第二信号,T淋巴细胞不但不能激活,反而处于克隆无能状态。此外,APC分泌的细胞因子,如IL-2、IL-12等,在T淋巴细胞的活化过程中也起重要作用。

T淋巴细胞分为$CD4^+$T淋巴细胞和$CD8^+$T淋巴细胞,在抗原识别和免疫效应中分别受到MHCclass II分子和MHCclass I分子的限制。$CD4^+$T淋巴细胞主要通过分泌细胞因子激活其他效应细胞和诱导炎症反应发挥抗肿瘤作用。$CD4^+$T细胞分为Th1和Th2两个亚群,Th1主要参与细胞免疫的调节,通过分泌IL-2、IFN-γ、TNF等细胞因子激活$CD8^+$T细胞、NK细胞和巨噬细胞,增强其杀伤能力,或促进靶细胞MHCclass I分子的表达,提高其对细胞毒性T淋巴细胞(CT_1)的敏感性。Th2主要参与体液免疫的调节,通过分泌IL-4、IL-5、IL-6、IL-10等细胞因子促进B淋巴细胞的增殖分化和抗体产生。

$CD8^+$T淋巴细胞被认为是抗肿瘤免疫应答最重要的效应细胞。激活的$CD8^+$T淋巴细胞又称为CT_1,能够特异性杀伤肿瘤细胞,其杀伤机制包括:①分泌型杀伤,通过分泌效应分子(如穿孔素、颗粒酶、淋巴毒素、TNF等)引起靶细胞的裂解或凋亡。②非分泌型杀伤,激活的$CD8^+$T淋巴细胞表面表达FAS配体与肿瘤细胞表面的FAS分子结合,诱导肿瘤细胞凋亡。

3.B淋巴细胞

在肿瘤抗原的刺激下,B淋巴细胞可被激活,并分化、增殖形成浆细胞,分泌肿瘤抗原特异性抗体,介导体液免疫应答杀伤肿瘤细胞,同时B淋巴细胞还能摄取、加工和呈递抗原,是体内重要的APC。体液免疫应答通过以下几种方式发挥抗肿瘤作用:①激活补体系统溶解肿瘤细胞:细胞毒性抗体IgM和某些IgG亚类与肿瘤细胞表面抗原结合后,发生变构并暴露出补体结合位点,以经典途径激活补体形成膜攻击复合物,使肿瘤细胞溶解,称为补体依赖性细胞毒性反应(CDC)。②抗体依赖细胞介导的细胞毒作用：IgG 特异性结合肿瘤细胞表面抗原后，其 Fc 段可发生变构，与巨噬细胞、NK 细胞、中性粒细胞表面的 Fc 受体结合，并将其激活，激活的效应细胞通过释放 TNF、IFN-γ 等细胞因子和颗粒胞吐杀伤肿瘤细胞，称为抗体依赖细胞介导的细胞毒作用（ADCC）。③抗体的调理作用：吞噬细胞可通过其表面的 Fc 受体吞噬结合了抗体的肿瘤细胞，称为抗体的调理作用。④抗体的封闭作用：肿瘤细胞表面可过表达某些受体，与其相应的配体结合后可刺激肿瘤细胞生长。特异性抗体可通过与肿瘤细胞表面相应受体结合，阻碍其功能，从而抑制肿瘤细胞的增殖。⑤抗体改变肿瘤细胞的黏附特性：抗体与肿瘤细胞表面的抗原结合后，可干扰肿瘤细胞的黏附特性，阻止其克隆形成及与血管内皮的黏附，从而有助于控制肿瘤的生长与转移。

4.树突状细胞

在没有共刺激信号的情况下，把抗原呈递给幼稚的 T 淋巴细胞可以导致免疫耐受。共刺激信号可以由细胞因子或者特异性的共刺激分子产生。共刺激分子主要表达在巨噬细胞、单核细胞、B 淋巴细胞及树突状细胞（DC）等 APC 的表面。有效的抗原呈递是通过 APC 把抗原呈递给幼稚的 T 淋巴细胞。

DC 是最有效的抗原呈递细胞。DC 呈递的抗原来自于内吞的抗原性物质，抗原性物质可以是可溶性的抗原甚至凋亡的肿瘤细胞。抗原性物质内吞后被 DC 内部处理，加工成小肽段，然后与 MHC 分子结合，并被呈递到细胞表面，同时共刺激分子表达在 DC 的表面上。DC 高表达 MHC 分子，这对 CT_1 的识别是必需的。黏附分子和共刺激分子的大量表达及 T 淋巴细胞特异性趋化因子的产生对于免疫微环境的形成极为重要，只有在这种环境下，才能引起有效的免疫应答。自身诱导耐受的肿瘤细胞一旦和 DC 结合，便能引起有效的免疫应答。DC 除了在呈递抗原给 CT_1 方面发挥作用外，在诱导 $CD4^+$ T 淋巴细胞和自然杀伤细胞反应方面同样非常重要，这使得 DC 成为抗肿瘤免疫反应的枢纽，具有巨大的临床应用价值。

5.自然杀伤细胞

自然杀伤细胞（NK）具有很强的杀伤肿瘤能力，其杀伤作用无肿瘤抗原特异性和 MHC 限制性，是机体抗肿瘤免疫的第一道防线。

NK 细胞无需预先致敏，可以直接杀伤恶性肿瘤细胞、病毒感染的细胞及 MHC 不相容的移植细胞，这是由于 NK 细胞识别它们与正常的自身组织不同。为获得这种选择性的杀伤效应，NK 细胞的活性通常是被表达于自身组织表面的自体 MHCclassⅠ分子通过特异性受体所抑制。恶性肿瘤细胞和病毒感染细胞会出现 MHCclassⅠ分子表达的下调，这就使 NK 细胞被激活并杀伤这些靶细胞。NK 细胞的杀伤机制包括：①释放穿孔素、颗粒酶、NK 细胞毒素因子、TNF 等使肿瘤细胞溶解破裂。②通过 ADCC 发挥抗肿瘤作用。ADCC 是清除细胞内病原体和肿瘤细胞的一个重要方法。在这种情况下,抗原通常以跨膜蛋白的形式表达于细胞表面,并且被抗体的抗原结合部位所识别,然后抗体的尾部结合到 NK 细胞和巨噬细胞的 Fc 受体上,从而产生一个活化信号,并最终导致靶细胞的裂解。

NK 细胞能够产生一系列细胞因子,包括 IFN-γ、TNF-α、粒细胞巨噬细胞集落刺激因子(GM-CSF)、单核细胞集落刺激因子(M-CSF)、IL-2、IL-3、IL-5 和 IL-8 等。NK 细胞分泌的细胞因子能够影响 CD4$^+$ 辅助性 T 淋巴细胞反应,并激活巨噬细胞,从而影响适应性免疫反应的进程。NK 细胞还可以激活 B 淋巴细胞产生抗体,甚至发挥 APC 的功能,以 MHCclassⅡ限制性的方式呈递抗原给特异性的 T 淋巴细胞克隆,而且缺乏 NK 细胞会妨碍 CT$_1$ 的激活。因此,NK 细胞在调节 B 淋巴细胞和 T 淋巴细胞介导的免疫应答方面发挥重要作用。

6.巨噬细胞

巨噬细胞不仅是 APC,而且还是吞噬、溶解和杀伤肿瘤细胞的效应细胞。巨噬细胞杀伤肿瘤细胞的机制包括:①活化的巨噬细胞与肿瘤细胞结合后通过溶酶体酶直接杀伤肿瘤细胞。②活化的巨噬细胞还可分泌 TNF、NO 等细胞毒性因子间接杀伤肿瘤细胞。③另外,巨噬细胞还通过 ADCC 杀伤肿瘤细胞。

二、肿瘤逃避免疫系统监视的机制

1.识别与选择

有效的肿瘤识别和细胞毒反应对肿瘤细胞造成了一种选择压力。于是肿瘤以下面几种方式求得生存:①目前被识别的抗原不再表达,也就是所谓的抗原丢失变异。②抗原呈递关键分子发生基因编码突变,使肿瘤发生有缺陷的抗原呈递。③MHC分子表达下调,从而抑制 T 淋巴细胞的识别。

2.免疫反应的下调

在通常的生理条件下,某些组织(如肝、眼和睾丸)能够下调直接针对这些重要器官的免疫反应,取得这种效果主要是通过局部释放抑制性因子及在细胞表面上表达 Fas 配体,它们与 T 淋巴细胞表面的相应受体或 Fas 分子的结合导致免疫效应细胞凋亡。Fas 配体同样表达在一些恶性肿瘤细胞表面,从而保护这些肿瘤细胞抵抗淋巴细胞的杀伤。

另外,某些肿瘤通过产生一种可溶性的假 Fas 分子来和免疫效应细胞上的 Fas 配体结合,从而保护肿瘤本身不发生凋亡。诱骗受体 3(DcR3)是一种可溶性受体,它能与 Fas 配体结合,抑制 Fas 配体诱导的细胞凋亡,帮助肿瘤细胞逃避机体免疫系统的清除。在许多人类恶性肿瘤,如肺癌、肝癌、胰腺癌、神经胶质瘤及病毒相关淋巴瘤中都可检测到 DcR3 表达增高。

3.诱导耐受

肿瘤能够通过某些机制诱导免疫耐受。如上所述,T 淋巴细胞的活化需要双信号,第一信号为特异性的抗原识别信号,第二信号即协同刺激信号。协同刺激信号为 T 细胞活化所必需,它决定接受抗原刺激的 T 淋巴细胞发生增殖还是凋亡。免疫识别要引起细胞毒反应,必须存在共刺激分子,肿瘤细胞表面共刺激分子的缺失能够诱导免疫耐受,而且肿瘤不能提供使免疫效应细胞发挥最佳功能的"危险"信号微环境和相关的细胞因子,因为主要的过程是癌变而不是炎症。

4.肿瘤抗原加Ⅰ呈递障碍

抗原加Ⅰ呈递可分为 MHCclassⅠ呈递途径、MHCclassⅡ呈递途径和交叉呈递途径。一般而言,内源性抗原经 MHCclassⅠ途径呈递,外源性抗原经 MHCclassⅡ途径呈递,另外还存在交叉呈递,部分外源性抗原可经 MHCclassⅠ途径呈递。巨大多功能蛋白酶(LMP)和抗原肽转运子(TAP)在抗原的加Ⅰ呈递过程中起重要作用。Restifo 等利用重组痘苗病毒转染 26 种人类肿瘤细胞系,使其瞬时表达鼠的 MHCclassⅠ分子,观察肿瘤细胞的抗原呈递功能。研究发现 3 种人类小细胞肺癌细胞始终不能将内源性蛋白呈递给 MHCclassⅠ分子限制性痘苗特异性 CT_1。原因是这些细胞的 LMP-1、LMP-2、TAP-1、TAP-2 分子 mRNA 表达水平降低,不能将 MHCclassⅠ分子从胞质内质网转移到细胞表面。免疫组化分析表明包括肺癌在内的多种人类肿瘤 TAP-1 表达减少。

5.癌症患者的免疫缺陷

前面提到的关于肿瘤逃避免疫系统监视的所有因素在肿瘤部位都有可能发挥一定作用。同时癌症患者营养不良、免疫抑制治疗也是重要因素,还可能包括其他未知因素。

三、免疫治疗在肺癌中的应用

(一)非特异性免疫刺激

免疫刺激药物能够以非特异性的方式调节免疫应答。这种方法主要是来源于 Coley 的观点,通过应用细菌成分从总体上刺激免疫系统。来源于病毒的物质及各种化学物质也被应用到这种方法中。在这些物质当中除了卡介苗可以单独应用于治疗表浅膀胱癌外,其他物质目前主要是作为佐剂与其他形式的免疫治疗或化疗同时应用。

1.卡介苗

卡介苗(BCG)是一种预防人类结核病的菌苗。BCG 注射能够引起细胞因子分泌和 DC 激活,这是其抗肿瘤机制之一。临床常用的方法包括皮肤划痕法和皮内注射法,膀胱肿瘤可采用膀胱内灌注法进行治疗。在一项研究中,155 例肺癌患者接受 BCG 治疗,随访 40 个月,与对照组相比,Ⅰ期患者的生存率由 88% 提高到 100%,Ⅱ期患者由 10% 提高到 55%,无远处转移的Ⅲ期患者中位生存时间由 7.6

个月提高到 17.2 个月,有远处转移的 Ⅲ 期患者中位生存时间由 3.4 个月提高到 12 个月,同时伴有恶性胸腔积液的肺癌患者胸腔内注射 BCG 可有效控制积液产生并延长患者生存期。但 BottomLey 等在一项 Ⅲ 期临床研究中应用抗神经节苷脂 GD3 独特型抗体/BCG 联合标准治疗方案治疗 550 例局限期小细胞肺癌,与标准治疗组相比,总生存期和无进展生存期均无显著提高。

2.短小棒状杆菌

短小棒状杆菌是一种革兰阳性厌氧杆菌,具有免疫佐剂的作用。它通过激活巨噬细胞,增强溶酶体活性,诱导 IFN 分泌和提高 NK 细胞活性起抗肿瘤作用。腔内注射短小棒状杆菌对消除癌性胸腔积液、腹水及瘤内注射治疗晚期肺癌、乳腺癌、黑色素瘤有一定效果。Issell 等联合应用化疗和短小棒状杆菌治疗 49 例非燕麦细胞肺癌患者,结果 8 例患者达到部分缓解。

3.其他的免疫刺激物

其他免疫刺激物研究的最多的是 OK432。OK432 是一种用低温冻干法制备的灭活的链球菌。它能够增强 T 淋巴细胞、LAK 细胞和巨噬细胞的杀瘤活性。Ishida 等联合应用顺铂和 OK432 胸腔内注射治疗非小细胞肺癌引起的胸腔积液,结果与单独应用顺铂或 OK432 相比,180 天胸腔积液复发率分别为 13.3%、64.7%、52.9%。

(二)细胞因子

细胞因子(CK)是指由免疫细胞和某些非免疫细胞合成和分泌的一类生物活性物质。CK 通过与 CK 受体结合而发挥其生物学效应,可作为细胞间的信号传递分子,介导和调节免疫应答、炎症反应,也可作为生长因子促进靶细胞的增殖、分化。细胞因子可以影响抗肿瘤免疫反应诱导过程,可以使本来微弱的免疫反应被放大。由于重组 DNA 技术的发展,目前人工制备的细胞因子安全、纯度高、质量稳定、数量充足,因此在临床治疗中被广泛应用。系统毒性是许多细胞因子免疫治疗过程中遇到的共同问题。细胞因子的活性主要作用于局部,这就意味着局部应用可以使被治疗的组织集中更多的细胞因子,从而获得更好的疗效。

1.白细胞介素-2

白细胞介素-2(IL-2)主要通过激活 CT_1 细胞、巨噬细胞、NK 细胞、LAK 细胞和 TIL 细胞及诱导效应细胞分泌 TNF 等细胞因子而发挥抗肿瘤作用,也可以通过刺激抗体的生成而发挥抗肿瘤作用。Clamon 等进行的一项 Ⅱ 期临床研究中,24 例化疗后没有达到完全缓解的小细胞肺癌患者接受 IL-2 治疗,结果 4 例完全缓解,1 例部分缓解。IL-2 联合淋巴细胞胸腔内灌注可用于肺癌转移引起的恶性胸腔积液的治疗,其可能机制为腔内灌注的 IL-2 持续刺激淋巴细胞,使其大量增殖并分泌多种细胞因子,同时 IL-2 胸腔内灌注局部药物浓度较高,而体循环药物浓度较低,使局部抗肿瘤作用增强而全身不良反应明显减轻。一项研究联合应用 IL-2 和褪黑素一线治疗 20 例晚期非小细胞肺癌患者,结果 20% 的患者部分缓解, 50% 的患者病情稳定。

2.干扰素

干扰素(IFN)在上调和下调癌基因和抑癌基因表达方面发挥重要作用,并且有抗血管生成效应。其中,IFN-γ 能够上调 MHC 表达并且可以增加血管通透性。干扰素在肺癌的临床应用包括干扰素单药辅助或维持治疗、干扰素联合放疗和干扰素联合化疗等。在小细胞肺癌治疗方面,一项临床研究表明,IFN-α 与传统化疗药物联合应用,疾病缓解率高于单纯化疗,但并不能延缓复发。在放化疗诱导缓解后,给予 IFN-α 维持治疗并不能延长缓解时间;但在进展期患者中,IFN-α 治疗组的生存期延长。在非小细胞肺癌治疗方面,IFN 与传统化疗联合应用的效果并不优于单纯化疗。在恶性胸腔积液治疗方面,IFN-γ 胸腔灌注对恶性胸腔积液有一定的疗效。有研究者应用 IFN-γ 胸腔注射治疗癌性胸腔积液 46 例,其中 34 例有效,有效率为 74%。

3.肿瘤坏死因子

肿瘤坏死因子(TNF)除具有直接杀伤肿瘤细胞的作用外,还可以通过激活巨噬细胞、NK 细胞、CT_1 细胞、LAK 细胞的细胞毒作用杀伤肿瘤。在恶性胸腔积液治疗方面,TNF 可以作为炎性介质介导炎症反应,降低网膜组织内皮细胞的溶纤维蛋白活性,导致浆膜表面纤维蛋白增多,减少胸腔积液的产生,并促使胸膜粘连,达到治疗恶性胸腔积液的目的。大量临床研究结果表明,TNF 胸腔灌注对恶性胸腔积液具有确切疗效。

(三)分子结构已知抗原的免疫接种

1.已知的抗原和抗原选择

制备肿瘤疫苗首先要选择将要治疗肿瘤所表达的抗原。一些肿瘤相关抗原(TAA)为生理性蛋白,但在肿瘤中过度表达,它们可以作为制备肿瘤疫苗的抗原。一些肿瘤发生所必需的分子也可以作为肿瘤抗原。然而,当用生理性蛋白进行免疫接种时,可能引起抗自身组织的交叉反应,引起自身免疫病。通过选择只在某种组织或某群组织中表达的蛋白作为抗原,可以获得更加严格的特异性。如 CEA 用于结直肠癌和其他的上皮性肿瘤及 HER-2/new 用于乳腺癌和卵巢癌。如果一种病毒产物与肿瘤发生密切相关,它可能作为非自身原性肿瘤抗原,因此一些肿瘤(如肝细胞癌和宫颈癌)能够通过分别接种乙肝病毒疫苗和人类乳头瘤病毒疫苗来治疗。

2.肿瘤抗原疫苗

肿瘤抗原首先在细胞中降解为短肽,然后形成抗原肽-MHC 复合物,通过与 T

淋巴细胞表面的 TCR 结合诱导机体产生 CTL 反应。有研究者将 Lewis 肺癌细胞经尾静脉注射给 C57BL/6J 纯系小鼠建立肺癌血源性转移模型,结果引起多脏器肿瘤播散,造成所有荷瘤小鼠死亡,但在注射 Lewis 肺癌细胞后 24 小时应用负载 MUC-1 肿瘤抗原的 DC 作为肿瘤疫苗进行免疫接种,可以完全控制转移病灶的形成及肿瘤转移引起的死亡,且这些小鼠对 10 倍数量的 Lewis 肺癌细胞的再次攻击具有免疫保护作用,实验结果证实负载 MUC-1 的 DC 疫苗能够有效地清除血源性播散的肺癌细胞。有研究者应用 HLA-A24 限制性 CEA 衍生肽负载 DC 免疫治疗 18 例转移性胃肠癌或肺癌的患者(HLA-A24$^+$),治疗后部分患者病情稳定,血清 CEA 水平降低。另有报道应用 HLA-A24 限制性 CEA 衍生肽负载 DC 用于治疗 1 例肺部肿瘤患者和 1 例消化道肿瘤患者,均耐受良好,2 例患者的疾病稳定期分别为 6 个月和 9 个月。斯坦福大学的研究者提取肿瘤患者体内的 CEA 致敏 DC,作为疫苗治疗 12 例肺癌和结肠癌患者,其中 2 例患者肿瘤消退,2 例患者肿瘤稳定 6 个月,1 例患者肿瘤部分消退,无一例发生严重的不良反应。近年来研究发现黑色素瘤抗原基因-3(MAGE-3)在我国非小细胞肺癌中的表达率为 53.6%,而在正常肺组织中未见表达,目前 MAGE-3 抗原疫苗已用于非小细胞肺癌的临床试验研究。Perroud 等选取 5 例无法手术的 Ⅲ、Ⅳ 期非小细胞肺癌患者,根据免疫组化结果进行 WT1、CEA、MAGE-1、HER-2 抗原肽负载的 DC 细胞免疫治疗,其中 2 例同时表达 HER-2 和 CEA 的患者生存期比预期延长 1 倍。

　　3.肿瘤核酸疫苗

　　肿瘤核酸疫苗是将编码某种抗原蛋白的外源基因直接导入体细胞,并通过宿主细胞的表达系统合成肿瘤抗原蛋白,由机体的抗原呈递细胞摄取这种抗原,通过加工呈递给免疫系统,诱导宿主产生对该抗原蛋白的免疫应答。它包括 DNA 疫苗和 RNA 疫苗,其中研究较多的是肿瘤 DNA 疫苗。目前用于构建核酸疫苗的外源基因主要是能引起保护性免疫反应的抗原基因(如 CEA、PSA、AFP 等)、抗体可变区基因等。核酸疫苗具有既可诱导体液免疫又可诱导细胞免疫,既可用于治疗又可用于预防,可同时携带多个肿瘤抗原基因,所携带的抗原基因易于修饰、易生产等优点。但由于在靶细胞中抗原基因的表达效率难于控制,如何产生最佳的免疫效果有待进一步研究。葡萄糖调节蛋白 78(GRP78)是内质网分子伴侣蛋白,属于热休克蛋白 70(HSP70)家族成员,研究发现 GRP78 在非小细胞肺癌中高表达并与肿瘤耐药和肿瘤血管生成有关。由于 GRP78 在正常组织中低表达,因此可以作为肿瘤靶抗原。有研究者将携带 GRP78 基因的真核表达载体肌内注射免疫 C57BL/6 小鼠,观察对非小细胞肺癌的预防作用及生存期影响,结果免疫后的治疗组肿瘤体积比对照组小 32%,平均生存期比对照组延长 25 天。Wang 等利用肺癌细胞总 RNA 负载 DC 体外诱导出有效的抗原特异性抗肿瘤免疫应答。

4.独特型抗体疫苗

独特型是一个抗体的可变结合部位,它就像抗原的模具一样与之相适合。如果用 TAA 特异性抗体做免疫接种,就可以引起抗疫苗自身抗体的产生。这种诱导产生的抗体的可变区与"模具"相适合,因此与 TAA 本身极其相似。于是可以获得这种模拟的 TAA 用于在一个完全不同的环境中诱导免疫应答。这个系统有两个好处:①首先它使我们能够在不需要获得大量纯化抗原的条件下进行疫苗接种。②其次还可以使诱导对非蛋白抗原的免疫反应成为可能。有研究者应用独特型抗体及其单链可变区片段免疫接种 BALB/c 小鼠,结果成功诱导针对小细胞肺癌的体液和细胞免疫反应。

(四)分子结构未知抗原的免疫接种

未知抗原免疫接种主要应用以完整的肿瘤细胞、细胞裂解物、凋亡细胞或热休克蛋白提取物形式存在的自体疫苗(作为抗原)。理论上该疫苗包括肿瘤的所有抗原性表位,可以刺激各种不同的 T 淋巴细胞前体,导致更大范围效应淋巴细胞的产生,既包括 CD4$^+$ 的又包括 CD8$^+$ 的,而且更多抗原的应用理论上减少了肿瘤选择与逃避的机会。

1.树突状细胞介导的疫苗接种

树突状细胞(DC)作为 APC 被认为在肿瘤免疫中发挥核心作用。DC 细胞免疫治疗已获美国 FDA 批准进入Ⅲ期临床。目前已经设计了很多方法来把肿瘤抗原表位结合到 DC 的 MHC 分子上。这些方法包括:①用肽、蛋白、细胞裂解物、凋亡的肿瘤细胞进行负载。②与完整的肿瘤细胞融合。③用病毒载体进行转染等。Zhou 等应用射线照射的完整肺癌细胞与 DC 共培养体外诱导出有效的抗肿瘤免疫应答。Hirschowitz 等应用凋亡的异体肿瘤细胞系负载自体 DC,免疫接种治疗16 例非小细胞肺癌患者,结果 6 例患者出现抗原特异性免疫反应。Um 等利用肿瘤细胞裂解物负载的 DC 疫苗免疫治疗Ⅲ期、Ⅳ期非小细胞肺癌患者,结果 9 例患者中 5 例出现 CD8$^+$ T 淋巴细胞反应,2 例患者出现混合反应。

DC/肿瘤融合细胞疫苗是通过完整的肿瘤细胞和 DC 融合来将肿瘤抗原导入DC。DC/肿瘤融合细胞在诱导抗肿瘤免疫过程中有其独特的优势:①DC/肿瘤融合细胞能表达整个肿瘤细胞的抗原决定簇,包括已知的和未知的肿瘤细胞表面特异性抗原,因而能诱导产生多克隆的细胞毒性 T 淋巴细胞反应,发挥最佳的抗肿瘤免疫作用。②DC/肿瘤融合细胞既表达这类肿瘤细胞特异性的抗原,也表达MHCclassⅠ、MHCclassⅡ和其他协同刺激因子,这样就相当于激活了细胞免疫反应的两个强有力的臂,使抗肿瘤的免疫应答大大增强。目前认为 DC/肿瘤融合细胞疫苗在肺癌、恶性胶质瘤、肾癌、恶性黑色素瘤和卵巢癌中具有良好的临床应用前景。Du 等研究发现将 DC 与 Lewis 肺癌细胞融合后在体内能够诱导出持续高效的抗肿瘤免疫反应。

2.以肿瘤细胞为基础的免疫接种

完整的肿瘤细胞(包括经过射线照射的细胞、不同基因转导的细胞、死亡或裂解的细胞)可以作为肿瘤疫苗进行免疫治疗。

(1)整个肿瘤细胞疫苗:自体和异体肿瘤细胞经过裂解或射线照射可以释放大量肿瘤抗原。此种疫苗可以将整个肿瘤的特异性抗原和肿瘤相关抗原都暴露在免疫系统面前,包括那些已知的和未知的抗原。但是在肿瘤发展过程中机体已经形成了对肿瘤的免疫耐受,而且很多恶性肿瘤细胞 MHC 分子及 B7 等共刺激分子表达减弱甚至缺失,所以单纯使用肿瘤细胞进行免疫接种通常效果欠佳。通常肿瘤细胞疫苗临床试验都联合应用一种佐剂以增强特异性免疫反应。然而,多数临床研究结果表明这类疫苗的抗肿瘤免疫疗效不太理想。有研究者应用 Lewis 全细胞疫苗免疫接种 C57 小鼠,观察对肺癌的防治作用,结果并未引起有效的抗肿瘤免疫应答及对 Lewis 肺癌的免疫保护作用。

(2)基因修饰的肿瘤疫苗:基因修饰肿瘤细胞疫苗通常由一种免疫刺激基因转导自体肿瘤细胞,如将 IL-2、IFN-γ、MHCclass I 和共刺激分子 B7-1、B7-2 基因通过病毒载体导入自体肿瘤细胞,并使其在自体肿瘤细胞中表达,从而增强肿瘤疫苗诱导产生的抗肿瘤免疫应答。这些细胞因子修饰自体肿瘤细胞疫苗要求对每一例患者的肿瘤细胞进行培养,并将一些免疫刺激基因转导肿瘤细胞,整个过程耗时较长,这对患者的治疗有一定的影响。为了缩短时间,正在探索其他途径,包括使用修饰的异体肿瘤细胞疫苗或使用病毒载体增加转染的效率等。目前认为这种疫苗有较好的临床应用前景。有研究者用载有人类 B7-1cDNA 的腺病毒感染肺癌细胞,结果使肺癌细胞表面产生充足的 B7-1 分子,增强了机体 T 淋巴细胞对肿瘤的免疫反应。另有研究者将 B7-1 和 HLA-A 基因同时转染异基因肺腺癌细胞系后免疫接种治疗 19 例非小细胞肺癌患者,结果 1 例患者部分缓解,5 例患者病情稳定,中位生存期为 18 个月。

(3)热休克蛋白疫苗接种:热休克蛋白(HSP)是一种细胞内分子,作为一种抗原伴侣,可以结合抗原肽。当细胞暴露于高温环境下,热休克蛋白会结合细胞内多肽形成热休克蛋白-多肽复合物,通过纯化这种复合物就能够发现一些新的肿瘤抗原。作为一种肿瘤疫苗,可以通过 DC 将热休克蛋白-肿瘤肽复合物通过 MHCclass I 和 MHCclass II 途径呈递给 T 淋巴细胞,从而诱导产生免疫应答。DC 有一个特殊受体(CD91)能与热休克蛋白结合,并促使 DC 的成熟。另外,热休克蛋白-肿瘤肽复合物能作为一种体内的危险信号,诱导机体产生更强的免疫应答。用于临床免疫治疗的热休克蛋白可以含有一种或多种抗原,还可以从新鲜肿瘤标本中获得个体化的热休克蛋白-肿瘤抗原复合物。有研究者提取人肺腺癌 GLc-82 细胞热休克蛋白抗原肽复合物,免疫接种预防或治疗小鼠肺癌模型,结果预防接种可以保护小鼠免受肿瘤细胞的攻击,治疗接种可以抑制肿瘤细胞的生长和延长生存期。

(五)过继性细胞免疫治疗

过继性细胞免疫治疗是指将体外激活、扩增的自体或异体免疫效应细胞输注给患者,以杀伤患者体内的肿瘤细胞。通常免疫效应细胞已经在体外进行扩增,从而避开体内抑制免疫细胞扩增的机制。在过继性细胞免疫治疗中免疫效应细胞可以全身应用,也可以应用于肿瘤的局部;可以是特异性的,也可以是非特异性的。免疫效应细胞可来源于肿瘤浸润淋巴细胞(TIL)或者外周血单核细胞(PBMC)。PBMC比较容易获得,但是存在于外周血中的肿瘤特异性淋巴细胞要比肿瘤部位少得多。通常选用自体细胞,因为异体细胞会很快被宿主排斥掉,而且异体细胞会攻击正常的细胞,导致移植物抗宿主反应。但是同时也发现移植的异体免疫细胞能够识别肿瘤细胞为非己成分,并引起治疗性反应即移植物抗疾病反应。通过清除某些细胞亚群,可以保持移植物抗疾病效应,同时却不发生移植物抗宿主反应。

1.LAK细胞

1985年,美国的Rosen-berg等报道肿瘤患者自体的免疫细胞在体外经大剂量IL-2诱导、活化、扩增后回输可使肿瘤病灶消退,称为LAK(LAK)细胞。LAK细胞在体外有广谱的抗自体及异体肿瘤的活性,为MHC抗原非限制性杀伤,其主要效应细胞表达CD56、CD16标志。Rosenberg等报道了LAK细胞治疗139例恶性肿瘤的临床试验,结果12例肿瘤完全缓解(CR),另有17例肿块缩小50%以上(PR)。其中肾细胞癌、黑色素瘤、结肠癌和非霍奇金淋巴瘤疗效显著,对肺癌、肝癌、骨瘤、皮肤癌亦显示了较好的治疗效果,LAK细胞对肺腺癌的有效率在20%左右。1987年,Yasumoto等首次报道使用IL-2胸腔内注射诱导LAK细胞生成治疗肺癌性胸腔积液11例,结果9例有效。在另一项Ⅲ期临床研究中,相比于标准的治疗,LAK细胞联合放化疗治疗肺癌5年生存率由33%提高到54%。

2.肿瘤浸润淋巴细胞

肿瘤浸润淋巴细胞(TIL)是将肿瘤组织分离出的淋巴细胞经IL-2培养产生,其肿瘤杀伤活性为MHC限制性,为自体肿瘤特异性杀伤细胞。TIL表达CD3/CD8或CD3/CD4标志。在体外同样数量TIL细胞的抗肿瘤作用比LAK细胞强100倍,但在人体内的抗肿瘤作用并未比之明显增加。TIL的制备困难,如要制备出临床治疗量的细胞数需要在体外培养3～6周,而且一些患者甚至不能分离出有效数量的TIL,因此实体瘤中的TIL获得较困难,而癌性胸腔积液中的淋巴细胞较易获得,多用于癌性胸腔积液的治疗。从目前的临床试验结果看,TIL对肾癌和黑色素瘤、肺癌、结肠癌、纤维肉瘤及鳞状细胞癌等均有一定疗效。有研究表明,非小细胞肺癌 TIL 和局部肿瘤放射治疗有协同作用。RatT。研究小组应用 TIL 协同大剂量 IL-2 治疗非小细胞肺癌,结果发现Ⅲ期患者 3 年生存率显著提高,局部复发率降低。

3.细胞因子诱导的杀伤细胞

细胞因子诱导的杀伤细胞(CIK)是将人的外周血单个核细胞在体外用多种细胞因子(如抗 CD3 单克隆抗体、IL-2、IFN-γ、IL-1α 等)共同培养一段时间后获得的一群异质细胞,由于该种细胞同时表达 CD3 和 CD56 两种膜蛋白分子,故又称为 NK 细胞样 T 淋巴细胞,兼具有 T 淋巴细胞强大的抗肿瘤活性和 NK 细胞的非 MHC 限制性杀瘤优点。CIK 增殖速度快,杀瘤活性高,杀瘤谱广,对多种耐药肿瘤细胞同样敏感。CIK 对肿瘤细胞的杀伤一方面直接通过细胞质颗粒穿透封闭的肿瘤细胞膜进行胞吐,达到对肿瘤细胞的裂解,同时 CIK 细胞能分泌 IL-2、IL-6、IFN-γ 等多种抗肿瘤细胞因子,对正常细胞无毒性作用。因此,应用 CIK 细胞被认为是新一代抗肿瘤过继免疫治疗的首选方案。研究结果表明,对晚期肿瘤患者,CIK 治疗可在一定程度上缓解病情,改善患者的免疫功能及生活质量,并延长生存期,部分患者的转移病灶缩小甚至消失,疾病得到控制。而对于术后患者,CIK 细胞治疗可以降低患者的术后复发率,有效延长无疾病生存期。Wu 等对晚期非小细胞肺癌患者采用化疗联合 CIK 细胞治疗,结果发现与单独化疗组相比,联用 CIK 细胞治疗组,疾病控制率由 65.5% 提高到 89.7%,疾病进展时间由 4.67 个月延长到 6.65 个月,中位生存时间由 11 个月延长到 15 个月。

进一步的研究结果显示,CIK 细胞与 DC 共培养较 CIK 细胞单独培养增殖速度加快,且细胞毒性增强。一项研究用肿瘤细胞冻融抗原冲击胸腔积液来源树突状细胞,然后与外周血来源 CIK 细胞共培养治疗 10 例肺腺癌患者,研究发现与 DC 共培养可以增加 CIK 细胞的特异性杀伤力。另一项将 DC 与 CIK 共培养后作用于肺腺癌细胞 spc-A1 的实验研究表明,CIK-A-DC(负载 spc-A1 抗原的 DC 与 CIK 共培养)的杀伤活性为 91.3%,明显高于单纯 CIK 的 59.7% 和 DC-CIK 的 79.8%,提示 CIK-A-DC 细胞对肿瘤杀伤的特异性,而 DC-CIK 的杀伤活性也高于单纯 CIK,说明 DC 具有明显增强 CIK 细胞杀瘤活性的功能。Shi 等应用 DC-CIK 细胞治疗经化疗后达到稳定状态的ⅢB 期和Ⅳ期非小细胞肺癌患者,结果与对照组相比,无进展生存期由 2.56 个月延到 3.20 个月。Zhong 等应用 CEA 多肽负载的自体 DC 联合 CIK 细胞治疗 14 例接受 4 周期长春瑞滨＋顺铂方案化疗的ⅢB 期和Ⅳ期非小细胞肺癌患者,结果与对照组相比无进展生存期显著延长,由 5.2 个月提高到 6.9 个月。

4.CD3AK 细胞

CD3AK 细胞是由抗 CD3 单克隆抗体激活的杀伤细胞,具有扩增能力强、体外存活时间长、细胞毒活性高、体内外抗肿瘤效果明显和分泌淋巴因子能力强等优点。国内外研究资料证实,采用 CD3AK 治疗肺癌、胃癌、肝癌、乳腺癌、食管癌、脑胶质瘤等各种肿瘤,在消除、缩小肿瘤病灶,提高患者免疫力,延缓和抑制肿瘤复发等方面均有一定疗效。有研究者采用 CD3AK 支气管动脉灌注联合化疗药物灌注治疗中晚期肺癌,比单纯支气管动脉化疗疗效明显提高。

5.自然杀伤细胞

自然杀伤细胞(NK)是除 T 淋巴细胞、B 淋巴细胞之外的第三类淋巴细胞。与 T 淋巴细胞不同,NK 细胞无需识别肿瘤特异性抗原便可以直接杀伤肿瘤细胞,杀伤活性不受 MHC 限制。Krause 等采用 HSP70 活化的自体 NK 细胞对 12 例晚期结肠癌及肺癌患者开展Ⅰ期临床研究,结果发现没有患者出现严重不良反应,2 例患者病情稳定。

6.其他抗肿瘤效应细胞

其他抗肿瘤效应细胞还包括肿瘤抗原激活的杀伤细胞(TAK)、激活的杀伤性单核细胞(AKM)、自然杀伤 T 淋巴细胞、(NKT)等。它们具有广阔的临床应用前景。

(六)抗体和双特异性抗体

肿瘤特异性抗原、肿瘤相关抗原、独特型决定簇、某些细胞因子的受体及一些癌基因产物可作为肿瘤特异性或相关靶分子,通过免疫学方法、细胞工程和基因工程技术制备抗这些靶分子的单克隆抗体,将单克隆抗体注入体内可对肿瘤进行免疫治疗,通过阻断癌细胞的异常信号传导通路及引起淋巴细胞肿瘤浸润和 Fc 受体介导的细胞毒反应抑制肿瘤的发展。研究显示抗神经节苷脂 GM_2 单克隆抗体可有效抑制 GM_2 阳性肺癌细胞的生长和转移。

双特异性抗体(BsAb)是指具有两种抗原结合特性的人工抗体。BsAb 分子上的两个抗原结合臂,一个与靶抗原结合,另一个与免疫效应细胞上的标记抗原结合,这样可以有效地将具有细胞毒性功能的免疫效应细胞直接导向肿瘤细胞。Renner 等利用双特异性抗体将 CD3AK 细胞直接导向肿瘤细胞,将单克隆抗体的高度特异性和 CD3AK 细胞的杀伤效应联合起来,提高了对肿瘤细胞的杀伤作用。Vuillez 等应用抗 CEA 和二乙烯三胺五乙酸的双特异性抗体结合放射性核素[131]I 对 14 例化疗后复发的小细胞肺癌患者进行放射免疫治疗,结果 2 例患者部分缓解,1 例患者病情稳定超过 24 个月。

(滕 杨)

第二节 肺癌的基因治疗

基因治疗是向靶细胞引入正常的有功能的基因,以纠正或补偿致病基因所产生的缺陷,从而达到治疗疾病的目的,手段通常包括基因置换、基因修正、基因修饰、基因失活等。20世纪80年代初,Anderson阐述了基因治疗的概念,1990年开始了世界上首例临床基因治疗。我国基因治疗研究进展迅速,1991年首例B型血友病基因治疗临床研究获得成功,2003年全球第一个基因治疗药物(重组人p53腺病毒注射液)在我国上市,标志着我国基因治疗产业发展已达到国际先进水平。基因治疗常用方法有两种,即体内疗法和体外疗法。体内疗法通过肌内注射、静脉注射、器官内灌输、皮下包埋等途径将外源基因导入体内,简便易行,但基因转染率较低。目前研究和应用较多的还是体外疗法。

一、肿瘤基因治疗载体

基因治疗载体可分两大类,即病毒性载体和非病毒性载体。现在约80%的基因治疗载体是病毒性载体,其跨膜特性好,可以定向地将目的基因导入靶细胞,转染效率高,但是病毒性载体易引起人的免疫反应,且病毒具有自我复制的功能,安全性值得考虑。近几年非病毒载体取得很大进展,具有使用方便、可大规模生产和无免疫原性等优点。非病毒基因治疗载体主要分为裸露DNA、阳离子脂质体、DNA包装颗粒、基因枪与电穿孔等几种类型。

(一)病毒性载体

病毒性载体包括反转录病毒、腺病毒、腺相关病毒、痘病毒、疱疹病毒等。

1.反转录病毒

反转录病毒应用最早,且应用广泛,它最大的优点是稳定持久地表达外源基因。病毒基因组以转座的方式整合,基因组不会发生重排,因此所携带的外源基因也不会改变,而且转染效率高。根据反转录病毒的亲嗜性不同,可将其分为单嗜性反转录病毒、兼嗜性反转录病毒和异嗜性反转录病毒三类。目前研究使用较多的是兼嗜性反转录病毒。

2.腺病毒

腺病毒感染宿主的范围比较广,可以感染非分裂期细胞,在体内疗法的基因转移中具有很大的优势,而且其感染细胞时不整合到宿主染色体上,无激活致癌基因或插入突变等风险。

3.腺相关病毒

腺相关病毒(AAV)是目前人类基因治疗研究中最理想的病毒载体之一,它较其他病毒载体有如下的优点：①没有致病性，AAV是缺陷型病毒，没有辅助病毒存在时，只能潜伏感染，不能自主复制。②可特异位点整合，AAV可特异整合于人类19号染色体上，从而避免随机整合导致细胞突变的危险，而且染色体的整合可使转导的基因长期稳定表达。③免疫原性弱，重组载体去除了AAV的rep和cap基因，只保留了反向末端重复序列ITR部分，因此避免了病毒自身蛋白引起的免疫反应。④能够有效地转染树突状细胞等非分裂细胞。

4.痘病毒

痘病毒作为基因治疗载体有其特有的优越性：①人们对痘病毒的认识比较清楚，至少有2株痘病毒的全基因序列已经测定。②减毒载体的构建大大降低了其可能引起的损害。③痘病毒容量大，可以表达大片段的外源基因或同时表达多种外源基因。④痘病毒的宿主广泛，可制备出高滴度的痘苗病毒，有利于进行体内基因转移。⑤痘病毒保存方便，室温下可保存数月。⑥痘病毒对肿瘤细胞具有一定的溶细胞作用，制备疫苗不需要灭活，可在24~48小时内制成疫苗。⑦痘病毒可以将宿主自身的MHC分子及所表达的抗原一同表达于细胞表面，从而诱导更强的免疫反应。随着减毒载体的构建，安全性的提高，采用痘病毒载体介导肿瘤基因治疗前景广阔。

5.单纯疱疹病毒

单纯疱疹病毒（HSV）的优点在于具有嗜神经性，可用作中枢神经系统靶向基因治疗的良好载体。

（二）非病毒性载体

1.阳离子脂质体介导的基因治疗

阳离子脂质体本身带正电荷，可以与带有负电荷的质粒DNA通过静电作用紧密结合，形成复合物，保护DNA不受DNA酶降解。阳离子脂质体可以包裹任意大小的DNA。在脂质体-DNA复合物上加入配基或加入有助于融合的脂，如二油酰磷脂酰乙醇胺（DOPE）可提高转染效率。阳离子脂质体易于制备，不自我复制，对人体无毒，已经通过美国国立卫生研究院和重组DNA咨询委员会批准作为基因治疗的载体进入临床试验研究。

2.DNA包装颗粒介导的基因治疗

用合成或天然的物质通过电荷作用与质粒DNA紧密结合，使DNA由伸展结构压缩为体积相对较小的DNA粒子，有效提高转染效率。DNA包装颗粒主要包括多聚赖氨酸、多聚精氨酸、组蛋白、脱乙酰壳多糖、聚乙烯亚胺等多聚阳离子。天然多聚物明胶和壳多糖早已被用作载药微球体。DNA包装颗粒的优点是易于大量生产，加入目标配基后可实现靶向转移、免疫原性低等，其缺点是体内转染效率不高、基因的表达时间短。

3.基因枪与电穿孔

基因枪是指将质粒 DNA 包被在金微粒子表面,利用高压氦粒子流装置将 DNA 加速,直接打入细胞核内,避免了药物 DNA 被酶降解。几十纳克的 DNA 即可获得较强烈的免疫应答。其缺点是操作较复杂,对设备有特殊要求。电穿孔法是指在电流刺激下,细胞膜瞬时出现孔洞,从而使 DNA 进入细胞。

二、基因治疗在肺癌中的应用

(一)肿瘤免疫基因治疗

肿瘤免疫基因治疗是指应用基因转移技术将主要组织相容性复合物、共刺激分子、细胞因子及其受体、肿瘤抗原、病毒抗原等与抗肿瘤免疫有关的基因导入肿瘤或免疫效应细胞,通过导入基因表达增强肿瘤细胞的免疫原性和(或)免疫系统的功能,增强机体的抗肿瘤免疫应答,从而达到抑制和杀伤肿瘤细胞的目的。肿瘤免疫基因治疗是肿瘤免疫治疗和肿瘤基因治疗交叉渗透融合发展所形成的新型肿瘤治疗方法,它兼具有两者的优势。一方面抗肿瘤免疫相关基因的应用赋予肿瘤基因治疗新的内容。将 MHC 基因和(或)共刺激分子基因导入肿瘤细胞,可增强肿瘤细胞呈递肿瘤相关抗原、激活 T 淋巴细胞的能力,克服肿瘤通过下调 MHC 分子的表达或缺乏共刺激分子而产生的免疫耐受;将细胞因子基因导入肿瘤细胞或免疫效应细胞,使其持续分泌细胞因子,可在肿瘤局部形成免疫刺激微环境,打破肿瘤免疫耐受状态;将肿瘤相关抗原基因导入抗原呈递细胞,可制备肿瘤特异性疫苗,诱导抗原特异性抗肿瘤免疫应答。另一方面基因治疗方法为肿瘤免疫治疗提供了新的手段。利用基因治疗方法将抗肿瘤免疫相关基因导入靶细胞,可获得目的基因在靶细胞局部的持续性表达,克服了蛋白质制剂反复、多次、大剂量注射及全身应用所带来的不良反应。

1.以 DC 为基础的免疫基因治疗

目前认为 DC 是抗原呈递功能最强且唯一能在体内激活初始型 T 淋巴细胞的抗原呈递细胞(APC),是机体免疫应答的始动者,在 T 细胞抗肿瘤免疫应答的启动、调控过程中起着关键的作用。用基因工程技术将抗肿瘤免疫相关基因导入 DC,可提高 DC 的抗原呈递功能。

(1)细胞因子基因导入 DC:细胞因子在 DC 体外成熟和发挥抗原呈递功能的过程中起着重要的作用,利用基因工程技术将细胞因子基因导入 DC,可以使 DC 自身分泌诱导抗肿瘤免疫应答所必需的细胞因子,使细胞因子在局部达到较高的浓度,使之抗肿瘤作用增强。近年来利用基因工程技术将 IL-12、IL-7、TNF-α、GM-CSF、IL-2 等细胞因子基因导入 DC,使其在局部分泌,能明显提高 DC 疫苗诱导的 Th1/Th2 和 CTL 免疫反应。

(2)肿瘤相关抗原基因导入 DC:利用基因工程技术将肿瘤相关抗原基因导入 DC 可制备出肿瘤抗原特异性 DC 疫苗。肿瘤相关抗原可以在 DC 内持续表达并经过加工后与 MHCclassⅠ和 MHCclassⅡ分子结合,分别呈递给 CD8$^+$和 CD4$^+$ T 淋巴细胞,诱导抗原特异性抗肿瘤免疫应答。该方法的优势是:①单一肿瘤相关抗原基因转染的 DC 可在其表面呈递多种已知的和未知的肿瘤相关抗原多肽,刺激多个由宿主 MHC 位点限制的抗原特异性 T 淋巴细胞反应。②肿瘤相关抗原基因转染的 DC 可持续呈递肿瘤相关抗原多肽,使机体抗肿瘤作用增强。常用的肿瘤相关抗原基因包括前列腺癌特异性抗原 PSA、甲胎蛋白 AFP、黑色素瘤相关抗原 gp100、癌胚抗原 CEA、乳腺癌人表皮生长因子受体-2(HER-2)等。此外,还包括与肿瘤相关的病毒基因,如 HPV 病毒 E6/E7 基因、EB 病毒 LMP 基因、乙肝病毒(HBV)和丙肝病毒(HCV)的抗原基因等。Chiappori 等利用腺病毒将 p53 基因导入 DC,免疫接种治疗小细胞肺癌患者,结果 43 例患者中 18 例诱导出 p53 特异性免疫反应,并且增加了肿瘤对化疗的敏感性。

(3)趋化因子基因导入 DC:利用基因工程技术将趋化因子基因导入 DC,可使 DC 疫苗有效分泌趋化因子,吸引 T 淋巴细胞聚集到 DC 疫苗部位并将其激活。Baratelli 等利用腺病毒载体将趋化因子 CCL-21 基因导入 DC,瘤内注射治疗鼠肺癌模型,结果肿瘤完全消退并产生保护性抗肿瘤免疫。

2.肿瘤细胞相关免疫基因治疗

(1)细胞因子基因或细胞因子受体基因导入肿瘤细胞:利用基因工程技术将细胞因子基因导入肿瘤细胞,使肿瘤细胞自身分泌具有抗肿瘤活性的细胞因子,一方面可以在肿瘤局部形成较高的细胞因子浓度,更好地发挥细胞因子的抗肿瘤活性,同时避免了全身应用细胞因子所带来的毒副作用;另一方面肿瘤自身分泌细胞因子可打破肿瘤局部的免疫抑制微环境,增强抗肿瘤免疫应答对肿瘤的杀伤作用。Salgia 等利用腺病毒载体携带 GM-CSF 基因转染自体肺癌细胞,用于免疫接种治疗 34 例非小细胞肺癌患者,结果 2 例术后患者的无疾病生存时间分别为 43 个月和 42 个月,5 例患者病情稳定持续时间分别达到 33 个月、19 个月、12 个月、10 个月和 3 个月,1 例患者出现混合反应。Zhang 等将 IL-18 基因转染的 NCI-H460 肺癌细胞株与 DC 融合用于治疗裸鼠移植瘤模型,结果表明可以诱导出有效的抗肿瘤免疫应答。

细胞因子受体基因导入肿瘤细胞可使肿瘤细胞表面细胞因子受体表达增多,使对肿瘤细胞有直接生长抑制或杀伤作用的细胞因子更多地与肿瘤细胞结合,从而大大增强细胞因子的抗肿瘤效果。

(2)主要组织相容性复合体基因导入肿瘤细胞:机体对肿瘤的免疫监视主要是 T 淋巴细胞参与的细胞免疫,T 淋巴细胞通过 TCR 识别与 MHC 结合的肿瘤抗原多肽,产生抗肿瘤免疫反应。研究表明,许多人类肿瘤 MHCclass I 分子表达降低或缺失,使杀伤性 T 细胞不能识别并攻击肿瘤细胞,从而导致肿瘤细胞的免疫逃逸。为了提高肿瘤细胞表达 MHC 分子的能力,可以通过基因工程技术将 MHC 基因导入肿瘤细胞,促进其表达以提高 T 细胞杀伤肿瘤细胞的能力。Raez 等将 B7 和 HLA-A 基因同时转染异基因肺腺癌细胞系,免疫接种治疗 19 例非小细胞肺癌患者,结果 1 例患者部分缓解,5 例患者病情稳定,中位生存期为 18 个月。

(3)共刺激分子基因导入肿瘤细胞:T 淋巴细胞的激活需要双信号,TCR 识别与 MHC 分子结合的抗原多肽提供特异性的第一信号,另外还需要一个非特异性的共刺激信号作为第二信号。提供共刺激信号的分子包括 B 淋巴细胞激活抗原分子(B7)、细胞间黏附分子(ICAM)、淋巴细胞功能相关抗原-3(LFA-3)、血管内皮黏附分子(VCAM-1)、热稳定抗原(HAS)等。在一个免疫功能健全的宿主体内,肿瘤细胞之所以能够逃脱宿主免疫系统的监视,缺乏活化 T 细胞所必需的共刺激分子是其重要原因之一。因此利用基因工程技术将共刺激分子基因导入肿瘤细胞有可能激活宿主的抗肿瘤应答,达到治疗肿瘤的目的。在一项 I 期临床试验中,Horig 等利用痘病毒同时携带 CEA 和 B7-1 基因转染肿瘤细胞免疫接种治疗 6 例 CEA$^+$ 腺癌患者,结果 3 例患者病情稳定,并检测到 CEA 特异性 T 细胞免疫反应。

3.基因修饰 T 淋巴细胞在肿瘤免疫基因治疗中的应用

(1)T 淋巴细胞受体(TCR)基因导入 T 淋巴细胞:T 细胞过继性免疫治疗通常是将从肿瘤组织中分离纯化的肿瘤特异性 T 淋巴细胞,在体外经过大量扩增后回输体内。但是大多数情况下分离获得足够数量的肿瘤特异性 T 淋巴细胞是非常困难的,限制了该方法的临床应用。T 淋巴细胞受体 α、β 是大多数 T 淋巴细胞表面特异性识别肿瘤抗原的分子,提供 T 淋巴细胞活化的第一信号。为了获得大量的肿瘤特异性 T 淋巴细胞,研究者从肿瘤特异性 T 淋巴细胞克隆 TCR 的 α、β 链基因,利用基因工程技术将该基因转染 T 淋巴细胞,使 T 淋巴细胞表达肿瘤特异性 TCR,增强 T 淋巴细胞的抗原识别能力和特异性杀伤肿瘤细胞能力。

(2)嵌合性受体(CAR)基因导入 T 淋巴细胞:利用基因工程技术将肿瘤特异性单克隆抗体的抗原结合区(Fab)或者单链抗体可变区(ScFv)与 T 淋巴细胞的信号转导区相结合,构建成的嵌合体即为 CAR。将嵌合性受体基因导入 T 淋巴细胞,可使 T 淋巴细胞获得特异性识别肿瘤抗原的能力。

(3)细胞因子基因导入 T 淋巴细胞:细胞因子基因导入 T 淋巴细胞可从多个方面提高 T 淋巴细胞的抗肿瘤活性。IL-2 基因导入 T 淋巴细胞可促进 T 淋巴细胞的增殖,并延长 T 淋巴细胞的体内存活时间,此外 IL-7、IL-15、IL-21 也与 T 淋巴细胞的存活时间有关。TNF-α 基因导入 T 淋巴细胞可使 T 淋巴细胞在肿瘤部位聚集、增殖,增强黏附分子和 IL-2 受体的表达,上调 IFN-γ、GM-CSF 的表达。

IFN-γ 基因导入 T 淋巴细胞可提高 T 淋巴细胞对肿瘤细胞的杀伤活性。Tan 等在一项 Ⅰ 期临床试验中,利用反转录病毒携带 IL-2 基因转染肿瘤浸润淋巴细胞并回输给伴有胸腔积液的进展期肺癌患者。10 个常规治疗失败的伴有恶性胸腔积液的进展期肺癌患者接受了胸腔内注射,6 例患者胸腔积液消失超过 4 周,其中 1 例患者不仅胸腔积液消失,而且肺部原发灶体积缩小,表明该免疫基因治疗方法是安全的,并且可能对进展期肺癌导致的胸腔积液具有一定疗效。

(4)趋化因子受体基因导入 T 淋巴细胞:T 淋巴细胞能否迁移并定位于肿瘤组织部位是 T 淋巴细胞发挥有效抗肿瘤作用的关键。趋化因子和趋化因子受体的相互作用可使 T 淋巴细胞向肿瘤部位趋化迁移。利用基因工程技术将趋化因子受体基因导入 T 淋巴细胞,可以使大量的 T 淋巴细胞向分泌趋化因子的肿瘤部位迁移。

(5)抗凋亡分子基因导入 T 淋巴细胞:肿瘤细胞可以通过其表面的凋亡诱导因子诱导 T 淋巴细胞的凋亡,从而逃脱宿主的免疫监视。而抗凋亡分子如 Bcl-2、Bcl-X/L 具有抗凋亡作用,利用基因工程技术将抗凋亡分子导入 T 淋巴细胞可使其免于肿瘤诱导凋亡的危险。

免疫基因治疗经历了几十年的迅速发展,在理论研究和临床试验方面均取得了长足的进步。但其要想成为肿瘤治疗的常规方法,则还有很长的路要走。由于在理论和技术上还不成熟,肿瘤免疫基因治疗的疗效尚不理想,为了提高疗效需要在以下几个方面寻求突破:①进一步提高对机体抗肿瘤免疫机制的认识,寻找抗癌作用更强的目的基因。②研发基因转移和表达效率更高的、具有组织和细胞特异性及遗传安全性的基因转移载体,进一步提高目的基因转移的有效率、靶向性、安全性,以满足临床实际需要。③联合免疫基因治疗。由于抗肿瘤免疫应答是一个复杂的网络,单一免疫相关基因导入,往往难以达到抗肿瘤的目的,需要多基因联合应用,从多个靶点同时发挥作用,方能打破对肿瘤的免疫耐受,诱导强烈而持久的抗肿瘤免疫应答。④寻找能够客观、准确评价免疫基因治疗疗效的方法。

(二)肿瘤抑癌基因治疗

抑癌基因在正常细胞中能抑制细胞过度增殖,它的突变、缺失或失活与肿瘤的发生、发展有关。将抑癌基因导入肿瘤细胞,其产物能抑制肿瘤的生长甚至能逆转肿瘤细胞的恶性表型。关于野生型 p53、p16 等基因的研究已取得了一些令人满意的成果,最具代表性的肿瘤抑制基因为 p53 基因,肺癌中这一基因常常发生突变,在非小细胞肺癌约 50%,在小细胞肺癌约 90%。现已有腺病毒载体携带的 p53 基因治疗药物上市。研究结果显示携带 p53 基因的腺病毒(rAd-p53)有抗瘤活性。一项研究对 12 例伴有气道阻塞的无法手术的肺癌患者进行 rAd-p53 瘤灶注射,其中 6 例患者气道阻塞的症状缓解,3 例患者的肿瘤达到 PR。对 28 例采用传统治疗病情继续恶化的非小细胞肺癌患者瘤灶注射 rAd-p53,2 例患者的肿瘤达到 PR,16 例保持稳定 2～14 个月。另有研究报道瘤灶注射 rAd-p53 联合放疗治疗非小细胞肺癌,治疗完成 3 个月后,83% 的患者局部组织病理活检未见肿瘤组织。

(三)反义基因治疗

反义基因治疗是指应用反义核酸、核酶在转录和翻译水平阻断某些异常基因的表达,阻断细胞内异常信号传导,使肿瘤细胞正常分化或引起细胞凋亡。由于脱氧核苷酸合成容易,在体液中稳定,可以与 RNA 配对结合,所以多采用反义脱氧寡核苷酸。寡核苷酸 G3139 可以抑制 Bcl-2,Rudin 等应用 G3139 联合紫杉醇治疗 12 例化疗耐药小细胞肺癌,结果 2 例病情稳定 30 周。随后 Rudin 等又进行了 G3139 联合卡铂和依托泊苷(足叶乙苷)治疗 16 例初治广泛期小细胞肺癌的 I 期临床研究,14 例可评价患者中,12 例部分缓解,2 例稳定。蛋白激酶 C(PKC)和许多信号传导通路有关,LY900003 是一种针对 PKC-α 的反义寡核苷酸,能够抑制其表达。研究显示,LY900003 联合紫杉醇和卡铂治疗晚期初治的非小细胞肺癌,近期疗效达到 48%,中位生存期 15.9 个月。

(四)自杀基因治疗

自杀基因治疗是将"自杀基因"导入肿瘤细胞,通过其表达产物将原本对细胞无毒或低毒的物质转变为毒性物质,从而达到杀灭肿瘤细胞目的。所谓"自杀基因"就是指一些前药转化酶基因或称前药敏感基因。自杀基因通过将前药转变为对细胞有毒害的药物造成对肿瘤细胞的直接杀伤,并有一定的旁杀效应,从而降低肿瘤的负荷。临床研究中最广泛应用的基因是单纯疱疹病毒胸苷激酶。将这一基因引入肿瘤细胞后,再给患者注射药物环核苷丙氧鸟苷,后者是无环核苷酸类似物,可被 HSV-TK 磷酸化与鸟嘌呤竞争掺入细胞 DNA,终止细胞周期 DNA 合成期 DNA 链的延长,进而抑制肿瘤生长。

(五)药物抗性基因治疗

增强肿瘤细胞药物敏感性和提高正常细胞对化疗药物的耐受性是药物抗性基因治疗的两个主要方面。耐药性是导致肿瘤化疗失败的重要因素之一。给肿瘤细胞转入某些药物敏感基因可增强肿瘤细胞对化疗药物的敏感性;相反,耐药基因治疗则是对正常细胞进行修饰,使其具有比肿瘤细胞更强的对化疗药物的耐受力。

(六)造血干细胞基因治疗

造血干细胞移植是恶性肿瘤放、化疗后非常有效的支持治疗方法。造血干细胞移植联合传导具有促进造血功能的细胞因子(如 GM-CSF、G-CSF、IL-3 等)的基因或通过转基因增强造血干细胞对化疗药物的耐受力的研究有广阔的应用前景。

(杨　阳)

第三节　肺癌的靶向治疗

广义来讲,针对某一或某些作用靶点进行相应治疗均为靶向治疗,但现在提到的靶向治疗一般是指针对细胞分裂增殖和转移过程中各种不同分子信号通路上的关键分子或基因的治疗。寻找驱动基因(指对细胞功能至关重要的基因)异常(包括基因突变、扩增或异常表达)及其相应的靶向药物是肿瘤分子水平研究的重要途径,常用的是针对细胞信号通路,如表皮生长因子受体(EGFR)、血管内皮生长因子受体(VEGFR)或其他信号传导通路中的关键环节进行阻滞。

非小细胞肺癌(NSCLC)中分子生物学标记物的研究是肺癌研究的热点领域,随着利用分子学手段筛选治疗方法的深入探讨,NSCLC 的个体化治疗已达到了较高水平。同时分子靶向药物在 NSCLC 治疗中的疗效也引发了肿瘤工作者探索其在小细胞肺癌(SCLC)中治疗中的作用,但目前研究显示无论靶向治疗是单靶点、双靶点或多靶点,或针对驱动基因,还是对 EGFR、EGFR 及其他信号传导通路的关键环节的阻滞,以及采用联合化疗或化疗后维持治疗,均未获得阳性结果。

现有资料显示,在 NSCLC 预后和治疗有关的异常驱动基因中,EGFR 是被识别的第一个有效靶点。黄种人 NSCLC 患者的 EGFR 突变率明显高于白种人(30%～40% vs 10%),如中国患者中占 30%,日本为 25～40%,韩国为 17.4%。

NSCLC 患者的棘皮动物微管蛋白样 4-间变性淋巴瘤激酶(EML4-ALK)融合突变是继 EGFR 基因突变之后发现的第二个有效靶点,其发生率也存在种族差异:亚裔患者 EML4-ALK 融合突变发生率为 2.3%～6.7%,意大利和西班牙患者的发生率为 7.5%,高加索患者最低,为 0.5%～1.4%。在患者的临床特征上,EML4-ALK 融合突变的发生率在非吸烟者为 20%,在腺癌较其他病理类型更多见。在我国,广东省肺癌研究所统计的数据显示,中国 NSCLC 患者中 EML4-ALK 融合突变的患者占 11%,进一步分析发现,EML4-ALK 融合突变的发生率在腺癌、非吸烟和无 EGFR 及 K-ras 突变的人群中分别为 16.13%、19.23% 和 42.8%。

肺癌研究中一个很重要的分层因素为从不吸烟(吸烟总支数少于 100 支)或很少吸烟(每年吸烟总支数不超过 10 盒)和大量吸烟者(每年吸烟总支数超过 10 盒)相比较。研究发现,不吸烟和很少吸烟的肺癌患者在临床特征上与吸烟者有很大差别:不吸烟和很少吸烟的肺癌患者 70% 是肺腺癌,在黄种人占 30%,而在北美和欧洲国家占 10%;在性别差异上,女性多于男性。另外,从不吸烟的肺腺癌患者在分子水平上与吸烟者也明显不同,Sun 等首先在 52 例黄种人不吸烟肺腺癌患者中发现 90% 左右的驱动基因突变局限在 EGFR、K-ras、HER2(EGFR-2;HER2/neu)和 ALK 四个基因上,而且它们是相互排他的,随后他们又检测了另外 202 例东亚地区不吸烟肺腺癌患者,发现驱动基因突变分布为 EGFR 突变 75.3%、HER2 突变 6%、K-ras 突变 2%、ALK 突变 5%、ROS1 融合基因 1%,但未再检测到 BRAF 突变。他们还发现有 EGFR 突变的患者较无 EGFR 突变者相对年老(58.3 岁 vs 54.3 岁),也就是 EGFR 突变多发生于年长者,未检测出任何驱动基因突变的患者较未检出者相对年轻(52.3 岁 vs 57.9 岁)。

吸烟患者和鳞癌患者的基因突变谱目前还不明确,因而还缺乏可靠的靶向治疗药物。与不吸烟患者不同的是,吸烟患者发生突变的驱动基因不是一个,而是复杂网络,这给其个体化治疗的研究造成了很大挑战。在鳞癌患者中,其盘菌素基因受体 2(DDR2)激酶基因中可检测到成纤维细胞生长因子受体 1(FGFR1)的基因扩增和突变。另外,还检测出存在 PIK3CA、SOX2 扩增及 EGFR 变异Ⅲ突变,这些基因异常已成为鳞癌正在研究的靶点或潜在的研究靶点。

一、表皮生长因子受体酪氨酸激酶抑制剂(EGFR-TKI)

(一)表皮生长因子受体酪氨酸激酶抑制剂(EGFR-TKI)靶向治疗在非小细胞肺癌一线治疗的作用

针对 EGFR-TKI 在晚期非小细胞肺癌一线治疗的作用进行的 Ⅲ 期临床研究主要有:IPASS 研究、FirstSignal 研究、NEJ002 研究、WJTOG3405 研究、OPTIMAL 研究、EURTAC 研究以及 LUX-Lung3 和 LUX-Lung6 研究。IPASS研究是一项亚洲多中心临床研究,比较 EGFR-TKI 作为晚期非小细胞肺癌的一线治疗与标准一线化疗的疗效,选择腺癌及不吸烟患者,随机分为单药吉非替尼组或紫杉醇联合卡铂治疗组,吉非替尼治疗失败组可转入紫杉醇+卡铂化疗组,而紫杉醇+卡铂化疗组失败患者可选择其他标准治疗。主要研究终点是无进展生存期(PFS),次要研究终点是总生存期(OS)、客观有效率(ORR)和不良反应。研究结果显示,在根据临床特征选择(腺癌、不吸烟或已经戒烟的轻度吸烟者)的亚裔晚期非小细胞肺癌患者总体人群中,口服吉非替尼相对于静脉用紫杉醇/卡铂联合化疗方案,具有 PFS 方面的优势。在预先设定的 EGFR 突变阳性的肿瘤患者的亚组(根据患者肿瘤的生物标志物状态定义)分析表明,使用吉非替尼的患者的 PFS 显著长于使用化疗的患者($P<0.0001$),而在 EGFR 突变阴性肿瘤患者中,使用化疗的患者的 PFS 显著长于使用吉非替尼的患者($P<0.0001$)。在 EGFR 突变状态不明的亚组患者中,使用吉非替尼的患者的 PFS 更长,与总体人群的结果一致。次要终点方面,使用吉非替尼的患者的 ORR 优于使用紫杉醇/卡铂的患者(43% vs 32%,$P=0.0001$),且与紫杉醇/卡铂相比,吉非替尼治疗组有更多患者获得了有临床意义的生活质量改善,且达到统计学显著性[肿瘤治疗功能评估-肺癌(FACT-L)总

分,48% vs 41%,$P=0.0148$;试验结果指数(TOI),46% vs 33%,$P<0.001$]。两种治疗方法的 OS 相似(21.6 个月 vs 21.9 个月,HR:0.78,95% CI:0.50~1.20)。OPTIMAL 研究、NEJ002 研究、WJTOG 3405 研究以及 EURTAC 研究则是在 EGFR 基因突变阳性人群中进行的对比第一代 EGFR-TKI 与标准方案化疗的Ⅲ期随机对照研究。以 OPTIMAL(CTONG 0802)研究为例,其是一项在既往未接受化疗的 EGFR 突变的晚期非小细胞肺癌患者中开展的随机对照研究,比较这些患者接受一线厄洛替尼治疗与吉西他滨/卡铂化疗相比的疗效。该研究的主要终点为无进展生存期,次要终点包括总体生存期、总体缓解率、生活质量和安全性。结果表明,与化疗相比,厄洛替尼可显著延长总体无进展生存期。接受厄洛替尼治疗的患者中位 PFS 为 13.1 个月,而接受化疗的患者中位 PFS 为 4.6 个月($P<0.0001$)。与接受化疗的患者相比,接受厄洛替尼治疗的患者 ORR 得到显著提高(83% vs 36%,$P<0.00001$),两组之间总生存期无显著差异。NEJ002 研究、WJTOG3405 研究以及 EURTAC 研究得到的结论与 OPTIMAL 研究相似,均证明在 EGFR 突变阳性的晚期非小细胞肺癌患者中,第一代 EGFRTKI 能够较标准方案化疗显著延长患者的无进展生存期。

埃克替尼同样为可逆性 EGFRTKI,于 2011 年被 CFDA 批准用于晚期非小细胞肺癌患者的治疗,是全球第三个上市的我国自主研发的 EGFR-TKI。ICOGEN 试验研究结果显示,埃克替尼组的 PFS 与吉非替尼组相当(4.6 个月 vs 3.4 个月,$P=0.13$);埃克替尼治疗的不良反应较吉非替尼低(61% vs 70%,$P=0.046$)。埃克替尼之所以有较高的安全性,可能与其对 EGFR 的高选择性有关,机体可通过多种酶代谢如 CYP2EI、CYP2C19 降低因药物蓄积而产生的不良反应。

阿法替尼是第二代口服的不可逆性 EGFR/HER2 双靶点抑制剂,其抗肿瘤机制为以共价键与 EGFR(ErbB1)、HER2(ErbB2)和 HER4(ErbB4)的激酶结构域结合,不可逆地抑制酪氨酸激酶自磷酸化,导致 ErbB 信号下调,从而达到抗肿瘤作用。

LUX-Lung 3 研究则是针对第二代 EGFR-TKI 阿法替尼的一项大规模、随机、开放标记的Ⅲ期注册研究,旨在比较阿法替尼与培美曲塞/顺铂作为一线治疗应用于 EGFR 突变的ⅢB 期或Ⅳ期非小细胞肺癌患者的疗效。结果显示,接受阿法替尼作为一线治疗可使患者的 PFS 达到 11.1 个月,而接受标准化疗(培美曲塞/顺铂)的患者的 PFS 则为 6.9 个月。尤其是在那些伴有最为常见的 EGFR 突变类型(del19 和 L858R,占所有 EGFR 突变的 90%)的患者中,接受阿法替尼治疗的患者 PFS 为 13.6 个月,而对照组患者 PFS 则为 6.9 个月。因此,在 EGFR 突变患者中,阿法替尼相较标准方案化疗可以显著延长 PFS。

基于上述多项大型Ⅲ期临床试验的结果,NCCN 等多项权威指南均肯定了

EGFR-TKI 在 EGFR 突变阳性患者中一线治疗的地位,与标准的一线化疗方案相比,EGFR-TKI(吉非替尼、厄洛替尼、阿法替尼)在无进展生存期、生活质量以及耐受性方面都具有显著的优势。为了进一步探讨第一代与第二代 EGFR-TKI 在 EGFR 突变阳性患者中治疗效果孰优孰劣,LUX-Lung7 研究(一项ⅡB 期临床研究)评估阿法替尼对比吉非替尼作为一线治疗应用于 EGFR 突变阳性的非小细胞肺癌患者的疗效,该研究显示,阿法替尼对比吉非替尼 PFS 延长 0.1 个月,但更新的 OS 数据显示阿法替尼相比吉非替尼一线治疗 EGFR 敏感突变的非小细胞肺癌未能显著延长总生存期。

(二)表皮生长因子受体酪氢酸激酶抑制剂(EGFR-TKI)靶向治疗在非小细胞肺癌二线治疗中的作用

BR.21 研究是加拿大国立癌症研究院(NCIC)在既往化疗失败患者中进行的厄洛替尼和最佳支持治疗对比的Ⅲ期临床试验。该研究入组患者 731 例,主要研究终点是观察两组患者的 OS。结果发现厄洛替尼有效率为 8.9%,而安慰剂有效率<1%,中位有效持续时间分别为 7.9 个月和 3.7 个月。与安慰剂对照,PFS 更具优势,分别为 2.2 个月和 1.8 个月(HR:0.61,$P<0.001$),OS 为 6.7 个月和 4.7 个月(HR:0.70,$P<0.001$),1 年生存率为 31% 和 22%。在 TITAN 研究中,在含铂双药 4 个周期化疗后进展的晚期非小细胞肺癌患者,随机接受厄洛替尼治疗或标准二线化疗(培美曲塞或多西他赛),两组患者的 PFS 和 OS 没有显著差异。因此,在未经选择的人群中,EGFR-TKI 作为二线治疗相较于化疗并无优势。与之对应的是 TAILOR 研究,其是在 EGFR 基因野生型患者中对比厄洛替尼与多西他赛作为二线治疗的疗效。该研究的结果表明,多西他赛组的 PFS 显著优于厄洛替尼组(3.4 个月 vs 2.4 个月,HR:0.69,95% CI:0.52~0.93,$P=0.014$)。

从上面的临床试验结果分析,EGFR-TKI 在二线治疗中的作用取决于 EGFR 基因的突变状态。在 EGFR 基因突变患者中,EGFR-TKI 作为二线治疗具有重要价值。但是对于 EGFR 基因野生型的患者,EGFR-TKI 在二线治疗中的作用不如化疗。

(三)表皮生长因子受体酪氢酸激酶抑制剂(EGFR-TKI)靶向治疗在非小细胞肺癌维持治疗中的作用

全球多中心随机双盲对照研究 SATURN 研究旨在探索 EGFR-TKI 维持治疗的疗效与安全性,此研究共纳入 889 例一线化疗后疾病未进展的晚期非小细胞肺癌患者,随机分组后给予厄洛替尼 150mg/d 维持治疗或安慰剂,直至疾病进展。结果提示厄洛替尼维持治疗相较于安慰剂显著改善了患者的 PFS,将疾病进展风险显著降低了 29%,其中 EGFR 免疫组化(IHC)阳性患者疾病进展风险降低了

31%。随后进行的 INFORM 研究是一项全球首次采用吉非替尼(EGFR-TKI)进行维持治疗的前瞻性、随机、安慰剂对照的大型Ⅲ期临床研究。研究共纳入 296 例常规一线化疗后获完全缓解(CR)、部分缓解(PR)或疾病稳定(SD)的ⅢB期或Ⅳ期的非小细胞肺癌患者,按1:1的比例随机分为吉非替尼维持治疗组或安慰剂观察对照组。结果显示,相比对照组,治疗组 PFS 明显延长(4.8 个月 vs 2.6 个月,$P<0.0001$),疾病进展风险下降了 58%;治疗组的 ORR、疾病控制率(DCR)、生活质量改善均显著优于安慰剂组($P=0.0001$)。而针对 EGFR 突变的亚组分析显示,治疗组 EGFR 基因突变患者的中位 PFS 为 16.6 个月,而安慰剂组患者的中位 PFS 为 2.7 个月,两者有非常显著的差异,疾病进展风险下降了 84%($P<0.0001$)。但是对于 EGFR 基因野生型的患者,EGFR-TKI 与安慰剂相比并无明显优势。

因此,EGFR-TKI 在维持治疗中的作用同样依赖于 EGFR 突变状态。EGFR 基因突变患者可以从 EGFR-TKI 维持治疗中获益,但野生型患者获益不明显。

(四)化疗与 EGFR-TKI 联合治疗的探讨

FAST-ACT 研究将ⅢB/Ⅳ期非小细胞肺癌患者随机分成吉西他滨/卡铂或顺铂序贯厄洛替尼(GC-E)组和吉西他滨/卡铂或顺铂序贯安慰剂(GC-P)组,结果显示中位 PFSGC-E 组显著优于 GC-P 组,ORR 提高 12.4%(36.8% vs 24.4%)。在此基础上进行的 FAST-ACTⅡ研究是一项关于一线化疗与厄洛替尼交替治疗晚期非小细胞肺癌的随机、安慰剂对照、Ⅲ期研究,比较了 451 例初治晚期非小细胞肺癌患者中卡铂+吉西他滨联合厄洛替尼或安慰剂一线并维持治疗的疗效=研究的主要终点为 PFS。厄洛替尼组与安慰剂组相比,中位 PFS(7.6 个月 vs 6.0 个月,HR:0.57,$P<0.0001$),中位 OS(18.3 个月 vs 15.2 个月,HR:0.79,$P<0.042$)均有显著提高。在 EGFR 野生型人群中,两组 PFS 或 OS 均无显著差异;在 EGFR 突变人群中,研究组 PFS 显著优于对照组(16.8 个月 vs 6.9 个月,$P<0.0001$),OS 亦占优势(31.4 个月 vs 20.6 个月,$P=0.0092$)。因此,对于 EGFR 突变人群,联合应用化疗和 ECFR-TKI 或许是一种可行的治疗方式。

IMPRESS 研究是第一项且唯一一项对疾病进展后的 EGFR 基因突变的非小细胞肺癌患者使用化疗联合 EGFR-TKI 治疗的随机、双盲、安慰剂对照的Ⅲ期全球多中心临床试验。该研究共纳入 265 例一线吉非替尼治疗后进展的 EGFR 突变的局部晚期/转移性非小细胞肺癌患者,随机接受培美曲塞/顺铂两药化疗联合吉非替尼或安慰剂。结果显示,吉非替尼治疗组对比对照组 PFS 并无显著改善(HR:0.86,95% CI:0.65~1.13,$P=0.273$);中位 PFS 均为 5.4 个月。因此,对 EGFR 基因突变的患者,在其疾病进展后给予吉非替尼联合化疗(培美曲赛/顺铂)治疗并不能改善 PFS,甚至会影响 OS,即继续使用吉非替尼治疗没有益处。

(五)EGFR-TKI 耐药治疗的探讨

EGFR-TKI 获得性耐药的机制复杂，包括 EGFR 基因 T790M 点突变、MET 基因扩增、磷脂酰肌醇-3-激酶(PI3K)基因突变、EGFR 基因扩增以及转变为 SCLC 等，其中约 50％的患者是由于 T790M 突变引起的。但仍有部分患者的耐药机制尚不清楚，因此有条件的患者在疾病进展时应再次进行肿瘤组织活检，并进行病理和相关的基因检测以明确耐药的性质。第三代 ECFR-TKI 奥西替尼是一种强效口服不可逆的 EGFR-TKI，可抑制 EGFR 敏感突变和 T790M 耐药突变。奥西替尼针对既往接受过 EGFR-TKI 治疗并进展的亚裔和西方晚期非小细胞肺癌患者的 Ⅰ 期临床试验显示了其良好的疗效和安全性。2015 年 11 月 13 日美国 FDA 有条件批准奥西替尼上市，针对既往接受过 EGFR-TKI 治疗后疾病进展的 T790M 突变肺癌患者。针对其他耐药机制治疗的研究正在进行中。

一项随机、开放的 Ⅲ 期临床试验，纳入了经 EGFR-TKI 治疗进展后 EGFR-T790 阳性患者，评估了奥西替尼对比培美曲塞联合顺铂(或卡铂)的疗效和安全性。相较于含铂二联方案，奥西替尼显著延长了非小细胞肺癌患者的中位 PFS (10.1 个月 vs 4.4 月，HR：0.3，95％ CI：0.2～0.38，$P<0.001$)；ORR 奥西替尼也是显著优于含铂二联方案(71％ vs 31％，95％ CI：3.47～8.48，$P<0.001$)；且研究显示，3 度以上不良反应的发生率奥西替尼组明显低于铂二联组。该试验也证实了奥西替尼对于 EGFR-T790M 阳性合并脑转移患者的有效性，该试验共纳入 144 例脑转移患者，研究结果证实，奥西替尼组的中位 PFS 较培美曲塞联合顺铂(或卡铂)组显著延长(8.5 个月 vs 4.2 个月，95％ CI：0.21～0.49)。

二、ALK 抑制剂在非小细胞肺癌中的作用

ALK 融合基因是肺癌领域发现的另一个重要的治疗靶点。在非小细胞肺癌患者中，ALK 融合基因阳性的发生率约为 5％，中国患者 ALK 融合基因的阳性率为 3％～11％。PROFILE1001、PROFILE1005、PROFILE1007、PROFILE1014 和 PROFILE1029 研究结果均显示了克唑替尼对于 ALK 融合基因阳性晚期非小细胞肺癌患者具有良好的疗效和安全性。2013 年 1 月 22 日 CFDA 批准克唑替尼用于 ALK 阳性晚期非小细胞肺癌患者的治疗。在 PROFILE1005 研究中，来自 12 个国家的 136 例既往化疗失败的 ALK 阳性晚期非小细胞肺癌患者(93％的患者至少接受过 2 个以上化疗方案的治疗)接受克唑替尼治疗后，根据研究者评估，其客观缓解率为 50％，中位治疗时间为 22 周，中位缓解持续时间为 41.9 周。而 PROFILE1007 研究则是一项随机对照Ⅲ期临床试验，目的是验证克唑替尼作为二线治疗的效果。该研究共入组 347 例既往治疗过的 ALK 阳性非小细胞肺癌患者，随机给予克唑替尼或化疗(培美曲塞或多西他赛)，其中 173 例患者给予克唑替尼，

174 例患者给予培美曲塞或多西他赛。结果显示,克唑替尼组 PFS(7.7 个月 vs 3.0 个月,HR:0.49,95% CI:0.37~0.64,P<0.001)和 ORR(65.3% vs 19.5%,OR=3.4,95% CI:2.5~4.7,P<0.001)均显著优于化疗组。该研究结果提示,克唑替尼在 ALK 阳性患者中作为二线治疗亦可使患者受益。PROFILE1014 研究进一步证实了克唑替尼在一线治疗中的疗效,与标准化疗相比,显著延长中位 PFS(10.9 个月 vs 7.0 个月,HR:0.454;P<0.001)及提高 ORR(74% vs 45%,P<0.001)。PROFILE1029 则验证了克唑替尼在东亚人群中的一线疗效。

目前 ALK 抑制剂继发耐药机制大致分为几类:一类为 ALK 继发耐药突变,其中又可分为 ALK 激酶区突变和 ALK 基因拷贝数扩增。ALK 激酶区突变常包括 L1196M、L1152R、G1202R、G1269A、1151Tins、S1206Y、C1156Y、F1174C、D1203N 等。也称为"ALK 主导机制"参与获得性耐药。还有一类为"ALK 非主导机制"参与的获得性耐药,主要包括其他致癌驱动基因的活化,或者通过旁路引起下游信号通路的再激活,常见的是 EGFR 突变或磷酸化、KRAS 突变和 c-KI71 扩增。

色瑞替尼作为一种二代 ALK 抑制剂,ASCEND-1 结果显示,既往接受或未接受过克唑替尼治疗的晚期非小细胞肺癌患者,接受 Ceritinib 治疗,客观缓解率为 58%,无进展生存期为 7 个月,其中接受过克唑替尼治疗后进展的人群,客观缓解率为 56%,无进展生存期为 6.9 个月,未经克唑替尼治疗的患者无进展生存期为 18.4 个月。2014 年 4 月 29 日 FDA 批准了 Ceritinib 用于克唑替尼治疗进展后或对克唑替尼不能耐受的晚期非小细胞肺癌患者。2016 年 WCLC 公布了Ⅲ期随机多中心研究 ASCEND-4 的结果,该研究在初治 ALK 阳性非小细胞肺癌中对比了一线应用 Ceritinib 同化疗之间疗效的差异,入组 376 例患者,Ceritinib 组 ORR 为 72.7%,PFS 长达 16.6 个月,不伴有脑转移的患者中位 PFS 长达 26.3 个月,化疗组 ORR 仅为 26.7%,PFS 为 8.1 个月。

阿来替尼是一种新型口服高选择性的第二代 ALK 抑制剂,该药于 2014 年 7 月在日本上市。比较一代和二代 ALK 抑制剂的Ⅲ期临床试验 J-ALEX 结果显示,对 ALK 阳性晚期非小细胞肺癌患者,二代 ALK 抑制剂 Alectinib 与克唑替尼相比,疾病恶化或死亡风险降低 66%,中位 PFS 显著延长[20.3 个月(中位 PFS 尚未达到) vs 10.2 个月;HR:0.34;P<0.0001],ORR 显著提高(92% vs 79%)。在针对初治的Ⅲ期研究中进一步证实了 Alectinib 在一线治疗中的疗效,与克唑替尼相比,显著延长中位 PFS(25.7 个月 vs 10.4 个月,HR:0.5;P<0.001)。

劳拉替尼是辉瑞公司推出的第三代 ALK 抑制剂,2016 年 ASCO 公布的Ⅰ期/Ⅱ期临床研究数据显示其出色的疗效,入组 41 例 ALK 阳性非小细胞肺癌患者,14 例患者接受过 1 种 ALK 抑制剂治疗,26 例患者接受过 1 种以上的 ALK 抑制剂治疗,两组 ORR 分别为 57% 和 42%,PFS 分别为 13.5 个月和 9.2 个月,整体 ORR 为 46%,PFS 为 11.4 个月。

三、抗血管内皮生长因子抗体

贝伐珠单抗是一种重组单克隆抗体,它能阻断血管内皮生长因子(VEGF)。2006 年,美国食品药品管理局(FDA)批准贝伐珠单抗用于不能手术切除的,局部晚期、复发或转移的非鳞状细胞非小细胞肺癌患者。在 ECOG4599 研究中,842 例患者被随机分为 PCB 组(紫杉醇和卡铂联合贝伐珠单抗)和单用 PC 方案组。两种方案耐受良好,毒性反应可接受。PCB 组与 PC 组相比能提高缓解率(分别为 27% 和 10%,$P < 0.0001$),延长无进展生存时间(分别为 6.4 个月和 4.5 个月,$P < 0.0001$)和中位生存时间(分别为 12.5 个月和 10.2 个月,$P = 0.0075$)。两组总的 1 年生存率和 2 年生存率分别为 51.9% vs 43.7% 和 22.1% vs 16.9%,PCB 组较高。但 PCB 组比 PC 组有更显著的不良反应,PCB 较 PC 的治疗相关死亡更常见(分别为 9 例和 2 例)。基于 ECOG4599 的结果,东部肿瘤协作组(ECOG)推荐贝伐珠单抗联合紫杉醇加卡铂用于治疗经选择的晚期非小细胞肺癌(非鳞癌)患者。AVAiL 研究及 SAiL 研究也表明贝伐珠单抗在一线治疗中的运用可以使患者获益。而 SAiL 和 ARIES 临床试验的结果则支持贝伐单抗在维持治疗中的运用。

四、抗表皮生长因子受体的单克隆抗体

西妥昔单抗是一种针对 EGFR 和其异二聚体的人鼠嵌合型 IgG1 单克隆抗体,它与 EGFR 的亲和力高于配体从而防止配体与 EGFR 结合。与现有的小分子 EGFR-TKI 作用机制的不同之处是该药物与 EGFR 细胞外区结合后可阻断该受体介导的信号传导通路,此外,还会引起 EGFR 内吞与降解,并诱导抗体依赖性细胞介导的细胞毒作用(ADCC)杀伤表达 EGFR 的肿瘤细胞。

FLEX 研究是西妥昔单抗联合含铂类化疗一线治疗非小细胞肺癌的Ⅲ期多中心随机研究。在 FLEX 研究中,1125 例晚期非小细胞肺癌患者(Ⅲ期或Ⅳ期,多数为Ⅳ期)被随机分配至西妥昔单抗联合长春瑞滨和顺铂组或长春瑞滨和顺铂组;该研究首次证实,在非小细胞肺癌标准的一线化疗中联合靶向药物西妥昔单抗能使所有组织学亚型的患者生存期显著延长。西妥昔单抗联合化疗组患者的中位总生存期达到 11.3 个月,1 年生存率接近 50%,单纯化疗组则分别为 10.1 个月和 42%,死亡风险降低了 13%,显示出西妥昔单抗联合化疗较单纯化疗的生存优势。然而,接受西妥昔单抗的患者 3/4 级发热性中性粒细胞减少更多见,且该组患者出现了 2 级痤疮样皮疹;治疗相关死亡率两组相近。2009 年世界肺癌大会(WCLC)上报告了一项纳入西妥昔单抗联合化疗一线治疗晚期非小细胞肺癌的 4 项关键临床

试验(LUCAS、BMS 099、BMS 100、FLEX)的 Meta 分析。该分析共纳入 2018 例患者的个体资料,其中西妥昔单抗联合化疗 1003 例,单纯化疗 1015 例。入组患者包含了各种组织学类型(鳞癌、腺癌及其他类型),采用了不同的含铂双药方案(顺铂＋长春瑞滨、卡铂＋紫杉类,铂类＋吉西他滨)。结果显示:常规含铂双药化疗加入西妥昔单抗,中位总生存期有显著获益(10.3 个月 vs 9.4 个月,HR:0.878,$P=0.010$),并且总生存期的延长均超过 1 个月,总死亡风险降低 12.2%。但整体而言,西妥昔单抗联合含铂类化疗一线治疗非小细胞肺癌患者的总生存获益有限。

五、其他及少见突变

KRAS 突变是高加索人群非小细胞肺癌中最常见的致癌突变,在美国,几乎 20% 的患者存在 KRAS 基因突变,但目前尚无针对 KRAS 基因突变的确切有效靶向药物:Selumetinib 为选择性针对 KRAS 信号传导通路下游 MEKI/2 靶点的药物。一项针对该抑制剂的研究共纳入了 87 例接受二线治疗、存在 KRAS 基因突变的局部晚期或转移性非小细胞肺癌患者,进行随机分组,其中试验组 44 例接受多西他赛化疗并口服 Selumetinib,而对照组 43 例则接受多西他赛联合安慰剂治疗。结果显示 Selumetinib 联合多西他赛组的 OS 较安慰剂组显著延长(9.4 个月 vs 5.2 个月,$P=0.02069$)。Selumetinih 联合多西他赛组的中位 PFS 及有效率也显著优于单用多西他赛组。该研究结果表明,MEK 抑制剂 Selumetinib 治疗能够使 KRAS 突变的晚期非小细胞肺癌患者获益,值得进一步探讨。

Shaw 等报道了关于肺癌新分子靶点 ROS1 融合基因患者的 I 期临床试验。该研究采用分离信号的荧光原位杂交(FISH)方法,筛选出 15 例 ROS1 阳性的转移性非小细胞肺癌患者,接受克唑替尼口服治疗后,14 例患者可评价疗效。结果显示,客观缓解率为 57.1%,疾病控制率 79%,治疗的中位时间为 25.7 周。上述结果表明,ROS1 基因融合是一类新的肺癌异常分子表型,且药物克唑替尼对此类肺癌非常有效。随后开展的克唑替尼治疗 ROS1 基因重排阳性晚期非小细胞肺癌患者的研究结果显示,应用克唑替尼治疗的患者客观缓解率可达 72%,中位 PFS 达到 19.2 个月。

针对 MET 基因的扩增或 14 号外显子跳跃性突变、RET 基因的重排、HER2 基因扩增和 BRAF 基因 V600E 突变等靶向治疗的研究正在进行中。

六、鳞癌的靶向治疗

目前针对鳞状细胞癌的靶向治疗主要集中在以下三条通路:①磷脂酰肌醇 3 激酶(PIK3CA)通路是具有 PIK3CA 突变及扩增及 PTEN 肿瘤抑制基因丢失的鳞癌中最常见的改变之一。非小细胞肺癌患者中正在进行 PI3K 抑制剂 buparlisib

联合化疗的Ⅱ期试验。②成纤维细胞生长因子受体1(FGFR1)的过表达见于高达20％的鳞状细胞癌,FGFR抑制剂如布立尼布及其他多重激酶抑制剂均在体内试验中展现出了阳性结果,目前正在进行早期试验。③盘状结构域受体2(DDR2)是一种酪氨酸激酶受体,可见于高达4％的鳞状细胞癌,其抑制剂达沙替尼Ⅱ期试验阴性,但针对DDR2抑制的研究仍在继续。此外,Ⅲ期试验SQUIRE证实完全人IgG1单克隆抗体necitumumab可阻断EGFR配体结合位点,与吉西他滨和顺铂联合治疗转移性鳞癌可有总生存期获益。

　　近年来非小细胞肺癌的靶向治疗取得了巨大的进展,显著地提高了患者的生存期,改善了生活质量。同时,许多新的靶向治疗药物也正在开发当中,有望投入到临床,进一步提高非小细胞肺癌的治疗水平。但仍有许多问题值得进一步探讨,比如如何解决继发耐药的问题,如何在鳞癌中筛选出有效的治疗靶点,如何开发高效的靶向治疗药物,如何进一步减轻靶向治疗的毒性等。

(杨　阳)

参考文献

[1]泷口裕一.肺癌的分子靶向治疗[M].沈阳:辽宁科学技术出版社,2020.

[2]董坚.肿瘤靶向治疗药物与临床应用[M].北京:科学出版社,2018.

[3]张春晶,李淑艳,孙晓杰.肿瘤生物化学与分子生物学[M].北京:科学出版社,2017.

[4]刘宝瑞.肿瘤个体化与靶向免疫治疗学[M].北京:科学出版社,2018.

[5]秦继勇,郎锦义,李文辉.肿瘤放射治疗学精要[M].北京:科学出版社,2018.

[6]周纯武,赵心明.肿瘤影像诊断图谱[M].2版.北京:人民卫生出版社,2018.

[7]唐金海,丁永斌.肿瘤化疗处方手册[M].南京:江苏科学技术出版社,2017.

[8]周彩存,吴一龙,费苛.肺癌生物靶向治疗[M].2版.北京:人民卫生出版社,2016.

[9]陆舜.非小细胞肺癌[M].北京:人民卫生出版社,2016.

[10]程颖.小细胞肺癌[M].北京:人民卫生出版社,2014.

[11]赵鸿杰,陈振岗.肺癌靶向治疗相关药物研究进展[J].中国处方药,2019,17(3):28-29.

[12]牛玲玲,金艺凤.肺癌的靶向治疗及免疫治疗进展[J].牡丹江医学院学报,2019,40(1):93-97.

[13]曹晋军,刘宽荣.肺癌不同治疗方法的疗效比较[J].实用医技杂志,2016,23(5):528-530.

[14]唐浩程,文占涛,刘士召.非小细胞肺癌症状及治疗方案[J].全科口腔医学电子杂志,2019,6(34):27,31.

[15]郭慧.RAF激酶结合蛋白RUVBL1和HAX1在环境相关的肺癌发生中的作用机理研究[D].昆明理工大学,2018.